世界の
インパクトファクターを決める
トムソン・ロイター社が
選出

接着歯学のための

講演や雑誌でよく見る、あの分類および文献

著者

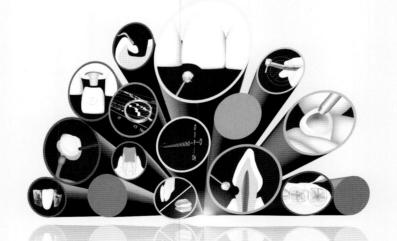

序文

　接着歯学はわが国が世界に先駆けて開拓してきた学問分野であり、産学が歩調を合わせて世界の接着歯学をリードしてきたことは国内外が認めるところである。今や接着歯科臨床は歯科のあらゆる臨床分野に浸透し、日常一般臨床において必要欠くべからざる臨床技術となっていることに異論をさしはさむ余地はない。保存修復領域においては Minimal Intervention の概念が浸透し、う蝕治療学は現在では接着歯学なくしては成立しない学問となっている。補綴歯科領域においてもレジン支台築造に始まり、歯冠補綴装置の装着、接着ブリッジ、ラミネートベニア修復、動揺歯の固定、可撤性補綴装置における金属部分とレジンの接着など接着技術の利用は広範囲にわたっている。さらに、矯正歯科領域におけるダイレクトボンディング、歯内療法領域における接着性根管充填など、歯科接着技術なくして現代の歯科臨床は成り立たなくなっていると言っても過言ではなかろう。

　とくに最近では、前臼歯部接着ブリッジ、小臼歯部のコンポジットレジン CAD/CAM 冠およびファイバーポストを用いたレジン支台築造の保険導入や圧倒的な審美性と歯周組織に対する生物学的適合性に優れたオールセラミッククラウン・ブリッジの急速な普及などを契機として、さらに接着歯学ならびに接着歯科臨床の重要性が高まっている。

　そのような時期に本書が上梓されることは誠に時宜を得たものである。本書は、これまでに出版され、大変に好評を博しているシリーズと同じ編集スタイルをとっている。すなわち、前半で接着歯学の根幹をなす 13 の重要キーワードを選出し、トムソン・ロイター社の文献データベースである "Web of Science" から被引用回数の多い上位 20 論文の解説を行うとともに、後半では講演や雑誌でよく目にする接着歯学の概念、分類および材料 42 項目を取り上げ、その概要を解説した。

　前半部分には現代の接着歯学を学問として成立させている接着技術のエビデンスを打ち立てた論文が綺羅星のごとく紹介されているので、これを通読すればエビデンスの中身を正確に理解することができるであろうし、後半部分には接着のメカニズムに始まり、各種被着面処理法、接着材料や接着の研究方法まで、その歴史も踏まえて懇切丁寧な解説がなされているので、これを読むことは現代の接着歯学・接着歯科臨床を効率的にかつ包括的に身につけるための格好の機会になるであろう。

　本書を、接着歯学を日常臨床に取り入れ、生かすための座右の書として、また接着歯学・接着歯科臨床のエビデンスが集大成された情報ソースの書としてさまざまな機会にご利用いただければ、これに勝る喜びはない。

　最後に、本書の編集にご尽力いただいた編集委員諸氏ならびにクインテッセンス出版株式会社の佐々木一高会長ならびにクインテッセンス出版 QDT 編集部の若林茂樹氏に深甚なる謝意を表して序文の結びとします。

2017 年 7 月吉日
編集委員代表
矢谷博文

著者略歴

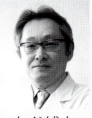

矢谷博文
Hirofumi Yatani

1980年	大阪大学歯学部卒業
1984年	広島大学大学院歯学研究科単位習得退学
1984年	広島大学歯学部附属病院助手
1985年	岡山大学歯学部附属病院講師
1987年	岡山大学歯学部助教授
1996年	米国ケンタッキー大学歯学部 Orofacial Pain Center 留学（～1997年）
2000年	岡山大学歯学部教授
2003年	大阪大学大学院歯学研究科教授

現在　日本接着歯学会理事長・認定医、日本補綴歯科学会元理事長・支部長（関西支部）・指導医・専門医、日本顎関節学会常任理事・指導医・専門医、日本口腔顔面痛学会副理事長・指導医・専門医・認定医、日本歯学系学会協議会常任理事（企画担当）　など多数

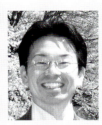

峯 篤史
Atsushi Mine

1992年	大阪教育大学教育学部附属高等学校天王寺校舎卒業
1999年	岡山大学歯学部歯学科卒業
2003年	岡山大学大学院歯学研究科修了
2004年	岡山大学医学部・歯学部附属病院 補綴科（クラウン・ブリッジ）助手
2006年	ベルギー王国・フランダース政府　奨学生（ルーベン・カトリック大学）
2007年	ルーベン・カトリック大学 ポストドクトラル・リサーチャー
2010年	岡山大学大学院医歯薬学総合研究科 インプラント再生補綴学助教
2012年	大阪大学大学院歯学研究科 クラウンブリッジ補綴学助教

現在　日本接着歯学会接着歯科治療認定医・理事長幹事・編集委員・国際交流委員・評議員、日本補綴歯科学会専門医・指導医・英文誌（Journal of Prosthodontic Research）編集委員・代議員、日本歯科理工学会デンタルマテリアルシニアアドバイザー・英文誌（Dental Materials Journal）編集委員、日本口腔リハビリテーション学会認定医、日本口腔顔面痛学会専門医、岡山大学大学院医歯薬学総合研究科非常勤講師、日本保存歯科学会会員、日本歯科審美学会会員、日本レーザー歯学会会員、日本顎関節学会会員、日本歯科教育学会会員、日本口腔インプラント学会会員、老年歯科学会会員、日本歯科東洋医学会会員、International Association for Dental Research 会員、岡山歯学会会員、大阪大学歯学会会員、病院歯科介護研究会会員、ベルギー研究会会員

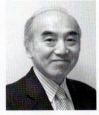

奈良陽一郎
Yoichiro Nara

1980年	日本歯科大学歯学部 卒業
1984年	日本歯科大学大学院歯学研究科歯科臨床系専攻 修了、日本歯科大学歯学部歯科保存学教室第2講座 助手
1985年	ハーバード大学歯学部姉妹研究機関フォーサイス歯学研究所　博士取得後研究員（～1986年）
1987年	日本歯科大学歯学部歯科保存学教室第2講座 講師
2001年	日本歯科大学歯学部歯科保存学講座 助教授
2003年	日本歯科大学歯学部歯科保存学講座 教授
2012年	日本歯科大学生命歯学部接着歯科学講座 教授

現在　日本歯科保存学会常任理事・指導医・専門医、日本接着歯学会理事・認定医、日本歯科審美学会理事長・認定医、日本歯科医学教育学会常任理事、日本歯科理工学会代議員、日本歯科医学会学術講演委員会委員長

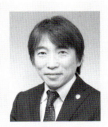

坪田有史
Yuji Tsubota

1989年	鶴見大学歯学部卒業
1994年	鶴見大学大学院歯学研究科修了
1994年	鶴見大学歯学部歯科補綴学第二講座助手
2007年	鶴見大学歯学部歯科補綴学第二講座助教
2011年	鶴見大学歯学部クラウンブリッジ補綴学講座助教
2012年	坪田デンタルクリニック院長
2012年	鶴見大学歯学部臨床教授
2013年	鶴見大学歯学部非常勤講師

現在　東京歯科保険医協会会長、東京都歯科医師会学術常任委員会委員、日本接着歯学会理事・接着歯科治療認定医、日本補綴歯科学会指導医・専門医、日本歯科理工学会デンタルマテリアルシニアアドバイザー、日本歯科保存学会会員、日本口腔インプラント学会会員、日本歯科審美学会会員、日本顎咬合学会会員、慶應義塾歯科三田会会員

著者略歴

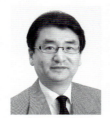

木本克彦
Katsuhiko Kimoto

1988年 神奈川歯科大学歯学部卒業
2000年 米国カリフォルニア大学ロサンジェルス校（UCLA）歯学部 客員研究員
2007年 神奈川歯科大学顎口腔機能修復科学講座 クラウンブリッジ補綴学分野教授
2017年 神奈川歯科大学大学院歯学研究科 口腔統合医療学講座 補綴・インプラント学教授

現在　日本補綴歯科学会指導医・専門医、日本口腔インプラント学会指導医・専門医、日本デジタル歯科学会理事、日本義歯ケア学会理事

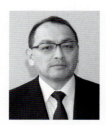

二瓶智太郎
Tomotaro Nihei

1991年 神奈川歯科大学卒業
1991年 神奈川歯科大学保存学教室修復学講座 助手
2003年 歯学博士取得（神奈川歯科大学）
2005年 Ludwig-Maximilians-Universität of München 長期海外研究派遣員
2012年 神奈川歯科大学口腔治療学講座保存修復学分野准教授
2013年 神奈川歯科大学大学院歯学研究科歯科理工学講座准教授
2017年 神奈川歯科大学大学院歯学研究科口腔科学講座クリニカル・バイオマテリアル学分野教授

現在　日本歯科理工学会理事・代議員・デンタルマテリアルシニアアドバイザー、日本歯科保存学会評議員・指導医・専門医、日本歯科接着歯学会評議員・認定医、日本補綴歯科学会会員、日本デジタル歯科学会会員、日本口腔インプラント学会会員、International Association for Dental Research 会員、国際歯科研究学会日本支部会（JADR）会員、日本顕微鏡歯科学会会員、日本歯周病学会会員、日本全身咬合学会会員、日本歯科医学教育学会会員

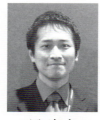

星 憲幸
Noriyuki Hoshi

1989年 明治大学工学部卒業
1998年 神奈川歯科大学歯学部卒業
2001年 神奈川歯科大学顎口腔機能修復科学講座助手
2011年 神奈川歯科大学顎口腔機能修復科学講座講師
2013年 神奈川歯科大学咀嚼機能制御補綴学講座講師
2016年 神奈川歯科大学大学院歯学研究咀嚼機能制御補綴学講座准教授
2017年 神奈川歯科大学大学院歯学研究科口腔統合医療学講座准教授

現在　日本補綴歯科学会代議員・専門医・指導医、日本口腔診断学会代議員・認定医、日本義歯ケア学会義歯ケアマイスター、日本接着歯学会会員、日本歯科理工学会会員、日本口腔インプラント学会会員、日本デジタル歯科学会会員、日本咀嚼学会会員・咀嚼指導士、日本顎咬合学会会員、日本歯科医学教育学会会員、日本口腔外科学会会員、日本スポーツ歯科学会会員、日本臨床スポーツ医学会会員、日本歯科技工学会会員

重要キーワード 13　　　　　　　　　　　　　　　　11

1. Enamel Bonding　　　　　　　　　　　　　　12
2. Dentin Bonding　　　　　　　　　　　　　　22
3. Bonding to Metal　　　　　　　　　　　　　32
4. Bonding to Porcelain　　　　　　　　　　　42
5. Bonding to Zirconia　　　　　　　　　　　　52
6. Functional Monomer　　　　　　　　　　　62
7. Clinical Study　　　　　　　　　　　　　　72
8. Minimum Intervention　　　　　　　　　　82
9. Fissure Sealant　　　　　　　　　　　　　　92
10. Resin Composite Restoration　　　　　　102
11. Laminate Veneer　　　　　　　　　　　　112
12. Resin-bonded Fixed Partial Denture　　　122
13. Resin Core　　　　　　　　　　　　　　　132

Contents

講演や雑誌でよく見る、あの分類および文献　　142

- **1** リン酸エッチング　　146
- **2** エッチアンドリンスシステム　　148
- **3** セルフエッチングシステム　　148
- **4** グラスアイオノマーセメント　　149
- **5** ワンステップアドヒーシブ　　150
- **6** ユニバーサルアドヒーシブ／マルチユースアドヒーシブ　　150
- **7** トータルエッチング／セレクティブエッチング　　151
- **8** サンドイッチテクニック　　151
- **9** リペアテクニック　　152
- **10** セルフアドヒーシブセメント　　152
- **11** セルフアドヒーシブレジン　　153
- **12** レジンコーティング　　154
- **13** 機能性モノマーの分類　　155
- **14** スミヤー層（スメア層）／レジンタグ／樹脂含浸層　　156
- **15** 触媒　　158
- **16** 重合様式　　159
- **17** 結合様式（化学的接着）　　160
- **18** 接触角と付着エネルギー　　161
- **19** 接着阻害因子　　162
- **20** サンドブラスト処理（アルミナ／ガラスビーズ／トライボケミカル処理）　　164
- **21** シランカップリング剤（表面処理剤）　　165

22	金属被着面処理	166
23	次亜塩素酸ナトリウム処理	168
24	表面清掃剤	170
25	フッ化水素酸処理	172
26	接着試験方法	173
27	辺縁漏洩	174
28	接着耐久性試験	175
29	破断面観察(分類)	176
30	非破壊観察	177
31	テクニックセンシティビティ	178
32	光照射器	180
33	重合収縮	180
34	レジン修復に使用する材料	181
35	接着性シーラー	182
36	レジン支台築造	183
37	エンドクラウン	184
38	CAD/CAM冠	184
39	接着ブリッジ／ジルコニア接着ブリッジ	185
40	デジタルデンティストリーと接着	186
41	環境ホルモン／レジンアレルギー	186
42	接着歯学の未来	187

接着歯学のための重要キーワード13

長期臨床 ンスを獲得するために必要不可欠である。
その一方、 の遵守が強く求められるようになっており、臨床研究の実施が次第に困難になりつつある。わが国で実施されている接着歯学に関する臨床研究は基礎研究に比べると少ないものの、日本接着歯学会主導の多施設研究も行われている。

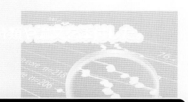

① 検索キーワード
Web of Science® 上にて検索に用いたキーワード。カテゴリーを選択（タイトルもしくはトピック）して検索する。"AND" でキーワードの重複論文が、"OR" でいずれかに該当する論文が、また "NOT" でそのキーワードを含まない論文が選択される。

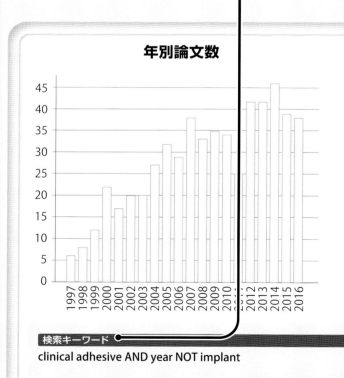

検索キーワード
clinical adhesive AND year NOT implant

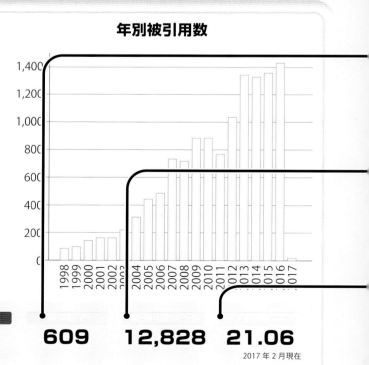

609　　**12,828**　　**21.06**

2017年2月現在

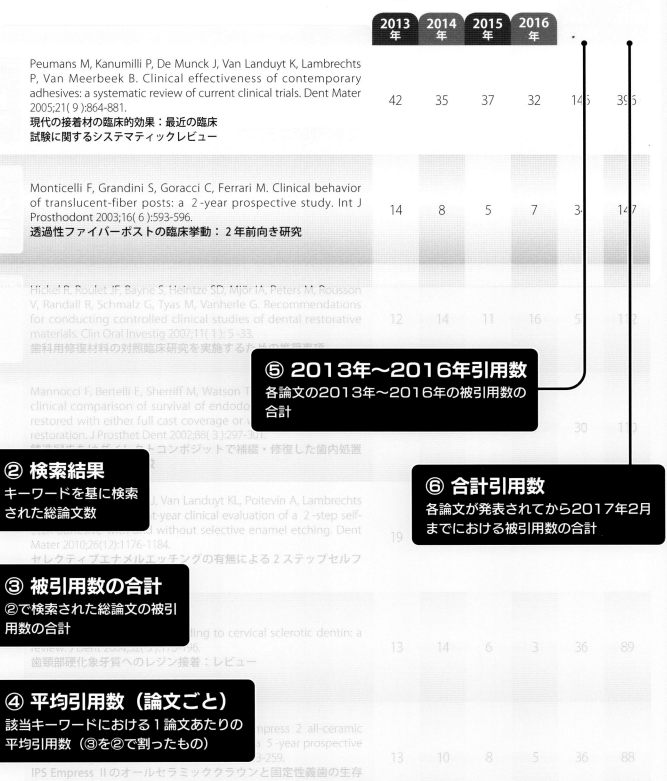

重要キーワード13

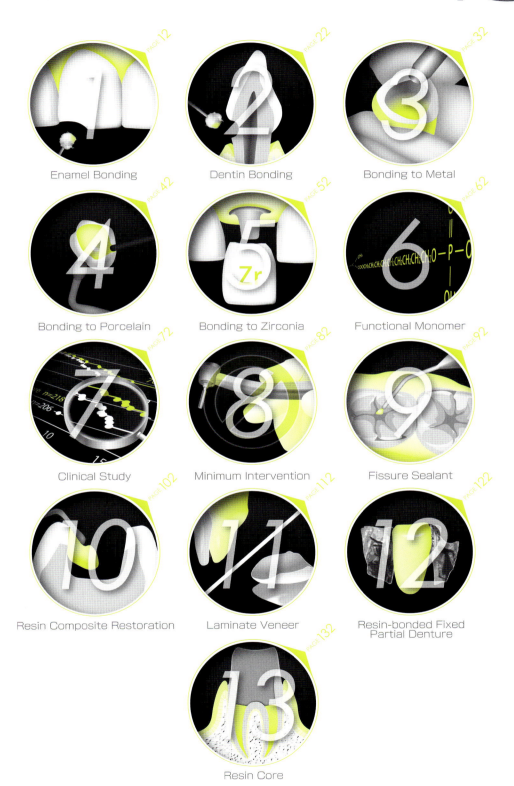

接着歯学のための重要キーワード13

① Enamel Bonding
エナメル質接着

エナメル質接着はBuonocoreの報告により、リン酸エッチング処理が確立された。その後、手技的にも時間的にもシンプル化された接着材による「象牙質接着能」を獲得するために接着材のマイルド化が進んだことにより、「エナメル質接着能」が低下した。さらにセルフアドヒーシブセメントはエナメル質への接着能が不十分であり、エナメル質接着に関してはシンプル化されたシステムは問題があると考えられるようになった。そこで、エナメル質にのみリン酸処理を行うセレクティブエッチングが提唱され、その効果が確認されている。

(Pashley DH, Tay FR, Breschi L, Tjäderhane L, Carvalho RM, Carrilho M, Tezvergil-Mutluay A. State of the art etch-and-rinse adhesives. Dent Mater 2011;27(1):1-16.)
(Van Landuyt KL, Mine A, De Munck J, Jaecques S, Peumans M, Lambrechts P, Van Meerbeek B. Are one-step adhesives easier to use and better performing? Multifactorialassessment of contemporary one-step self-etching adhesives. J Adhes Dent 2009;11(3):175-190.)
(Van Meerbeek B, Yoshihara K, Yoshida Y, Mine A, De Munck J, Van Landuyt KL. State of the art of self-etch adhesives. Dent Mater 2011;27(1):17-28.)

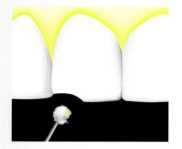

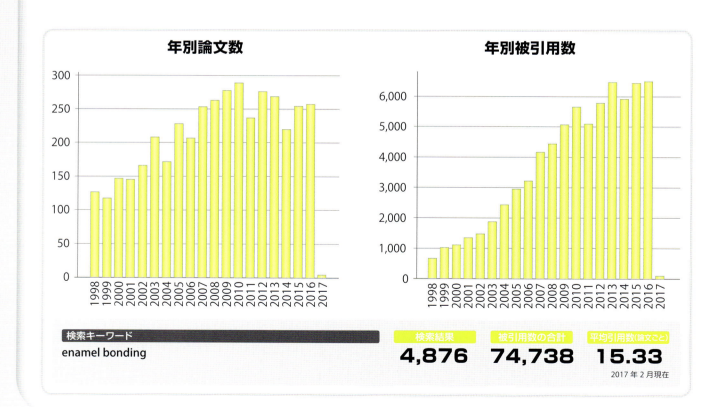

検索キーワード: enamel bonding
検索結果: 4,876
被引用数の合計: 74,738
平均引用数(論文ごと): 15.33

2017年2月現在

Enamel Bonding

トムソン・ロイターが選んだベスト20論文

論文	2013年	2014年	2015年	2016年		
Van Meerbeek, De Munck J, Yoshida Y, Inoue S, Vargas M, Vijay P, Van Landuyt K, Lambrechts P, Vanherle G. Buonocore memorial lecture. Adhesion to enamel and dentin: current status and future challenges. Oper Dent 2003;28(3):215-235. Buonocore記念講演—エナメル質と象牙質への接着：現状と将来の挑戦	66	62	62	64	254	843
Pashley DH, Tay FR. Aggressiveness of contemporary self-etching adhesives. Part II: etching effects on unground enamel. Dent Mater 2001;17(5):430-444. 現代のセルフエッチング接着材の脱灰能—パートII：非切削エナメルに対するエッチング効果	20	11	17	13	61	312
Van Meerbeek, Yoshihara K, Yoshida Y, Mine A, De Munck J, Van Landuyt KL. State of the art of self-etch adhesives. Dent Mater 2011;27(1):17-28. セルフエッチ接着材の最前線	56	60	51	71	238	279
De Munck J, Vargas M, Van Landuyt K, Hikita K, Lambrechts P, Van Meerbeek B. Bonding of an auto-adhesive luting material to enamel and dentin. Dent Mater 2004;20(10):963-971. オートアドヒーシブセメントのエナメル質と象牙質への接着	32	24	20	27	103	273
Yoshida Y, Van Meerbeek B, Nakayama Y, Snauwaert J, Hellemans L, Lambrechts P, Vanherle G, Wakasa K. Evidence of chemical bonding at biomaterial-hard tissue interfaces. J Dent Res 2000;79(2):709-714. 生体材料—硬組織界面における化学的結合のエビデンス	21	17	11	18	67	216
Pashley DH, Tay FR, Breschi L, Tjäderhane L, Carvalho RM, Carrilho M, Tezvergil-Mutluay A. State of the art etch-and-rinse adhesives. Dent Mater 2011;27(1):1-16. エッチアンドリンス接着材の最前線	50	31	57	47	185	215
Hikita K, Van Meerbeek B, De Munck J, Ikeda T, Van Landuyt K, Maida T, Lambrechts P, Peumans M. Bonding effectiveness of adhesive luting agents to enamel and dentin. Dent Mater 2007;23(1):71-80. 接着性セメントのエナメル質と象牙質への接着能	18	16	13	15	62	174

トムソン・ロイターが選んだベスト20論文

	タイトル・和訳	2013年	2014年	2015年	2016年	2013年〜2016年引用数	合計引用数
引用数 8位	Radovic I, Monticelli F, Goracci C, Vulicevic ZR, Ferrari M. Self-adhesive resin cements: a literature review. J Adhes Dent 2008;10(4):251-258. セルフアドヒーシブセメント：文献レビュー	32	21	22	24	99	172
引用数 9位	Van Landuyt KL, Kanumilli P, De Munck J, Peumans M, Lambrechts P, Van Meerbeek B. Bond strength of a mild self-etch adhesive with and without prior acid-etching. J Dent 2006;34(1):77-85. リン酸前処理の有無によるマイルドセルフエッチ接着材の接着強さ	21	14	12	13	60	150
引用数 10位	De Munck J, Vargas M, Iracki J, Van Landuyt K, Poitevin A, Lambrechts P, Van Meerbeek B. One-day bonding effectiveness of new self-etch adhesives to bur-cut enamel and dentin. Oper Dent 2005;30(1):39-49. 新規セルフエッチ接着材のバーカットエナメル・象牙質の初期接着能	13	9	6	8	36	128
引用数 11位	Goracci C, Cury AH, Cantoro A, Papacchini F, Tay FR, Ferrari M. Microtensile bond strength and interfacial properties of self-etching and self-adhesive resin cements used to lute composite onlays under different seating forces. J Adhes Dent 2006;8(5):327-335. 異なる圧でコンポジットアンレーを装着（セルフエッチングとセルフアドヒーシブセメント使用）した際の引張試験と界面特性	17	12	5	11	45	108
引用数 12位	Abo-Hamar SE, Hiller KA, Jung H, Federlin M, Friedl KH, Schmalz G. Bond strength of a new universal self-adhesive resin luting cement to dentin and enamel. Clin Oral Investig 2005;9(3):161-167. 新規ユニバーサルセルフアドヒーシブセメントの象牙質接着強さ	10	7	9	5	31	95
引用数 13位	Paris S, Meyer-Lueckel H, Kielbassa AM. Resin infiltration of natural caries lesions. J Dent Res 2007;86(7):662-666. う蝕（白色エナメル）へのレジン浸潤	15	11	12	12	50	89
引用数 14位	Van Landuyt KL, Mine A, De Munck J, Jaecques S, Peumans M, Lambrechts P, Van Meerbeek B. Are one-step adhesives easier to use and better performing? Multifactorial assessment of contemporary one-step self-etching adhesives. J Adhes Dent 2009;11(3):175-190. ワンステップアドヒーシブはより使いやすくより性能が良いか？現代のワンステップ接着材の多面的評価	19	6	15	8	48	86

Enamel Bonding

トムソン・ロイターが選んだベスト20論文

引用数	タイトル・和訳	2013年	2014年	2015年	2016年	2013年〜2016年引用数	合計引用数
15位	Cardoso MV, de Almeida Neves A, Mine A, Coutinho E, Van Landuyt K, De Munck J, Van Meerbeek B. Current aspects on bonding effectiveness and stability in adhesive dentistry. Aust Dent J 2011;56 Suppl 1:31-44. 接着歯学における接着能および安定性の現状　P.87に和訳あり	16	21	18	21	76	82
16位	Van Landuyt KL, Snauwaert J, Peumans M, De Munck J, Lambrechts P, Van Meerbeek B. The role of HEMA in one-step self-etch adhesives. Dent Mater 2008;24(10):1412-1419. ワンステップセルフエッチ接着材におけるHEMAの役割	15	12	10	5	42	81
17位	Frankenberger R, Lohbauer U, Roggendorf MJ, Naumann M, Taschner M. Selective enamel etching reconsidered: better than etch-and-rinse and self-etch?. J Adhes Dent 2008;10(5):339-344. セレクティブエッチングを再考する：エッチアンドリンスやセルフエッチングよりも良いか？	10	7	9	15	41	60
18位	Mine A, De Munck J, Cardoso MV, Van Landuyt KL, Poitevin A, Kuboki T, Yoshida Y, Suzuki K, Lambrechts P, Van Meerbeek B. Bonding effectiveness of two contemporary self-etch adhesives to enamel and dentin. J Dent 2009;37(11):872-883. 2種の最新セルフエッチング接着材のエナメル質・象牙質接着能	16	8	6	7	37	57
19位	Roggendorf MJ, Krämer N, Appelt A, Naumann M, Frankenberger R. Marginal quality of flowable 4-mm base vs. conventionally layered resin composite. J Dent 2011;39(10):643-647. 辺縁のクオリティ：フロアブル4mmベースレジン（低重合レジン）対従来型レジン（積層充填）	7	12	18	11	48	52
20位	Hanabusa M, Mine A, Kuboki T, Momoi Y, Van Ende A, Van Meerbeek B, De Munck J. Bonding effectiveness of a new 'multi-mode' adhesive to enamel and dentine. J Dent 2012;40(6):475-484. 新規「マルチモード」接着材のエナメル質・象牙質接着能	6	10	9	21	46	46

接着歯学のための重要キーワード13（関連性の高い論文和訳）

Buonocore memorial lecture. Adhesion to enamel and dentin: current status and future challenges

Buonocore 記念講演―エナメル質と象牙質への接着：現状と将来の挑戦

Van Meerbeek, De Munck J, Yoshida Y, Inoue S, Vargas M, Vijay P, Van Landuyt K, Lambrechts P, Vanherle G.

歯質への接着は「エッチアンドリンス」、「セルフエッチ」、「グラスアイオノマー」を用いたアプローチで達成される。本論文では、これら3つのアプローチのエナメル質と象牙質に対する基礎的な接着メカニズムを歯―バイオマテリアル界面の超形態学的・化学的特徴によって解説する。さらに臨床パフォーマンスを予測するために接着試験と辺縁封鎖効果（実験室において「接着能」を評価するもっとも一般的な2つの方法）の値と関連について評価した。また、疲労付加によって歯―バイオマテリアル界面接着を評価する新規評価法を紹介する。これまでのところ、今日の接着材は多様な実験室における研究と臨床成績によって評価されており、エッチアンドリンスとセルフエッチアプローチの利点・欠点とこれらの長期性能について特に注目が集まっている。実験室で集められたデータを臨床結果と関連づけることにより、実験室での研究は臨床効果を予測"できる"ことが示された。現在、接着手順を単純化する傾向があるが、従来型である3ステップエッチアンドリンス接着材が依然としてもっとも有効であり、長期結果ももっとも信頼できることが確認された。しかしながら、セルフエッチング・アプローチが将来的にはもっとも有望かもしれない。接着材がエッチングと水洗のステップを必要としなくなれば、臨床的に処理時間が短縮し、さらにおそらくより重要なこととしてテクニックセンシティビティーがかなり減少するであろう。特に微小機械的および化学的相互作用によって歯質と接着するマイルドタイプの2ステップセルフエッチングシステムは、従来の3ステップシステムと近い接着性能を示すようになってきている。

（Oper Dent 2003;28(3):215-235.）

Bonding to tooth tissue can be achieved through an "etch&rinse," "self-etch" or "glass-ionomer" approach. In this paper, the basic bonding mechanism to enamel and dentin of these three approaches is demonstrated by means of ultramorphological and chemical characterization of tooth-biomaterial interfacial interactions. Furthermore, bond-strength testing and measurement of marginal-sealing effectiveness (the two most commonly employed methodologies to determine "bonding effectiveness" in the laboratory) are evaluated upon their value and relevance in predicting clinical performance. A new dynamic methodology to test biomaterial-tooth bonds in a fatigue mode is introduced with a recently developed micro-rotary fatigue-testing device. Eventually, today's adhesives will be critically weighted upon their performance in diverse laboratory studies and clinical trials. Special attention has been given to the benefits/drawbacks of an etch&rinse versus a self-etch approach and the long-term performance of these adhesives. Correlating data gathered in the laboratory with clinical results clearly showed that laboratory research CAN predict clinical effectiveness. Although there is a tendency to simplify bonding procedures, the data presented confirm that conventional three-step etch&rinse adhesives still perform most favorably and are most reliable in the long-term. Nevertheless, a self-etch approach may have the best future perspective. Clinically, when adhesives no longer require an "etch&rinse" step, the application time, and probably more importantly, the technique-sensitivity are substantially reduced. Especially "mild," two-step self-etch adhesives that bond through a combined micromechanical and chemical interaction with tooth tissue closely approach conventional three-step systems in bonding performance.

Enamel Bonding

State of the art of self-etch adhesives

セルフエッチ接着材の最前線

Van Meerbeek, Yoshihara K, Yoshida Y, Mine A, De Munck J, Van Landuyt KL.

　本論文は2010年におけるセルフエッチング接着材について記したものである。セルフエッチングシステムの一般的な特性を提示したあと、1ステップ（セルフエッチング）接着材の主な欠点について論じた。接着耐久性の観点から AD コンセプトと化学的界面相互作用の利点について特別に注目した。最後にマイルドタイプのセルフエッチ接着材は表層のスメアの影響を受ける可能性があることと、エナメル質への接着がより困難になったことについて考察した。

（Dent Mater 2011;27(1):17-28.）

This paper reflects on the state of the art of self-etch adhesives anno 2010. After presenting the general characteristics of self-etch adhesives, the major shortcomings of the most simple-to-use one-step (self-etch) adhesives are addressed. Special attention is devoted to the AD-concept and the benefit of chemical interfacial interaction with regard to bond durability. Finally, issues like the potential interference of surface smear and the more challenging bond to enamel for 'mild' self-etch adhesives are discussed.

State of the art etch-and-rinse adhesives

エッチアンドリンス接着材の最前線

Pashley DH, Tay FR, Breschi L, Tjäderhane L, Carvalho RM, Carrilho M, Tezvergil-Mutluay A.

目的：本研究の目的は3ステップエッチアンドリンス接着材のそれぞれのステップの意義を探究することにある。

方法：エッチアンドリンス接着システムは、もっとも古い世代のレジン接着システムである。3ステップバージョンには酸エッチング、プライミングに加えて別途ボンディングが含まれている。それぞれのステップが複数のゴールを遂行する。たとえば32-37%のリン酸（pH 0.1-0.4）を用いる酸エッチングは、エナメル質と象牙質を同時に脱灰するだけでなく、低いpHによって残存細菌を死滅させる。

結果：あるエッチング材はベンザルコニウム塩化物を代表とする抗微生物剤を含有しており、それは象牙質内のマトリックス・メタロプロテイナーゼ（MMP、細胞外マトリックス分解酵素）の活性も抑制する。プライマーには通常、コラーゲン線維網を広げて親水性モノマーがコラーゲンによく濡れるように水とHEMAが多く含まれている。しかしながら、水そのものが乾燥した象牙質を再膨張させ、レジン―象牙質接着の耐久性を向上させる可能性があるプロテアーゼ阻害剤やタンパク質架橋剤を運搬するのにも役立っている。将来的にはエタノールあるいは他の水を含まない溶媒が、象牙質MMPを抑制してレジン―象牙質接着の耐久性を向上させるために、第四アンモニウム塩系抗菌剤を含有した脱水プライマーとして使用されるかもしれない。

意義：メーカーは、溶剤濃度を最適化する必要があるかもしれない。溶媒を含まない接着材はレジン―象牙質界面をフッ素や抗菌性物質を含有した疎水性レジンで封鎖することができる。（3ステップ）エッチアンドリンス接着材は多くの1ステップおよび2ステップ接着材よりも高い耐久性があるレジン―象牙質接着を形成する。エッチャント内のプロテアーゼ阻害剤とプライマー内の架橋剤が合わさることにより、レジン―象牙質接着の耐久性が向上するかもしれない。エッチアンドリンス接着材の治療的潜在能力は、まだ完全には開発されていない。

(Dent Mater 2011;27(1): 1-16.)

OBJECTIVES: The aim of this study was to explore the therapeutic opportunities of each step of 3-step etch-and-rinse adhesives.
METHODS: Etch-and-rinse adhesive systems are the oldest of the multi-generation evolution of resin bonding systems. In the 3-step version, they involve acid-etching, priming and application of a separate adhesive. Each step can accomplish multiple goals. Acid-etching, using 32-37% phosphoric acid (pH 0.1-0.4) not only simultaneously etches enamel and dentin, but the low pH kills many residual bacteria.
RESULTS: Some etchants include anti-microbial compounds such as benzalkonium chloride that also inhibits matrix metalloproteinases (MMPs) in dentin. Primers are usually water and HEMA-rich solutions that ensure complete expansion of the collagen fibril meshwork and wet the collagen with hydrophilic monomers. However, water alone can re-expand dried dentin and can also serve as a vehicle for protease inhibitors or protein cross-linking agents that may increase the durability of resin-dentin bonds. In the future, ethanol or other water-free solvents may serve as dehydrating primers that may also contain antibacterial quaternary ammonium methacrylates to inhibit dentin MMPs and increase the durability of resin-dentin bonds. The complete evaporation of solvents is nearly impossible.
SIGNIFICANCE: Manufacturers may need to optimize solvent concentrations. Solvent-free adhesives can seal resin-dentin interfaces with hydrophobic resins that may also contain fluoride and antimicrobial compounds. Etch-and-rinse adhesives produce higher resin-dentin bonds that are more durable than most 1 and 2-step adhesives. Incorporation of protease inhibitors in etchants and/or cross-linking agents in primers may increase the durability of resin-dentin bonds. The therapeutic potential of etch-and-rinse adhesives has yet to be fully exploited.

Self-adhesive resin cements: a literature review

セルフアドヒーシブセメント：文献レビュー

Radovic I, Monticelli F, Goracci C, Vulicevic ZR, Ferrari M.

目的：セルフアドヒーシブセメントに関する研究をまとめ、PubMed 収載・査読あり雑誌の原著論文の結果から得られる特性情報を提供する。

材料および方法：「セルフアドヒーシブセメントもしくは（市販されている商品名）」を検索用語として文献収集した。

結果：これまで、2つのセルフアドヒーシブセメントの基礎的研究のみが発表されていた。結果は以下のカテゴリー、すなわち歯質接着（エナメル質・象牙質・歯根象牙質）、修復・補綴装置接着（支台築造用ポスト・セラミックス・チタンアバットメント）、辺縁適合性、辺縁漏洩、機械的性質、生物学的適合性、化学的接着、フッ素徐放性、臨床使用評価で要約された。

結論：主な有用論文データは、臨床家が現在使用可能な一つのセルフアドヒーシブセメントの研究が基になっていた。基礎的研究によると、セルフアドヒーシブセメントの象牙質とさまざまな修復・補綴装置への接着は満足のいくものであり、他のマルチステップのレジンセメントに相当するものであった。一方、エナメル質への接着はその接着特性との関連は弱いように思える。本セメントの長期臨床成績が、一般的な使用を推奨する前に必要である。

（J Adhes Dent 2008;10(4):251-258.）

PURPOSE: To summarize research conducted on self-adhesive cements and provide information on their properties, based on the results of original scientific full-length papers from peer-reviewed journals listed in PubMed.

MATERIALS AND METHODS: The search was conducted using the term "self-adhesive cement OR (trade names of currently available products)".

RESULTS: Only in vitro studies that investigated two commercially available self-adhesive cements have been published so far. The results were summarized into the following categories: adhesion to tooth substrates (enamel, dentin, root dentin), adhesion to restorative materials (endodontic posts, ceramics, titanium abutments), marginal adaptation, microleakage, mechanical properties, biocompatibility, chemical adhesion and fluoride release, and ratings in clinical use.

CONCLUSION: The majority of available literature data is based on studies that investigated one of the self-adhesive cements that are currently available to clinicians. According to the in vitro results, self-adhesive cement adhesion to dentin and various restorative materials is satisfactory and comparable to other multistep resin cements, while adhesion to enamel appears to be a weak link in their bonding properties. Long-term clinical performance of these materials needs to be assessed prior to making a general recommendation for their use.

接着性セメントのエナメル質と象牙質への接着能

目的：異なる処理法を適用した5種の接着性レジンセメントのエナメル質および象牙質に対する接着能を微小引張強さで評価した。

方法：ヒト第三大臼歯のエナメル質／象牙質を高速ダイヤモンドバーで平坦化し、被着面にLinkmax（LM; GC）、Nexus 2（NX; Kerr）、Panavia F（PN; Kuraray）、RelyX Unicem（UN; 3M ESPE）、Variolink II（VL; Ivoclar-Vivadent）をメーカー指示どおり用いて、コンポジットレジンブロック（Paradigm、3M ESPE）を接着した。一部のセメントに関してはモディファイされた手順を試験したため、さらに4つの実験群が設定された。すなわち、Prompt L-Pop+RelyX Unicem（PLP+UN; 3M ESPE）、Scotchbond Etchant+RelyX Unicem（SE+UN; 3M ESPE）、Optibond Solo Plus Activator+Nexus 2（ACT+NX; Kerr）とK-Etchant gel+Panavia-F（KE+P; Kuraray）の4群である。各実験群はセルフアドヒーシブ（UN）、エッチアンドリンス（ACT+NX、NX、KE+P、SE+UN、VL、エナメル質接着の場合）、セルフエッチ（LM、PLP+UN、PN、VL、象牙質の場合）にカテゴリー分けした。試料は37℃水中に24時間保存し、微小引張試験を行った。各群間の統計的有意差はKruskal-Wallis法にて解析した。

結果：エナメル質接着においては、ACT+NX（15MPa）とUN（19.6MPa）がVL（49.3MPa）、LM（49.2MPa）、PN（35.4MPa）、SE+UN（35.2MPa）よりも有意に低く、PLP+UN（23.5MPa）はVL（49.3MPa）とLM（49.2MPa）よりも有意に低い接着強さとなった。VL（49.3MPa）、LM（49.2MPa）、NX（37.9MPa）、KE+PN（38.8MPa）、PN（35.4MPa）、SE+UN（35.2MPa）間に有意差はなかった。象牙質接着においては、VL（1.1MPa）、SE+UN（5.9MPa）とACT+NX（13.2MPa）を除くすべてのセメントが等しく効果的に接着した（UN: 15.9MPa、LM: 15.4MPa、PN: 17.5MPa、NX: 22.3MPa）。VLは接着材自体の重合不足と光重合不足の複合的な効果によるものと想像される接着試験前の試料の破壊が例外的に多くあった。

結語：正しい使用法によるエッチアンドリンス、セルフエッチ、セルフアドヒーシブは、エナメル質および象牙質接着において同等に効果があった。「RelyX Unicemにおいて、リン酸エッチングを行わずにエナメル質に接着」、「セメンティングに先立って光硬化型ボンディング材へ光照射しない」、「光硬化型のボンディング材をデュアルキュアボンディング材のように使用」、「低い化学重合能のデュアルキュアセメントの使用」等、いくつかの要素が接着強さにネガティブに影響した。

（Hikita K, et al. Dent Mater 2007;23(1):71-80.）

ワンステップアドヒーシブはより使いやすくより性能が良いか？現代のワンステップ接着材の多面的評価

目的：本研究の目的は、1ステップ接着材（1-SEAs）が、マルチステップのシステムを上回る利点があるかどうかを調査することである。

材料および方法：9種の1ステップ接着材（Absolute、Adper Prompt L-Pop、Clearfil S3 Bond、G-Bond、Hybrid Bond、iBond、One-up Bond F Plus、Optibond All-in-one and Xeno III）が本研究に含まれた。2ステップセルフエッチ接着材（Clearfil SE Bond）と3ステップエッチアンドリンス接着材（Optibond FL）がコントロールとして用いられた。バー切削エナメル質と象牙質への微小接着強さが通法どおりに測定され、それぞれの接着材―象牙質界面は透過電子顕微鏡によって観察された。統計解析はKruskal-Wallis法（ノンパラメトリック）で行われた。

結果：接着強さはコントロール接着材が1ステップ接着材よりも高い傾向があった。しかしながら、部分的には本研究の統計セットアップの影響により、コントロール接着材といくつかの1ステップ接着材の間に有意差が認められない場合もあった。電子顕微鏡による界面観察により、1ステップ接着材にはその成分や酸性度に起因する画像上の大きなばらつきが確認された。1-SEAsには親水性に依存する2種類の異なる小滴が認められた。G-BondのようなHEMAを含有しない疎水性の1-SEAsには相分離する傾向があった。一方、Clearfil S3 BondやXeno IIIのようにHEMAを含む親水性の1-SEAsは、水分浸透を誘発する小滴を形成しやすくなった。Hybrid bond、Absolute、iBondは相分離と水分浸透の両方を持ち合わせる特性を示した。Optibond All-in-oneは溶媒の揮発によるフィラー粒子の凝集を示した。コントロールも含めたすべての接着材に微小辺縁漏洩の徴候があったことは、すべての接着材がある程度吸水性を有していることを意味している。銀粒子分布の不一致により、微小辺縁漏洩の量的評価は決定的な結論に至らなかった。いくつかの1-SEAsの処理手順は、ときに2ステップ接着材であるClearfil SE Bondのそれと同等に手が込んで時間のかかるものであった。

結語：接着強さと処理手順を考えると、1-SEAsは常にマルチステップ接着材より優れているとは言えない。

（Van Landuyt KL, et al. J Adhes Dent 2009;11(3):175-190.）

Enamel Bonding

セレクティブエッチングを再考する：
エッチアンドリンスやセルフエッチングよりも良いか？

目的：本研究では、エナメル質／象牙質への直接法レジン修復について、熱的・機械的負荷（TML）前後の辺縁の質を評価した。特にセレクティブエッチング、エッチアンドリンス、セルフエッチング接着材の成績に注目した。

材料と方法：8本のヒト第三大臼歯に近心マージンはセメントエナメルジャンクション下のMO窩洞を形成した。直接法レジン修復（Tetric EvoCeram n=8）を4ステップセレクティブエッチング（Syntac SE）、4ステップエッチアンドリンス（Syntac ER）、2ステップエッチアンドリンス（XP Bond、Scotchbond 1 XT/Single Bond Plus）、2ステップセルフエッチング（AdheSE、Clearfil SE Bond）、セレクティブエッチングを行った2ステップセルフエッチング（AdheSE SE、Clearfil SE Bond SE）、エッチアンドリンス（トータルエッチング）を行った2ステップセルフエッチング（AdheSE TE、Clearfil SE Bond TE）で行った。辺縁のギャップは、エポキシレジンレプリカを用いて走査電子顕微鏡にて200倍に拡大して分析した。

結果：初期においてはすべての接着材が高いパーセンテージでギャップのない辺縁であった。TML後、結果は以下の通りになった。（A）エナメル辺縁：エナメル質にリン酸が使用された場合、2ステップセルフエッチ接着材（約70％）に比べて適合度は常に高い（約90％）（$p < 0.05$）。（B）象牙質辺縁：エッチアンドリンスとセレクティブエッチに有意差は認められない（59％と64％；$p > 0.05$）。セルフエッチ接着材をメーカーの指示どおりに使用した場合の象牙質辺縁はもっとも高い質の辺縁であった（74％～82％；$p < 0.05$）。エッチアンドリンスを行ったセルフエッチ接着材では、辺縁の質は35％～42％に低下した（$p < 0.05$）。

結論：エナメル質接着はリン酸エッチングがより効果的である。2ステップセルフエッチ接着材のエナメル質接着性能はリン酸をエナメル質のみに使用した場合に向上する。

（Frankenberger R, et al. J Adhes Dent 2008;10(5):339-344.）

新規「マルチモード」接着材の
エナメル質・象牙質接着能

目的：セルフエッチ接着材は使用法が簡便で操作時間が短いため、一般臨床において普及している。しかしながら、特に窩洞マージンの多くがエナメル質である場合、「セレクティブエッチング」と称されるリン酸によるエナメル質のエッチングが未だに必要とされている。本研究の目的は、「フル」もしくは「セレクティブ」にエッチングした後にマルチモード（「セルフエッチ」としても「エッチアンドリンス」としても使用可）新規1ステップ接着材の用いることができるかを確認することである。研究仮説は、リン酸エッチング前処理は1ステップ接着材とエナメル／象牙質の接着能に影響を与えない、接着材を「ドライボンディング」もしくは「ウェットボンディング」のエッチアンドリンス法で用いても象牙質接着能には影響がない、である。

方法：1ステップセルフエッチ接着材であるG-Bond Plus（GC、東京、日本；1-SEA）の微小引張接着強さを測定した。バー切削エナメル質に関しては、「セルフエッチ」か「エッチアンドリンス」の接着プロトコルで、バー切削象牙質に関しては、「セルフエッチ」か「ドライボンディング（エッチアンドリンス）」か「ウェットボンディング（エッチアンドリンス）」の接着プロトコルが用いられた。透過電子顕微鏡（TEM）によるエナメル質および象牙質界面の超微細構造解析も接着試験とともに行われた。

結果：リン酸エッチングは1-SEAのエナメル質に対する接着能を有意に向上させた。マイクロリテンションのある表面がTEMによって明瞭に確認された。象牙質においては、1-SEAをセルフエッチで用いてもエッチアンドリンスで用いても接着能に有意な差はなかった。「ドライボンディング」エッチアンドリンスは「ウェットボンディング」よりも効果的であった。しかしながら、TEM観察の結果、両方のエッチアンドリンス法において質の低い樹脂含浸層（特に多孔質形態とコラーゲン網内へのレジンの不十分な浸潤）が認められた。

結論：リン酸エッチングは1ステップセルフエッチ接着材のエナメル質接着を確実に向上させるが、象牙質へのリン酸エッチング追加はより慎重にすべきである。接着強さの低下はなかったが、リン酸エッチングを行った場合の接着界面は微細構造的には微生物による劣化を生じやすいものと思われた。

（Hanabusa M, et al. J Dent 2012;40(6):475-484.）

接着歯学のための重要キーワード13

② Dentin Bonding
象牙質接着

1990年代中頃に発売された3ステップエッチアンドリンスシステムは、象牙質接着において大きな成功を収めた。その後わが国において開発された2ステップセルフエッチングシステムも高い評価を受けている。処理ステップがシンプル化されたその他の接着システムにおいては初期接着能に関しては問題ないものの、長期耐久性には改善の余地があるとする報告が多く、さまざまな解決法が研究されている。一方、象牙質接着能の向上のために接着評価法に関する研究も進められ、現在は微小引張試験が広く用いられている。また、長期水中保存を行った試料の接着試験は長期耐久性も評価でき、臨床結果との相関性も認められている。

(Breschi L, Mazzoni A, Ruggeri A, Cadenaro M, Di Lenarda R, De Stefano Dorigo E. Dental adhesion review: aging and stability of the bonded interface. Dent Mater 2008;24(1):90-101.)
(Sano H, Shono T, Sonoda H, Takatsu T, Ciucchi B, Carvalho R, Pashley DH. Relationship between surface area for adhesion and tensile bond strength--evaluation of a micro-tensile bond test. Dent Mater 1994;10(4):236-240.)
(Van Meerbeek B, Peumans M, Poitevin A, Mine A, Van Ende A, Neves A, De Munck J. Relationship between bond-strength tests and clinical outcomes. Dent Mater 2010;26(2):e100-121.)

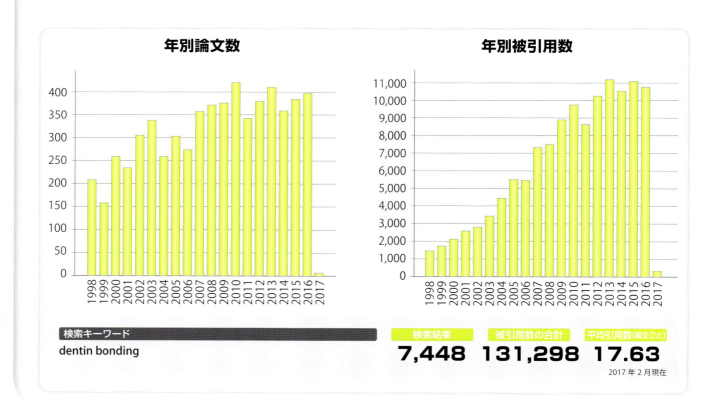

年別論文数

年別被引用数

検索キーワード
dentin bonding

検索結果	被引用数の合計	平均引用数(論文ごと)
7,448	131,298	17.63

2017年2月現在

Dentin Bonding

トムソン・ロイターが選んだベスト**20**論文

順位	論文	2013年	2014年	2015年	2016年	2013年～2016年	全年
1位	Van Meerbeek, De Munck J, Yoshida Y, Inoue S, Vargas M, Vijay P, Van Landuyt K, Lambrechts P, Vanherle G. Buonocore memorial lecture. Adhesion to enamel and dentin: current status and future challenges. Oper Dent 2003;28(3):215-235. Buonocore 記念講演―エナメル質と象牙質への接着：現状と将来の挑戦	66	62	62	64	254	843
2位	De Munck J, Van Landuyt K, Peumans M, Poitevin A, Lambrechts P, Braem M, Van Meerbeek B. A critical review of the durability of adhesion to tooth tissue: methods and results. J Dent Res 2005;84(2):118-132. 歯質接着の耐久性に関するレビュー：方法と結果	88	66	65	59	278	723
3位	Yoshida Y, Nagakane K, Fukuda R, Nakayama Y, Okazaki M, Shintani H, Inoue S, Tagawa Y, Suzuki K, De Munck J, Van Meerbeek B. Comparative study on adhesive performance of functional monomers. J Dent Res 2004;83(6):454-458. 機能性モノマーの接着性能に関する比較研究	45	40	60	51	196	486
4位	Sano H, Shono T, Sonoda H, Takatsu T, Ciucchi B, Carvalho R, Pashley DH. Relationship between surface area for adhesion and tensile bond strength--evaluation of a micro-tensile bond test. Dent Mater 1994;10(4):236-240. 接着面積と引張強さの関係―微小引張試験の評価	28	23	19	20	90	485
5位	Pashley DH, Tay FR, Yiu C, Hashimoto M, Breschi L, Carvalho RM, Ito S. Collagen degradation by host-derived enzymes during aging. J Dent Res 2004;83(3):216-221. 経時により生じるホスト由来の酵素によるコラーゲン分解	56	46	42	39	183	431
6位	Breschi L, Mazzoni A, Ruggeri A, Cadenaro M, Di Lenarda R, De Stefano Dorigo E. Dental adhesion review: aging and stability of the bonded interface. Dent Mater 2008;24(1):90-101. 歯科接着のレビュー：接着界面の経時変化と安定性	58	58	48	60	224	413
7位	Marshall GW Jr, Marshall SJ, Kinney JH, Balooch M. The dentin substrate: structure and properties related to bonding. J Dent 1997;25(6):441-458. 象牙質の基質：接着に関連した構造と特性	30	23	31	15	99	410

接着歯学のための重要キーワード13（関連性の高い論文和訳）

トムソン・ロイターが選んだベスト**20**論文

順位	タイトル・和訳	2013年	2014年	2015年	2016年	2013年〜2016年引用数	合計引用数
引用数 8位	Tay FR, Pashley DH, Yoshiyama M. Two modes of nanoleakage expression in single-step adhesives. J Dent Res 2002;81(7):472-476. シングルステップ接着材における微小辺縁漏洩表現の二つの方法	30	21	22	12	85	355
引用数 9位	Schwartz RS, Robbins JW. Post placement and restoration of endodontically treated teeth: a literature review. J Endod 2004;30(5):289-301. ポストの付与と根管治療後の修復：文献レビュー	33	22	27	29	111	306
引用数 10位	Van Meerbeek, Yoshihara K, Yoshida Y, Mine A, De Munck J, Van Landuyt KL. State of the art of self-etch adhesives. Dent Mater 2011;27(1):17-28. セルフエッチ接着材の最前線　**P.17に和訳あり**	56	60	51	71	238	279
引用数 11位	De Munck J, Vargas M, Van Landuyt K, Hikita K, Lambrechts P, Van Meerbeek B. Bonding of an auto-adhesive luting material to enamel and dentin. Dent Mater 2004;20(10):963-971. オートアドヒーシブセメントのエナメル質と象牙質への接着	32	24	20	27	103	273
引用数 12位	Hebling J, Pashley DH, Tjäderhane L, Tay FR. Chlorhexidine arrests subclinical degradation of dentin hybrid layers in vivo. J Dent Res 2005;84(8):741-746. クロルヘキシジンは生体内での象牙質樹脂含浸層の潜在的な劣化を抑える	35	22	25	20	102	259
引用数 13位	Goracci C, Tavares AU, Fabianelli A, Monticelli F, Raffaelli O, Cardoso PC, Tay F, Ferrari M. The adhesion between fiber posts and root canal walls: comparison between microtensile and push-out bond strength measurements. Eur J Oral Sci 2004;112(4):353-361. ファイバーポストと根管壁との接着：微小引張試験とプッシュアウト試験の比較	23	18	25	23	89	249
引用数 14位	Carrilho MR, Geraldeli S, Tay F, de Goes MF, Carvalho RM, Tjäderhane L, Reis AF, Hebling J, Mazzoni A, Breschi L, Pashley D. In vivo preservation of the hybrid layer by chlorhexidine. J Dent Res 2007;86(6):529-533. クロルヘキシジンによる樹脂含浸層の生体内維持	31	27	26	21	105	243

Dentin Bonding

トムソン・ロイターが選んだベスト20論文

引用数順位	タイトル・和訳	2013年	2014年	2015年	2016年	2013年～2016年引用数	合計引用数
15位	Pashley DH, Tay FR, Breschi L, Tjäderhane L, Carvalho RM, Carrilho M, Tezvergil-Mutluay A. State of the art etch-and-rinse adhesives. Dent Mater 2011;27(1):1-16. エッチアンドリンス接着材の最前線　P.18に和訳あり	50	31	57	47	185	215
16位	Radovic I, Monticelli F, Goracci C, Vulicevic ZR, Ferrari M. Self-adhesive resin cements: a literature review. J Adhes Dent 2008;10(4):251-258. セルフアドヒーシブセメント：文献レビュー　P.19に和訳あり	32	21	22	24	99	172
17位	Liu Y, Tjäderhane L, Breschi L, Mazzoni A, Li N, Mao J, Pashley DH, Tay FR. Limitations in bonding to dentin and experimental strategies to prevent bond degradation. J Dent Res 2011;90(8):953-968. 象牙質接着の限界と接着劣化を防ぐための研究方略	26	37	40	46	149	171
18位	Van Meerbeek B, Peumans M, Poitevin A, Mine A, Van Ende A, Neves A, De Munck J. Relationship between bond-strength tests and clinical outcomes. Dent Mater 2010;26(2):e100-121. 接着強さ試験と臨床結果との関係	26	24	34	28	112	166
19位	Scherrer SS, Cesar PF, Swain MV. Direct comparison of the bond strength results of the different test methods: a critical literature review. Dent Mater 2010;26(2):e78-93. 異なる試験方法の接着強さ試験の直接的比較：文献レビュー	24	19	25	29	97	136
20位	Spencer P, Ye Q, Park J, Topp EM, Misra A, Marangos O, Wang Y, Bohaty BS, Singh V, Sene F, Eslick J, Camarda K, Katz JL. Adhesive/Dentin interface: the weak link in the composite restoration. Ann Biomed Eng 2010;38(6):1989-2003. 接着材／象牙質界面：レジン修復における弱い接合	24	23	27	20	94	113

A critical review of the durability of adhesion to tooth tissue: methods and results

歯質接着の耐久性に関するレビュー：方法と結果

De Munck J, Van Landuyt K, Peumans M, Poitevin A, Lambrechts P, Braem M, Van Meerbeek B.

採用されている処理方法に関係なく、現在の接着材の初期接着能は非常に良好である。長期ではいくつかの接着材の接着能は劇的に下がるが、他の接着材の接着能は以前より安定している。本総説論文では、エナメル質と象牙質に対する生体材料の接着が時間とともに劣化する根本的なプロセスを調査する。う蝕のない5級修復の臨床試験は接着能を評価する試験方法としてもっとも良いとされているが、高コストであることに加え、時間と労力を必要とし、臨床的失敗の本当の原因情報を少ししか提供しない。したがって、接着耐久性を予知するためにいくつかの研究プロトコールが開発された。本論文は、加水分解の化学的劣化パターンと界面構成要素の溶出、さらに疲労や破断強さの測定といった機械的試験方法に注目してその方法論を批判的に評価する。*in vitro* と *in vivo* データの相関関係により、現在のところもっとも有効である接着耐久性試験方法は、エナメル質や象牙質に接着した生体材料の微小試験体にエイジングを含めることであることが明らかとなった。約3ヵ月後、すべての処理方法の接着材は *in vivo* でのエイジング効果と似かよった機械的・構造的劣化を示した。接着材の比較により、3ステップエッチアンドリンス接着材が耐久性においては「ゴールドスタンダード」となることが明らかとなった。あらゆる臨床手技の単純化が接着能低下を引き起こしている。その中で2ステップセルフエッチ接着材のみがゴールドスタンダードに近づくことができており、さらに3ステップエッチアンドリンスにはない臨床的利益を有している。

（J Dent Res 2005;84(2):118-132.）

The immediate bonding effectiveness of contemporary adhesives is quite favorable, regardless of the approach used. In the long term, the bonding effectiveness of some adhesives drops dramatically, whereas the bond strengths of other adhesives are more stable. This review examines the fundamental processes that cause the adhesion of biomaterials to enamel and dentin to degrade with time. Non-carious class V clinical trials remain the ultimate test method for the assessment of bonding effectiveness, but in addition to being high-cost, they are time- and labor-consuming, and they provide little information on the true cause of clinical failure. Therefore, several laboratory protocols were developed to predict bond durability. This paper critically appraises methodologies that focus on chemical degradation patterns of hydrolysis and elution of interface components, as well as mechanically oriented test set-ups, such as fatigue and fracture toughness measurements. A correlation of *in vitro* and *in vivo* data revealed that, currently, the most validated method to assess adhesion durability involves aging of micro-specimens of biomaterials bonded to either enamel or dentin. After about 3 months, all classes of adhesives exhibited mechanical and morphological evidence of degradation that resembles *in vivo* aging effects. A comparison of contemporary adhesives revealed that the three-step etch-and-rinse adhesives remain the 'gold standard' in terms of durability. Any kind of simplification in the clinical application procedure results in loss of bonding effectiveness. Only the two-step self-etch adhesives approach the gold standard and do have some additional clinical benefits.

Dentin Bonding

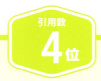

Relationship between surface area for adhesion and tensile bond strength--evaluation of a micro-tensile bond test

接着面積と引張強さの関係―微小引張試験の評価

Sano H, Shono T, Sonoda H, Takatsu T, Ciucchi B, Carvalho R, Pashley DH.

目的：本研究の目的は、象牙質の接着表面積と接着材料の引張強さとの間には関係がないという帰無仮説を検証することである。

方法：ヒト抜去第三大臼歯の咬合面からエナメル質を除去し、平坦な象牙質表面にコンポジットレジンを接着させ、平らなコンポジットレジンの歯冠部を製作した。24時間後、接着した試験体を歯の長軸に平行に10〜20ヵ所切断し、その上部はレジンで下半分は象牙質になる薄切片を製作した。これらの小切片は、接着界面のもっとも狭い部分が砂時計形状となるように高速ダイヤモンドバーでトリミングされた。表面積は切片の厚さと幅を変えることによって変化させた。引張接着強さをカスタムメイドのグリップを使用して万能試験機で測定した。

結果：引張接着強さは接着面積に反比例した。0.4 mm^2 以下の表面積では Clearfil Liner Bond 2（Kuraray）は55MPa、Scotchbond MP（3M Dental Products）は38MPa、Vitremer（3M Dental Products）は20MPa の引張接着強さであった。これらの小さな表面積では、すべての接着の失敗が本質的に界面破壊であった。

意義：この新しい方法は、象牙質の凝集破壊なしに高い接着強さの測定を可能にする。また、一歯で複数の測定を行うことも可能である。

（Dent Mater 1994;10(4):236-240.）

OBJECTIVES: The purpose of this study was to test the null hypothesis that there is no relationship between the bonded surface area of dentin and the tensile strength of adhesive materials.

METHODS: The enamel was removed from the occlusal surface of extracted human third molars, and the entire flat surface was covered with resin composite bonded to the dentin to form a flat resin composite crown. Twenty-four hours later, the bonded specimens were sectioned parallel to the long axis of the tooth into 10-20 thin sections whose upper part was composed of resin composite with the lower half being dentin. These small sections were trimmed using a high speed diamond bur into an hourglass shape with the narrowest portion at the bonded interface. Surface area was varied by altering the specimen thickness and width. Tensile bond strength was measured using custom-made grips in a universal testing machine.

RESULTS: Tensile bond strength was inversely related to bonded surface area. At surface areas below 0.4 mm^2, the tensile bond strengths were about 55 MPa for Clearfil Liner Bond 2 (Kuraray Co., Ltd.), 38 MPa for Scotchbond MP (3M Dental Products), and 20 MPa for Vitremer (3M Dental Products). At these small surface areas all of the bond failures were adhesive in nature.

SIGNIFICANCE: This new method permits measurement of high bond strengths without cohesive failure of dentin. It also permits multiple measurements to be made within a single tooth.

Dental adhesion review:
aging and stability of the bonded interface

歯科接着のレビュー：接着界面の経時変化と安定性

Breschi L, Mazzoni A, Ruggeri A, Cadenaro M, Di Lenarda R, De Stefano Dorigo E.

目的：近年の歯科用接着材システムの大半は、接着界面の維持と封鎖において良好な初期結果を示しており、それによって接着性の修復材料に悪影響を及ぼす重合収縮を打ち消している。この初期の有効性にかかわらず、短期（つまり6ヵ月）であったとしても、エイジング後に象牙質接着界面を確認した場合には大きな懸念がある。

方法：本研究は、接着界面の劣化についてのマイクロ・ナノレベルの現象に注目し、接着の成り立ち、エイジング、安定に関連する最新のピアレビュー論文を批判的に考察した。

結果：圧倒的多数の研究で報告されているように、3ステップエッチアンドリンスと2ステップセルフエッチ接着材がもっとも高い性能を示し続けているのに対して、シンプル化された1ステップ接着材の大半はもっとも低い耐久性を示した。言い換えると、臨床における手技のシンプル化は接着の能力を損なうことになる。象牙質接着界面に起こるエイジングとしては、特にシンプル化された接着材を使用した場合、樹脂含浸層の劣化が重要であると考えられる。象牙質への不十分なレジン浸潤、接着界面の高い浸潤性、光照射が不十分な重合、相分離、コラーゲン内部の酵素の活性化は、近年報告されている接着界面の耐久性を低下させる要因である。

意義：こうした問題を解決するため、最近の研究は以下のことを示している。

（1）特に2ステップエッチアンドリンス接着材のレジン浸潤法は改良されるべきである。
（2）従来のマルチステップアドヒーシブは、溶媒のないレジンの疎水性コーティングが使用されているので推奨される。
（3）アドヒーシブ層の浸潤性を減らして重合をより良くするために、より長い光照射時間を考えるべきである。
（4）ヒト象牙質固有のコラーゲン分解酵素の活性を抑制し、樹脂含浸層内のコラーゲンの安定性を増強するためにタンパク質分解酵素阻害剤を追加プライマーとして使用するべきである。

（Dent Mater 2008;24(1):90-101.）

OBJECTIVE: Most of current dental adhesive systems show favorable immediate results in terms of retention and sealing of bonded interface, thereby counteracting polymerization shrinkage that affects resin-based restorative materials. Despite immediate efficacy, there are major concerns when dentin bonded interfaces are tested after aging even for short time period, i.e. 6 months.
METHODS: This study critically discusses the latest peer-reviewed reports related to formation, aging and stability of resin bonding, focusing on the micro and nano-phenomena related to adhesive interface degradation.
RESULTS: Most simplified one-step adhesives were shown to be the least durable, while three-step etch-and-rinse and two-step self-etch adhesives continue to show the highest performances, as reported in the overwhelming majority of studies. In other words, a simplification of clinical application procedures is done to the detriment of bonding efficacy. Among the different aging phenomena occurring at the dentin bonded interfaces, some are considered pivotal in degrading the hybrid layer, particularly if simplified adhesives are used. Insufficient resin impregnation of dentin, high permeability of the bonded interface, sub-optimal polymerization, phase separation and activation of endogenous collagenolytic enzymes are some of the recently reported factors that reduce the longevity of the bonded interface.
SIGNIFICANCE : In order to overcome these problems, recent studies indicated that (1) resin impregnation techniques should be improved, particularly for two-step etch-and-rinse adhesives; (2) the use of conventional multi-step adhesives is recommended, since they involve the use of a hydrophobic coating of nonsolvated resin; (3) extended curing time should be considered to reduce permeability and allow a better polymerization of the adhesive film; (4) proteases inhibitors as additional primer should be used to increase the stability of the collagens fibrils within the hybrid layer inhibiting the intrinsic collagenolytic activity of human dentin.

Relationship between bond-strength tests and clinical outcomes

接着強さ試験と臨床結果との関係

Van Meerbeek B, Peumans M, Poitevin A, Mine A, Van Ende A, Neves A, De Munck J.

　実験室での接着試験は接着材の臨床効果を予測できないと主張する者が多い。この主張を支持する主な論点は、特定の接着材について示される世界中のさまざまな研究室からの幅広い接着強さのバリエーションである。これらの一貫性のない接着強さの主な理由は、おそらく接着試験プロトコールに標準がないことによっている。本論文（およびプレゼンテーション）は、異なる実験室の接着試験法およびそれらのデータに関する文献レビューとともに、5級修復に関する接着材の臨床的効果のデータを第2の文献レビューとして報告する。両方のレビューを組み合わせることにより、接着強さのデータと臨床結果との間の潜在的な関係についてさらなる探索を行った。

（Dent Mater 2010;26(2):e100-121.）

One often alleges that laboratory bond-strength testing cannot predict clinical effectiveness of adhesives. Major argument to sustain this claim is the wide variation in bond-strength values recorded for one specific adhesive among different research institutes worldwide. The main reason for these inconsistent bond-strength measurements is supposedly the current lack of a standard bond-strength testing protocol. This paper (and presentation) aimed to report on an extensive literature review with regard to the different laboratory bond-strength test methods and their data provided, along with a second extensive literature review on clinical effectiveness data of adhesives in terms of retention rates of adhesive Class-V restorations. Combining both systematic reviews, we have subsequently searched for a potential relationship between bond-strength data and clinical outcomes.

経時により生じるホスト由来の酵素によるコラーゲン分解

　酸エッチングされた象牙質の中に、（接着材が）不完全に浸潤したコラーゲン線維は劣化の影響を受けやすい。著者らは細菌がいない環境で劣化が生じるとの仮説をもっている。ヒト象牙質から生成した部分的に脱灰したコラーゲンマトリックス（DCMs）を人工唾液の中に保存した（実験群）。コントロール群はタンパク質分解酵素阻害剤または純ミネラルオイルを含む人工唾液中に保管した。DCM の分解の程度を調べるため、それらを24時間、90日および250日後に回収した。24時間実験群と90日および250日コントロール群において、帯状コラーゲン線維を含む 5〜6 μm の厚さの DCM 層が確認された。250日の実験群では DCM はほぼ完全に破壊されたが、酵素阻害剤またはミネラルオイルと保温保存した場合は破壊されなかった。象牙質粉末の機能的酵素分析では低レベルのコラーゲン分解活性を示し、それはタンパク質分解酵素阻害剤または0.2%クロルヘキシジンによって阻害された。これらの結果より、著者らはコラーゲンの分解が経時的に徐放される宿主由来のマトリックスメタロプロテイナーゼにより、経時的に起こるとの仮説を立案している。

（Pashley DH, et al. J Dent Res 2004;83(3):216-221.）

オートアドヒーシブセメントのエナメル質と象牙質への接着

目的：本研究の目的は、（1）標準的な微小引張接着強さ（microTBS）試験により、新規セルフアドヒーシブセメント（RelyX Unicem、3 M ESPE）のエナメル質および象牙質の接着能を評価すること、および（2）この材料と象牙質との接合を高分解能電子顕微鏡で評価すること、である。
方法：事前にエナメル質および象牙質酸のエッチング行った場合と行わなかった場合の RelyX Unicem の microTBS を24時間水中保存後に測定し、対照セメント（Panavia-F、Kuraray）の接着能と比較した。さらに、電界放出走査電子顕微鏡（Fe-SEM）および透過電子顕微鏡（TEM）を用いて、象牙質に接着した RelyX Unicem および Panavia-F のダイヤモンドナイフ切断界面を観察した。
結果：RelyX Unicem のエナメル質 microTBS は対照セメントよりも有意に低かったが、象牙質においては有意差が認められなかった。RelyX Unicem を使用する前の酸エッチングは、エナメル質 microTBS を対照と同じレベルまで上昇させたが、象牙質接着能に有害であった。後者は Fe-SEM および TEM によって明らかにされたように、コラーゲン網への不十分な浸潤に起因しているものと思われる。形態学的評価により、RelyX Unicem はエナメル質および象牙質と表面的にのみ接合していること、セメントが窩壁に密接して適合するようにするためには圧力が必要であることが明らかになった。
結論：（1）RelyX Unicem は、比較的粘性の高いセメントが窩壁に緊密に適合することを確実にするため、常に圧力をかける必要がある。（2）セメントは象牙質およびエナメル質と表面的にのみ接合する。（3）新規セルフアドヒーシブセメントのもっとも良い接着能は、接着前にエナメルを選択的に酸エッチングすることによって得られた。

（De Munck J, et al. Dent Mater 2004;20(10):963-971.）

ファイバーポストと根管壁との接着：微小引張試験とプッシュアウト試験の比較

　本研究の目的は、根管内に接着されたファイバーポストの接着強さを正確に測定するため、トリミングありとトリミングなしの場合の微小引張試験を「マイクロ」押出試験と比較することである。根管治療後の15歯にファイバーポストをVariolink II（Ivoclar-Vivadent）と組み合わせてExciTE DSC（Ivoclar Vivadent）で接着した（グループA）。さらに15歯は、ファイバーポスト接着にRelyX Unicem（3 M-ESPE）を用いた（グループB）。各群内で、ファイバーポストの接着強さをトリミングありとトリミングなしの場合の微小引張試験ならびに押出試験で評価した。トリミングありの微小引張試験は測定前の失敗が多く（グループA 16.9％、グループB 27.5％）、標準偏差の値が大きいことから信頼性に疑問があった。トリミングなしの微小引張試験法では、合計6つの歯根から5つのスティックのみが得られた。残りの試験片は切断段階で破損した。プッシュアウト試験では試験前の破損は発生せず、データ分布のばらつきは許容範囲であり、歯根の部位の違いによる接着強さの差を評価することができた。一般的に、比較的低い接着強さがファイバーポスト接着において記録された。結論として、ファイバーポストの接着強さを測定する場合、押し出し試験は微小引張り技術よりも信頼できる。

（Goracci C, et al. Eur J Oral Sci 2004;112(4):353-361.）

象牙質接着の限界と接着劣化を防ぐための研究方略

　レジン─象牙質接着の耐久性に限りがあるため、歯質の修復物の寿命が著しく低下する。接着の劣化は、重合不足の親水性レジン成分に加水分解が生じることおよび、水分に富み、レジンが疎なコラーゲンマトリックスがマトリックスメタロプロテイナーゼ（MMP）とシステインカテプシンにより分解されることにより起こる。本レビューでは、レジン─象牙質接着の耐久性を延ばすために異なる研究グループによって開発された5つの実験方略について、過去3年間に得られたデータを検討した。
（1）親水性接着材の重合度および加水分解酵素耐性を高める
（2）抗MMP接着材を製造するための、メタクリレートレジンモノマーに付加された新規阻害剤官能基を含む広域作用型コラーゲン分解酵素阻害剤の使用
（3）触媒／アロステリック領域の3D構造を不可逆的に変化させ、MMPおよびカテプシンの活性を不活化するための架橋剤の使用
（4）コラーゲン線維内外の水分を完全に置換し、コラーゲン分解性の酵素を固定するための、疎水性レジンを用いたエタノールウエットボンディング
（5）外在性コラーゲン溶解酵素を除き、内在性コラーゲン溶解酵素を固定化するために、マトリックスタンパク質の類似体を用いて徐々に水分を原線維内外のアパタイトに置換する、水分含有コラーゲンマトリックスの生体模倣再石灰化
これらの戦略のいくつかを組み合わせることで、現在象牙質接着において直面している重大な困難を解決するべきである。

（Liu Y, et al. J Dent Res 2011;90(8):953-968.）

接着歯学のための重要キーワード13

③ Bonding to Metal
金属に対する接着

金属との接着には、機械的結合と化学的結合の2種類がある。機械的結合は、金属表面の微細な凹凸にモノマーが流れて硬化する嵌合力といわれており、これを向上させるにはサンドブラスト処理が有効とされている。化学的結合は、金属表面の原子と接着性レジンやメタル用のプライマーに配合される機能性モノマーとの間に形成されることで達成される。貴金属と非貴金属で作用させるモノマーの種類が異なり、金属の種類に応じて使い分ける必要がある。

(平曜輔, 松村英雄, 熱田充, 歯科接着システムの分類. 接着歯学 2002;20(2):68-77.)

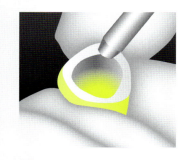

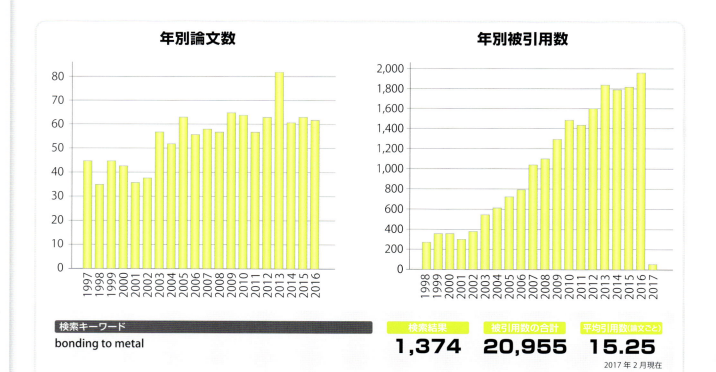

検索キーワード: bonding to metal

検索結果 **1,374** 　被引用数の合計 **20,955** 　平均引用数(論文ごと) **15.25**

2017年2月現在

Bonding to Metal

トムソン・ロイターが選んだベスト20論文

引用数	タイトル・和訳	2013年	2014年	2015年	2016年	2013年～2016年引用数	合計引用数
1位	Piwowarczyk A, Lauer HC, Sorensen JA. *In vitro* shear bond strength of cementing agents to fixed prosthodontic restorative materials. J Prosthet Dent 2004;92(3):265-273. *In vitro* における固定性の補綴修復材料に対するセメント材のせん断接着強さ	8	10	9	2	29	103
2位	Ozcan M, Pfeiffer P, Nergiz I. A brief history and current status of metal-and ceramic surface-conditioning concepts for resin bonding in dentistry. Quintessence Int 1998;29(11):713-724. 歯科におけるレジン接着のための金属およびセラミック表面コンディショニングの概念の簡潔な歴史と現状	8	3	3	2	16	93
3位	Sun R, Suansuwan N, Kilpatrick N, Swain M. Characterisation of tribochemically assisted bonding of composite resin to porcelain and metal. J Dent 2000;28(6):441-445. コンポジットレジンに対する陶材と金属への接着を補助するトライボケミカルの特性	4	5	4	2	15	57
4位	Matinlinna JP, Lassila LV, Vallittu PK. The effect of five silane coupling agents on the bond strength of a luting cement to a silica-coated titanium. Dent Mater 2007;23(9):1173-1180. 5つのシランカップリング材を用いたシリカ被覆チタンに対する接着性セメントの接着強度の影響	14	3	3	5	25	54
5位	Matinlinna JP, Ozcan M, Lassila LV, Vallittu PK. The effect of a 3-methacryloxypropyltrimethoxysilane and vinyltriisopropoxysilane blend and tris(3-trimethoxysilylpropyl)isocyanurate on the shear bond strength of composite resin to titanium metal. Dent Mater 2004;20(9):804-813. 3-メタクリロキシプロピルトリメトキシシランおよびビニルトリイソプロポキシシラン混合物およびトリス(3-トリメチルオキシシリルプロピル)イソシアヌレートのコンポジットレジンとチタン金属とのせん断接着強さに及ぼす影響	9	2	4	5	20	54
6位	Squier RS, Agar JR, Duncan JP, Taylor TD. Retentiveness of dental cements used with metallic implant components. Int J Oral Maxillofac Implants 2001;16(6):793-798. 金属のインプラント部品に使用される歯科用セメントの保持力	9	6	3	6	24	54
7位	Frankenberger R, Krämer N, Sindel J. Repair strength of etched vs silica-coated metal-ceramic and all-ceramic restorations. Oper Dent 2000;25(3):209-215. エッチングおよびシリカにてそれぞれコーティングされたメタルセラミック修復とオールセラミック修復のリペア時の強さ	5	3	1	4	13	54

トムソン・ロイターが選んだベスト20論文

引用数	タイトル・和訳	2013年	2014年	2015年	2016年	2013年〜2016年引用数	合計引用数
8位	Hammad IA, Talic YF. Designs of bond strength tests for metal-ceramic complexes: review of the literature. J Prosthet Dent 1996;75(6):602-608. 金属—セラミック複合材料の結合強度試験の設計：文献レビュー	3	6	4	5	18	52
9位	Mansour A, Ercoli C, Graser G, Tallents R, Moss M. Comparative evaluation of casting retention using the ITI solid abutment with six cements. Clin Oral Implants Res 2002;13(4):343-348. 6つのセメントとITIソリッドアバットメントを用いたキャスティングリテンションの比較評価	9	3	6	5	23	47
10位	Matinlinna JP, Lassila LV, Vallittu PK. The effect of three silane coupling agents and their blends with a cross-linker silane on bonding a bis-GMA resin to silicatized titanium (a novel silane system). J Dent 2006;34(10):740-746. bis-GMAレジンのシラン化チタン（新規シラン系）への結合に及ぼす、3種のシランカップリング材とそれらの架橋材シランとのブレンドの効果	5	3	7	7	22	45
11位	Matinlinna JP, Lassila LV, Kangasniemi I, Vallittu PK. Isocyanato- and methacryloxysilanes promote Bis-GMA adhesion to titanium. J Dent Res 2005;84(4):360-364. イソシアン酸およびメタクリロキシシランはチタンに対するBis-GMA接着を促進する	6	1	3	4	14	45
12位	Matsumura H, Yanagida H, Tanoue N, Atsuta M, Shimoe S. Shear bond strength of resin composite veneering material to gold alloy with varying metal surface preparations. J Prosthet Dent 2001;86(3):315-319. さまざまな金属表面処理を行った金合金に対するコンポジットレジンベニア材料のせん断接着強度	4	2	8	4	18	44
13位	Cobb DS, Vargas MA, Fridrich TA, Bouschlicher MR. Metal surface treatment: characterization and effect on composite-to-metal bond strength. Oper Dent 2000;25(5):427-433. 金属表面処理：コンポジットとメタルの接着強度の特性と効果	5	1	4	1	11	40
14位	Matinlinna JP, Lassila LV, Vallittu PK. The effect of a novel silane blend system on resin bond strength to silica-coated Ti substrate. J Dent 2006;34(7):436-443. シリカ被覆Ti基板に対するレジン接着強度に及ぼす新規シラン混合システムの影響	6	2	4	6	18	39

③ Bonding to Metal

トムソン・ロイターが選んだベスト20論文

順位	タイトル・和訳	2013年	2014年	2015年	2016年	2013年〜2016年引用数	合計引用数
引用数 15位	Antoniadou M, Kern M, Strub JR. Effect of a new metal primer on the bond strength between a resin cement and two high-noble alloys. J Prosthet Dent 2000;84(5):554-560. レジンセメントと2つの貴金属の接着強度に及ぼす新しい金属プライマーの影響	3	3	3	1	10	33
引用数 16位	Tsuchimoto Y, Yoshida Y, Takeuchi M, Mine A, Yatani H, Tagawa Y, Van Meerbeek B, Suzuki K, Kuboki T. Effect of surface pre-treatment on durability of resin-based cements bonded to titanium. Dent Mater 2006;22(6):545-552. チタンに結合したレジンセメントの耐久性に及ぼす表面前処理の影響	6	2	3	1	12	25
引用数 17位	Silikas N, Wincott PL, Vaughan D, Watts DC, Eliades G. Surface characterization of precious alloys treated with thione metal primers. Dent Mater 2007;23(6):665-673. チオン金属プライマーで処理した貴金属の表面特性	4	1	1	5	11	24
引用数 18位	Fonseca RG, de Almeida JG, Haneda IG, Adabo GL. Effect of metal primers on bond strength of resin cements to base metals. J Prosthet Dent 2009;101(4):262-268. レジンセメントの非貴金属への接着強度に及ぼす金属プライマーの影響	6	1	6	1	14	23
引用数 19位	Schneider R, de Goes MF, Henriques GE, Chan DC. Tensile bond strength of dual curing resin-based cements to commercially pure titanium. Dent Mater 2007;23(1):81-87. デュアルキュアレジン系セメントの市販純チタンへの引張接着強度	5	1	4	0	10	23
引用数 20位	Homann F, Waddell JN, Swain MV. Influence of water, loading rate and bonder on the adhesion of porcelain to titanium. J Dent 2006;34(7):485-490. 陶材とチタンとの接着性に及ぼす水・負荷速度・ボンダーの影響	4	2	2	5	13	21

In vitro shear bond strength of cementing agents to fixed prosthodontic restorative materials

In vitro における固定性の補綴修復材料に対するセメント材のせん断接着強さ

Piwowarczyk A, Lauer HC, Sorensen JA.

問題提起：固定性の補綴修復材料に対する接着力には耐久性があることが望ましい。しかしながら、異なるセメントで接着された固定性の補綴修復材料間の接着強さに関して得られる情報は少ない。

目的：この研究の目的は、金含有率の高い鋳造金属およびそれとは異なる歯科用セラミックス：高強度酸化アルミニウム（Procera AllCeram）、リューサイト強化型（IPS Empress）、二ケイ酸リチウム型ガラスセラミックス（IPS Empress 2）に対するセメントのせん断接着強さを測定することである。

材料と方法：予備重合されたコンポジットレジンの円柱（内径5.5mm、n＝20）を、前処理された補綴材料の表面に接着した。高カラット金合金および高強度のアルミナの表面はサンドブラストされ、プレスセラミックスはフッ酸エッチングされ、セメントで接着する前にシラン処理された。テストされたセメント材はリン酸亜鉛セメント（Fleck's zinc cement）、グラスアイオノマーセメント（Fuji I、Ketac-Cem）、レジン改良型グラスアイオノマーセメント（Fuji Plus、Fuji Cem、RelyX Luting）、レジンセメント（RelyX ARC、Panavia F、Variolink II、Compolute）、セルフアドヒーシブユニバーサルレジンセメント（RelyX Unicem）であった。試験片の半分（n=10）は30分後に試験を行った。他の半分（n=10）は、37℃の蒸留水中に14日間保存後、5℃と55℃の間を1,000回サーマルサイクルさせた。せん断接着強さ試験は万能試験機を用いて一定のクロスヘッドスピード（0.5 mm/min）により行われた。統計解析は効果の相互作用を考慮した多因子分析による分散分析によって行われた。複数の対比較ではTukey法を用いた（$\alpha = .05$）。

結果：三元配置の分散分析において、基材・セメント・時間、そしてすべての対応する相互作用の要因において有意差を認めた（all $p < .0001$）。その後の各材料別の一元配置または二元配置の分散分析において、セメントタイプと重合モードの間に有意な差を認めた（all $p < .001$）。すべてのセメントタイプも、すべての基材タイプで最大の接着力は出なかった。

結論：14日間の水中保存およびサーマルサイクルの後、セルフアドヒーシブユニバーサルレジンセメント（RelyX Unicem）と2つのレジンセメント（Panavia F and Compolute）だけが、特定の補綴材料に対して強い結合を示した。対照的にリン酸亜鉛、グラスアイオノマー及びレジン改良型グラスアイオノマーセメントは、14日間の水中保存およびサーマルサイクルの後にテストしたすべてのセメント材料の中でもっとも低い値を示した。

（J Prosthet Dent 2004;92(3):265-273.）

Durable bonding to fixed prosthodontic restorations is desirable; however, little information is available on the strength of the bond between different cements and fixed prosthodontic restorative materials.
PURPOSE: This study determined the shear-bond strength of cementing agents to high-gold-content alloy castings and different dental ceramics: high-strength aluminium oxide (Procera AllCeram), leucite-reinforced (IPS Empress), and lithium disilicate glass-ceramic (IPS Empress 2).
MATERIAL AND METHODS: Prepolymerized resin composite cylinders (5.5 mm internal diameter, n=20) were bonded to the pretreated surfaces of prosthodontic materials. High-gold-content alloy and high-strength aluminum oxide surfaces were airborne-particle-abraded, and pressable ceramics were hydrofluoric acid-etched and silanized prior to cementing. The cementing agents tested were a zinc-phosphate cement (Fleck's zinc cement), glass ionomer cements (Fuji I, Ketac-Cem), resin-modified glass ionomer cements (Fuji Plus, Fuji Cem, RelyX Luting), resin cements (RelyX ARC, Panavia F, Variolink II, Compolute), and a self-adhesive universal resin cement (RelyX Unicem). Half the specimens (n=10) were tested after 30 minutes; the other half (n=10) were stored in distilled water at 37 degrees C for 14 days and then thermal cycled 1000 times between 5 degrees C and 55 degrees C prior to testing. Shear-bond strength tests were performed using a universal testing machine at a constant crosshead speed of 0.5 mm/min. Statistical analysis was performed by multifactorial analysis of variance taking interactions between effects into account. For multiple paired comparisons, the Tukey method was used (alpha=.05).
RESULTS: In a 3-way ANOVA model, the main factors substrate, cement, time, and all corresponding interactions were statistically significant (all *p* <.0001). In subsequent separate 1-way or 2-way ANOVA models for each substrate type, significant differences between cement types and polymerizing modes were found (all *p* <.001). None of the cement types provided the highest bonding values with all substrate types.
CONCLUSION: After 14 days of water storage followed by thermal cycling, only the self-adhesive universal resin cement (RelyX Unicem) and 2 of the resin cements (Panavia F and Compolute) exhibited strong bond strengths to specific prosthodontic materials. In contrast, zinc-phosphate, glass ionomer, and resin-modified glass ionomer cements showed the lowest values of all tested cementing agents after 14 days of water storage followed by thermal cycling.

Repair strength of etched vs silica-coated metal-ceramic and all-ceramic restorations

エッチングおよびシリカにてそれぞれコーティングされたメタルセラミック修復とオールセラミック修復のリペア時の強さ

Frankenberger R, Krämer N, Sindel J.

　この in vitro 研究の目的は、メタルセラミックスの露出した金属部に対してコンポジットレジンを接着する際、5％フッ化水素酸（HF）でエッチング処理したものとシリカコーティング処理したものをせん断接着強さにて調査することである。

　試験片は以下のグループ：2つのオールセラミックス材料（長石系陶材〔Vita Mark II〕とリューサイトガラスセラミックス〔IPS Empress〕）のグループ、およびメタルセラミックス（金属：Orplid Keramik I alloy、前装陶材：Vita VMK 68）のグループ。これらのグループは、異なる前処理方法の後にコンポジットレジンで修復された。1つのメタルセラミックスのサブグループは、金属50％、セラミックス50％の割合で露出させた。シリカコーティンググループは、シリカで覆われたアルミナ粒子を用いたサンドブラストを行い（CoJet Sand）、コンポジットレジンによって陶材を修復処理した。

　コントロールグループでは、表面は5％HFで60秒間エッチングし、シリカコーティンググループと同様に処理した。24時間の保存後（蒸留水37℃）の試料、そしてさらに24時間サーマルサイクル（1150 x 5℃／55℃）させた試料を、せん断接着強さ試験にて剥離させた（n = 15）。

　すべての群において、シリカコーティング処理を行ったものがエッチング処理を行ったものよりも同等または有意に高い接着強さとなった（$p < 0.05$、Mann-Whitney U 検定）。金属を露出させた群では、平均接着強さはシリカコーティング処理後、7.3MPaから16.3 MPaに増加した。本研究で使用した材料においては、シリカコーティングによる処理が口腔内における適切な修復処置であることを示した。

（Oper Dent 2000;25(3):209-215.）

The purpose of this *in vitro* study was to examine shear bond strengths of composite resin to metal-exposed porcelain-fused-to-metal (PFM) and all-ceramic restorations after silica coating or etching with 5% hydrofluoric acid (HF). Specimens were fabricated for each of the following groups: two all-ceramic materials [a feldspathic porcelain (Vita Mark II) and a leucite-reinforced glass-ceramic (IPS Empress)], and one noble metal-ceramic (Orplid Keramik I alloy; Vita VMK 68 N felspathic veneer ceramic). These groups were repaired with resin composites after different pretreatment methods. In one metal-ceramic subgroup the surface exhibited a 50% metal and 50% ceramic exposure. In the silica-coating groups, the specimen surfaces were air abraded with silica acid-modified Al2O3 (CoJet Sand) and treated corresponding to the porcelain repair with resin composite. For control groups, the surfaces were etched with 5% HF for 60 seconds and treated in the same way as the silica-coated groups. After 24 hours of storage (distilled water, 37 degrees C) and an additional 24 hours of thermocycling (1150 x 5 degrees C/55 degrees C) the specimens were debonded using a shear bond strength test (n = 15). In all groups the silica coat repair achieved equal or significantly higher bond strengths than did the etching technique ($p < 0.05$, Mann-Whitney U test). In the metal-exposed group, the mean bond strength increased from 7.3 MPa to 16.3 MPa following the silica-coat repair. Results indicated that silica coating represents a suitable treatment for the intraoral repair of the materials tested in the present study.

Effect of a new metal primer on the bond strength between a resin cement and two high-noble alloys

レジンセメントと2つの貴金属の接着強度に及ぼす新しい金属プライマーの影響

Antoniadou M, Kern M, Strub JR.

問題の提起：新しい接着性レジンセメントの開発により、貴金属鋳造物のプライマーによる表面処理は重要な問題となっている。
目的：この研究では、2つの貴金属合金（Au-Ag-Cu-Pt および Au-Pt-Pd-Ag-In）に新しい金属用プライマー（Alloy Primer、Kuraray）を用い、その引張接着強さと耐久性を比較した。
材料と方法：各合金60個の鋳造ディスク試験片を研磨し、50 μm の Al_2O_3 を用いてサンドブラストし、96%イソプロパノール中で超音波洗浄した。次に、プライミングされていないもの、ED Primer（Kuraray）と組み合わされた Alloy Primer でプライミングされたもの、Alloy Primer のみでプライミングされたものに分けた。自己硬化型コンポジットレジン（Clearfil FII、Kuraray）を充填したプレキシガラスチューブを、アラインメント装置および自己硬化型の接着性レジンセメント（Panavia 21 Ex）を用いて金属サンプルに接着させた。試料は、サーマルサイクルなしで3日間、または37,500回のサーマルサイクルで150日間水中に保存した。それぞれ保存条件の後、試験片の引張接着強度を測定した。
結果：平均接着強さは、サンドブラストされた Au-Pt-Pd-Ag-In 群を除いて、すべての群が保存時間にともなって増加した。しかし、この増加は Au-Ag-Cu-Pt 合金のサンドブラストのみを行った群とプライミングを行った群との間のみで有意に異なっていた（$p<.01$）。150日間の保存後、Au-Ag-Cu-Pt 合金に対する平均接着強度はプライミングなしで38.8MPa であったが、プライマーを使用した場合には40.6～40.8MPa であった。同期間後の Au-Pt-Pd-Ag-In 合金に対する平均接着強度はプライミングなしで20.6MPa であったが、プライマーを用いた場合には31.9～37.8MPa であった。異なる接着方法と異なる保存時間を比較すると、両方の合金でプライマーを併用する有意性が示された。
結論：試験した金属プライマーは、歯科用接着性レジンセメント（Panavia 21 Ex）の貴金属への接着強さを有意に改善した。しかし、この効果は合金組成に依存し、Au-Ag-Cu-Pt 合金よりも Au-Pt-Pd-Ag-In 合金の方がはるかに大きかった。

（J Prosthet Dent 2000;84(5):554-560.）

STATEMENT OF PROBLEM: With the development of new adhesive resin cements, the question of surface treatment of noble metal castings with primers has become an important issue.
PURPOSE: This study compared the tensile bond strength and its durability of a new metal primer (Alloy Primer, Kuraray) to 2 noble metal alloys (Au-Ag-Cu-Pt and Au-Pt-Pd-Ag-In).
MATERIAL AND METHODS: Sixty cast disk specimens of each alloy were polished, grit blasted with 50 microm Al(2)O(3), and ultrasonically cleaned in 96% isopropanol. Then, they were either nonprimed or primed only with the Alloy Primer or Alloy Primer combined with ED Primer (Kuraray). Plexiglas tubes filled with self-curing composite resin (Clearfil FII, Kuraray) were bonded to the metal samples with the use of an alignment apparatus and a self-curing luting cement (Panavia 21 Ex). The samples were stored in water, either for 3 days with no thermal cycling or for 150 days with 37,500 thermal cycles. After the different storage conditions, the tensile bond strengths of the specimens were determined.
RESULTS: The mean bond strengths increased over storage time for all groups, except for the grit-blasted Au-Pt-Pd-Ag-In group. However, only in the grit-blasted and the primed groups for the Au-Ag-Cu-Pt alloy was this increase significantly different ($p<.01$). After 150 days of storage, the mean bond strength to Au-Ag-Cu-Pt alloy was 38.8 MPa without priming, whereas it was 40.6 to 40.8 MPa with the use of the primers. After the same time, the mean bond strength to the Au-Pt-Pd-Ag-In alloy was 20.6 MPa without priming, whereas it was 31.9 to 37.8 MPa with the use of the primers. When comparing the different bonding methods and different storage times for the alloys, the superiority of the usage of both primers in combination was determined. Conclusion. The tested Alloy Primer significantly improved the bond strength of the dental adhesive resin cement (Panavia 21 Ex) to noble alloys. However, this effect depended on the alloy composition and was much greater for the Au-Pt-Pd-Ag-In alloy than for the Au-Ag-Cu-Pt alloy.

Bonding to Metal

Effect of metal primers on bond strength of resin cements to base metals

レジンセメントの非貴金属への接着強度に及ぼす
金属プライマーの影響

Fonseca RG, de Almeida JG, Haneda IG, Adabo GL.

問題の提起：メタルフレームとレジン系接着材間には、接着強さと耐久性が要求される。メタルプライマーは、貴金属合金に対して非常に有効であることが示されている。しかしながら、非貴金属に対しての影響については情報が不十分である。

目的：本研究の目的は、レジンセメントの非貴金属へのせん断接着強度に及ぼす金属プライマーの影響を評価することである。

材料と方法：鋳造された市販の純チタン（CP Ti）と Ni-Cr 合金（VeraBond II）ディスクを合計160枚、ポリ塩化ビニルリングで包埋し、その表面をサンドペーパー（320、400、600番）で滑らかにし、50 μm の酸化アルミニウムで研磨した。各金属の試料を 4 つのグループ（n = 20）、（1）Panavia F、（2）Alloy Primer + Panavia F、（3）Bistite II DC、（4）Metaltite + Bistite II DC に分けた。調整してから40分後、すべての試験片を37℃の蒸留水中に24時間保存した後、サーマルサイクル（1,000回、5 –55℃）を行った。サーマルサイクル後、試験片を37℃の蒸留水にさらに24時間または 6ヵ月間保存してから、せん断モードで試験した。データ（MPa）を、三元配置分散分析および post hoc Tukey 検定（α = .05）を用いて分析した。各試料を光学顕微鏡（x30）で観察し、破断面を界面破壊、凝集破壊、混合破壊に分類した。

結果：Panavia F 群と Alloy Primer + Panavia F 群との間の唯一の有意差は、24時間後の Ni-Cr 合金であり、ここで Panavia F は Alloy Primer + Panavia F（$p<.001$）と比較して優れた接着強度を示した。Bistite II DC および Metaltite + Bistite II DC 群は、有意差がなかった。Bistite II DC および Metaltite + Bistite II DC グループは、Panavia F および Alloy Primer+Panavia F グループよりも CP Ti（$p<.001$）に対する接着強度が有意に低く、Panavia F より Ni-Cr 合金との接着強度が有意に低かった（$p<.001$）。

Panavia F（$p<.01$）および Alloy Primer + Panavia F 群のチタンへの結合強度は、6ヵ月間保存でのせん断接着強さの有意な増加（$p<.001$）を示した。一般にこれらのグループは、Ni-Cr 合金よりも CP Ti に対してより高いせん断接着強さを示した（$p<.01$）。破断面分類は、すべてのグループにおいて100%界面破壊であった。

結論：金属プライマーは、Ni-Cr 合金および CP Ti に対するレジンセメントの接着結合の増加を促進しなかった。水中保存はそれぞれの群のせん断接着強度に悪影響を及ぼさなかった。チタンに対するせん断接着強さは、Ni-Cr 合金に対するせん断強さの強度よりも有意に高かった。

（J Prosthet Dent 2009;101(4):262-268.）

STATEMENT OF PROBLEM: A strong and durable bond between a metal framework and a resin-based luting agent is desired. Metal primers have been shown to be very effective on noble alloys. However, there is insufficient information about their effect on base metals.
PURPOSE: The purpose of this study was to evaluate the effect of metal primers on the shear bond strength of resin cements to base metals.
MATERIAL AND METHODS: A total of 160 cast commercially pure titanium (CP Ti) and NiCr alloy (VeraBond II) disks were embedded in a polyvinyl chloride ring, and their surfaces were smoothed with silicon carbide papers (320, 400, and 600 grit) and airborne-particle abraded with 50-mum aluminum oxide. Specimens of each metal were divided into 4 groups (n=20), which received one of the following luting techniques: (1) Panavia F, (2) Alloy Primer plus Panavia F, (3) Bistite II DC, or (4) Metaltite plus Bistite II DC. Forty minutes after preparation, all specimens were stored in distilled water at 37 degrees C for 24 hours and then thermal cycled (1000 cycles, 5-55 degrees C). After thermal cycling, the specimens were stored in 37 degrees C distilled water for an additional 24 hours or 6 months before being tested in shear mode. Data (MPa) were analyzed using 3-way ANOVA and the post hoc Tukey test (alpha=.05). Each specimen was examined under an optical microscope (x30), and the failure mode was classified as adhesive, cohesive, or a combination of these.
RESULTS: The only significant difference between the Panavia F and Alloy Primer plus Panavia F groups occurred in the NiCr alloy at 24 hours, at which point Panavia F demonstrated superior bond strength compared to Alloy Primer plus Panavia F ($p<.001$). The Bistite II DC and Metaltite plus Bistite II DC groups were not significantly different. The Bistite II DC and Metaltite plus Bistite II DC groups demonstrated significantly lower bond strength to CP Ti ($p<.001$) than the Panavia F and Alloy Primer plus Panavia F groups, and significantly lower bond strength to NiCr alloy ($p<.001$) than Panavia F. The Panavia F ($p<.01$) and Alloy Primer plus Panavia F groups' bond strength to titanium presented a significant increase ($p<.001$) in shear bond strength at 6 months. In general, the groups exhibited higher shear bond strength to CP Ti than to NiCr alloy ($p<.01$). The failure mode was 100% adhesive for all groups.
CONCLUSIONS: The metal primers did not promote an increase in adhesive bonding of resin cements to NiCr alloy and to CP Ti. Water storage had no adverse effect on the shear bond strength of the groups. The shear bond strengths to titanium were significantly higher than those to the NiCr alloy.

コンポジットレジンに対する陶材と金属への接着を補助するトライボケミカルの特性

目的：金属修復物における陶材との接着部の破折は、歯科診療においては依然として問題である。このような破折を修復する際、レジンベースのコンポジットでは一般に不十分である。トライボケミカル技術は、表面基材に結合した小さなシリカ粒子が表層を形成する。このような層は、合金と陶材の両方に対するレジンの接着力を潜在的に改善する。2つの基材間の接着は、これまでにせん断または引張接着強さ試験を用いて研究されている。しかしこの試験における剥離時の最大応力は、実際の接着特性を正しく示すものではない可能性がある。接着強さを測定する別の方法としては、界面のひずみエネルギーの放出率を測定する方法が挙げられる。この研究は後者の方法を用い、金／陶材の界面にトライボケミカルコーティング法を用いたものと、単純なアルミナによるサンドブラストを行ったコントロール群とで、レジンの接着特性を比較するものである。

方法：あらかじめ割れ目を入れた試料は、単純な4点曲げ試験を用いた荷重一無荷重のサイクルに掛けられ、そこから得られたひずみエネルギーの放出率を計算した。

結果：陶材をトライボケミカルにて前処理した試験片から得られたひずみエネルギーの放出率は 61.35 ± 6.26 J/m^2 となり、アルミナによるサンドブラストを行ったコントロール群の 42.72 ± 3.65 J/m^2 よりも有意に増加していた。同様に、金／レジンの界面で得られたひずみエネルギーの放出率は、アルミナによるサンドブラストを行ったコントロール 27.31 ± 3.00 J/m^2 に対して、トライボケミカルは 42.13 ± 4.83 J/m^2 で有意に改善していた。

結論：トライボケミカル技術は、臨床歯科診療にとって有意な潜在的利点を提供することが分かった。

(Sun R, et al. J Dent 2000;28(6):441-445.)

さまざまな金属表面処理を行った金合金に対するコンポジットレジンベニア材料のせん断接着強さ

問題提示：コンポジットレジンによるベニア修復物と金属構造体間の接着において、一貫性のある耐久力を求めるためには、十分な表面処理が不可欠である。しかし、現在の金属接着システムの接着性能に関する情報は限られている。

目的：この研究の目的は、4つの金属表面処理用プライマーの効果と、コンポジットレジンベニアと鋳造合金間の接着に関する1つの接着システムを評価することである。

材料と方法：硫黄誘導体モノマーを含有し、貴金属合金コンディショニングのために設計された4つのプライマー（Alloy Primer、Infis Opaque Primer、Metal Primer II、Metaltite）および表面改質法（Siloc）を評価した。金合金の鋳造ディスク試験片（Pontor LFC）に4つのプライマーのうちの1つを用いてプライミング、またはSilocシステムで処理し、光活性化したコンポジットレジンベニア（New Metacolor Infis）を接着した。コントロール試料はボンディング材を使用せずに接着した。せん断接着強さは、サーマルサイクル（20,000サイクル）の前後で測定し、接着耐久性の評価を行った。

結果：すべてのプライミングしたグループとSilocで処理したグループの24時間後のせん断接着強さは、コントロール群と比較して改善された。サーマルサイクル後、Metaltiteコンディショナーによりプライミングされたグループ、またはSilocシステムで処理されたグループは、もっとも高い平均せん断接着強さを示した。

結論：MetaltiteコンディショナーおよびSilocシステムは、それぞれ金合金とコンポジットレジン間の接着を改善する結果を示した。

(Matsumura H, et al. J Prosthet Dent 2001;86(3):315-319.)

Bonding to Metal

金属表面処理：コンポジットとメタルの接着強度の特性と効果

本研究では、4つの方法による金属表面の処理、およびシランを使用した場合のレジンと貴金属合金の接着強さを評価した。その評価として、それぞれ金属表面処理のSEM検査とエックス線エネルギー分散分光法（EDS）が行われた。

100枚の金属ディスクは貴金属合金（Porcelain #76）により鋳造された。90枚のディスクは平らに研磨され、表面処理は以下の4つのうち1つの研磨処置を受けた（n=20）。1）ダイヤモンドバーを使用し高速回転で粗面化、2）口腔内でのサンドブラストを用いたアルミナ粒子によるエアーアブレーション、3）KCP-2000によるエアーアブレーション、4）口腔内用のサンドブラスターを使用し、シリカで覆われたアルミナ粒子用いたシラン処理によるエアーアブレーション（CoJet-Sand）。

それぞれの試料の処置群の半分（n=10）は、接着（All-Bond 2接着シスム、Pertac-Hybridコンポジット）の前にシラン化処理を行った。試料は37℃蒸留水中で保存し、せん断接着試験の前までサーマルサイクルを行った。残りの10個の金属ディスクには、走査型電子顕微鏡およびエックス線エネルギー分散分光法（EDS）を使用した。走査型電子顕微鏡は4つの研磨処理によって製作された金属表面の微細形態を調べ、エックス線エネルギー分散分光法（EDS）にて表面組成の変化を評価した。2つの未処理ディスクはコントロールとして用いた。One-way ANOVAとTukeyのHSD post-hocテストを用いて実証された。

CoJet-Sand（エアーアブレーション）およびシランによる処理は、他のすべての表面よりもレジン―金属間の接着強さが著しく高く、ダイヤモンドバーにより表面を粗くしたものがもっとも低い接着強さを示した。レジン―金属間の接着強さは他のシランを含む、または含まないアブレーションによる処置と同様であった。シランを使用することにより著しく接着強さが改善されたのはCoJet-Sandを使用した金属表面のみであった。アルミナによってサンドブラストされた金属表面ではAl濃度の増加が観察され、CoJet-Sandでエアーアブレーションされた表面にはAlとSiの両方の濃度増加が観察された。

(Cobb DS, et al. Oper Dent 2000;25(5):427-433.)

チタンに結合したレジンセメントの耐久性に及ぼす表面前処理の影響

目的： チタンは近年歯科および整形外科の分野において優れた材料となっている。本研究では、レジンと接着する際にチタンを効果的に前処理する方法を調べた。

方法： Tiプレートを塩酸（0.1、1N）および37wt%のリン酸の2つの異なる溶液で処理したもの、または未処理（control）のものに分けた。未処理のTiプレートと前処理されたTiプレートのコンポジットレジンセメント（Panavia Fluoro Cement、Kuraray）の引張接着強さを、即時および20,000回のサーマルサイクルの後に測定した。また、XPSを用いて、3つのTi前処理の効果と同様に、1N HClと10-メタクリルオキシデシルリン酸二水素塩（10-MDP; Panavia Fluoro Cementの機能性モノマー）で処理したTiの相互作用を化学的に分析した。

結果： 即時による引張接着強さの有意差はなかったが、サーマルサイクル後は1N HClで処理したTiを除く実験グループすべての引張接着強さが有意に低下した。未処理のTiと処理したTiとの間で表面粗さには差がなかった。XPSはHClが用量依存的にTiを効果的に除染し、H_3PO_4がTi表面に強く吸着することを示した。機能性モノマー10-MDPはリン酸基グループの吸着を阻害する可能性があるが、1N HClで前処理されたTiは未処理のTiと比較して、10-MDPの吸着を改善した。

意義： Ti表面にH_3PO_4が吸着し、レジンをより受け入れやすくするために、Tiの前処理として1N HClが使用されるべきである。

(Tsuchimoto Y, et al. Dent Mater 2006;22(6):545-552.)

接着歯学のための重要キーワード13

4 Bonding to Porcelain
陶材に対する接着

セラミックスは、シリカを主成分とした長石系陶材やガラスセラミックスを応用したシリカ系と、アルミナやジルコニアを主成分とした非シリカ系に分けられる。シリカを主成分としたセラミックスの接着には、表面を粗造にする処理としてフッ化水素が有効とされ、さらに化学的な結合の向上にはシランカップリングが有効であることがともに数多く報告されている。非シリカ系はMDPをはじめとする酸性モノマーが接着力の向上に有効とされている。その他にトライボケミカル処理も有効とされている。

(Kern M, Wegner SM. Bonding to zirconia ceramic: adhesion methods and their durability. Dent Mater 1998;14(1):64-71.)

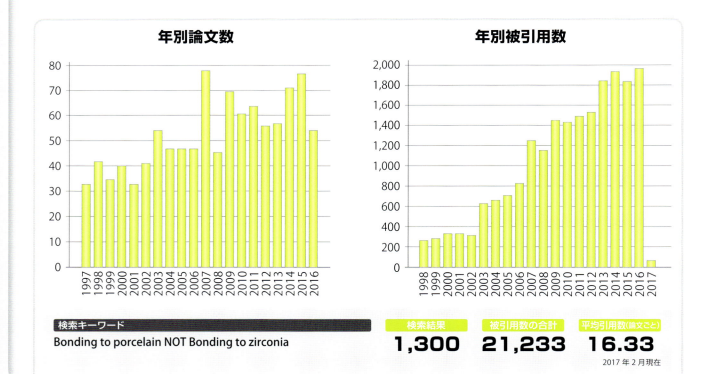

検索キーワード: Bonding to porcelain NOT Bonding to zirconia

検索結果: **1,300**　被引用数の合計: **21,233**　平均引用数(論文ごと): **16.33**

2017年2月現在

Bonding to Porcelain

トムソン・ロイターが選んだベスト20論文

引用数	タイトル・和訳	2013年	2014年	2015年	2016年	2013年〜2016年引用数	合計引用数
1位	Blatz MB, Sadan A, Kern M. Resin-ceramic bonding: a review of the literature. J Prosthet Dent 2003;89(3):268-274. レジンとセラミックスの結合：文献的レビュー	26	44	47	37	154	353
2位	Della Bona A, van Noort R. Shear vs. tensile bond strength of resin composite bonded to ceramic. J Dent Res 1995;74(9):1591-1596. セラミックスに接着したコンポジットレジンのせん断接着強さ VS 引張接着強さ	9	15	14	15	53	202
3位	Kern M, Thompson VP. Bonding to glass infiltrated alumina ceramic: adhesive methods and their durability. J Prosthet Dent 1995;73(3):240-249. ガラス浸透型アルミナセラミックスとの接着：接着方法とその耐久性	6	8	6	8	28	178
4位	Thurmond JW, Barkmeier WW, Wilwerding TM. Effect of porcelain surface treatments on bond strengths of composite resin bonded to porcelain. J Prosthet Dent 1994;72(4):355-359. 陶材に対するコンポジットレジンの接着強さに及ぼす陶材表面処理の影響	7	10	6	10	33	128
5位	Roulet JF, Söderholm KJ, Longmate J. Effects of treatment and storage conditions on ceramic/composite bond strength. J Dent Res 1995;74(1):381-387. セラミックス／コンポジットの接着強さに及ぼす処理条件および保存条件の影響	11	4	5	7	27	125
6位	Adachi M, Mackert JR Jr, Parry EE, Fairhurst CW. Oxide adherence and porcelain bonding to titanium and Ti-6Al-4V alloy. J Dent Res 1990;69(6):1230-1235. チタンとTi-6Al-4V合金への酸化物付着と陶材結合	11	7	5	4	27	109
7位	Piwowarczyk A, Lauer HC, Sorensen JA. *In vitro* shear bond strength of cementing agents to fixed prosthodontic restorative materials. J Prosthet Dent 2004;92(3):265-273. *in vitro* における固定性の補綴修復材に対するセメント材のせん断接着強さ　P.36に和訳あり	8	10	9	2	29	103

接着歯学のための重要キーワード13（関連性の高い論文和訳）

トムソン・ロイターが選んだベスト20論文

論文	2013年	2014年	2015年	2016年		
Ozcan M, Alkumru HN, Gemalmaz D. The effect of surface treatment on the shear bond strength of luting cement to a glass-infiltrated alumina ceramic. Int J Prosthodont 2001;14(4):335-339. ガラス浸透型アルミナセラミックスに対するセメントのせん断接着強さに及ぼす表面処理の影響	9	7	9	2	27	103
Al-Dohan HM, Yaman P, Dennison JB, Razzoog ME, Lang BR. Shear strength of core-veneer interface in bi-layered ceramics. J Prosthet Dent 2004;91(4):349-355. 2層セラミックスにおけるコア―ベニア界面のせん断強さ	9	10	9	7	35	92
Shimada Y, Yamaguchi S, Tagami J. Micro-shear bond strength of dual-cured resin cement to glass ceramics. Dent Mater 2002;18(5):380-388. ガラスセラミックスに対するデュアルキュアレジンセメントの微小せん断接着強さ	4	10	3	10	27	85
Chen JH, Matsumura H, Atsuta M. Effect of different etching periods on the bond strength of a composite resin to a machinable porcelain. J Dent 1998;26(1):53-58. 機械加工可能な陶材に対するコンポジットレジンの接着強さに及ぼすエッチング時間の影響	5	5	10	8	28	79
Hooshmand T, van Noort R, Keshvad A. Bond durability of the resin-bonded and silane treated ceramic surface. Dent Mater 2002;18(2):179-188. シラン処理されレジンで接着されたセラミックス表面の接着耐久性	11	6	7	5	29	77
Brentel AS, Ozcan M, Valandro LF, Alarça LG, Amaral R, Bottino MA. Microtensile bond strength of a resin cement to feldpathic ceramic after different etching and silanization regimens in dry and aged conditions. Dent Mater 2007;23(11):1323-1331. 乾燥・老朽化した異なるエッチングおよびシラン処理後の長石系セラミックスに対するレジンセメントの微小引張接着強さ	12	7	9	7	35	65
El Zohairy AA, De Gee AJ, Mohsen MM, Feilzer AJ. Microtensile bond strength testing of luting cements to prefabricated CAD/CAM ceramic and composite blocks. Dent Mater 2003;19(7):575-583. ブロック状に加工されているCAD/CAM用セラミックス及びコンポジットに対する合着セメントの微小接着強さ試験	3	4	7	11	25	64

4 Bonding to Porcelain

トムソン・ロイターが選んだベスト20論文

タイトル・和訳	2013年	2014年	2015年	2016年	2013年〜2016年引用数	合計引用数
引用数15位 Schmage P, Nergiz I, Herrmann W, Ozcan M. Influence of various surface-conditioning methods on the bond strength of metal brackets to ceramic surfaces. Am J Orthod Dentofacial Orthop 2003;123(5):540-546. 金属ブラケットのセラミックス表面への接着強さに及ぼす各種表面調整法の影響	3	8	6	9	26	62
引用数16位 Attia A, Kern M. Influence of cyclic loading and luting agents on the fracture load of two all-ceramic crown systems. J Prosthet Dent 2004;92(6):551-556. 2つのオールセラミッククラウンシステムの破壊荷重に及ぼす繰り返し荷重と合着材の影響	6	4	9	7	26	52
引用数17位 Matinlinna JP, Vallittu PK. Bonding of resin composites to etchable ceramic surfaces - an insight review of the chemical aspects on surface conditioning. J Oral Rehabil 2007;34(8):622-630. エッチング可能なセラミックス表面へのコンポジットレジンの接着―表面コンディショニングの化学的側面からのレビュー	7	5	6	6	24	45
引用数18位 Shiu P, De Souza-Zaroni WC, Eduardo Cde P, Youssef MN. Effect of feldspathic ceramic surface treatments on bond strength to resin cement. Photomed Laser Surg 2007;25(4):291-296. 長石系陶材の表面処理がレジンセメントの接着強さに及ぼす影響	7	8	7	3	25	42
引用数19位 dos Santos JG, Fonseca RG, Adabo GL, dos Santos Cruz CA. Shear bond strength of metal-ceramic repair systems. J Prosthet Dent 2006;96(3):165-173. メタルセラミック修復のせん断接着強さ	8	3	8	2	21	41
引用数20位 Fabianelli A, Pollington S, Papacchini F, Goracci C, Cantoro A, Ferrari M, van Noort R. The effect of different surface treatments on bond strength between leucite reinforced feldspathic ceramic and composite resin. J Dent 2010;38(1):39-43. リューサイト強化型長石系セラミックスとコンポジットレジン間の接着強さに及ぼす表面処理の違いによる影響	5	6	6	6	23	38

Micro-shear bond strength of dual-cured resin cement to glass ceramics

ガラスセラミックスに対するデュアルキュアレジンセメントの微小せん断接着強さ

Shimada Y, Yamaguchi S, Tagami J.

目的：この研究の目的は、ガラスセラミックスを接着する間接接着修復用に設計されたデュアルキュアレジンセメントに対して、サンドブラスト、エッチング、およびシランカップリング材が及ぼす影響を調べることである。

方法：マイカとβ-スポジュメンからなる結晶相を有するキャスタブルガラスセラミックス（Olympus Castable Ceramics）を基材として選択した。サンドブラスト処理、またはリン酸もしくはフッ化水素酸（HF）でエッチングを行い、ガラスセラミックス表面に象牙質接着システム（Clearfil SE Bond）を使用してデュアルキュアレジンセメント（Panavia Fluoro Cement）と結合させた。このとき、シランカップリング材を使用したもの、していないものに分けた。ガラス面に対するレジンセメントの接着強さを測定するために、微小せん断接着試験を行った。さらに、せん断接着試験後に結合が除去された表面、ガラスとセメントとの間の接着界面、および接着されていないエッチングされたガラス表面を、走査型電子顕微鏡法または電界放出型走査電子顕微鏡法を用いて観察した。

結果：シランカップリング材の使用は、レジンセメントの結合強度を効果的に増加させた（Fisher's PLSD、$p<0.01$）。リン酸エッチングを用いて結合を改善する有効性は明らかではなかった（Fisher's PLSD、$p>0.01$）。30秒間のHFエッチングは、ガラス表面を過剰にエッチングし、ボンディングに悪影響を及ぼした（Fisher's PLSD、$p<0.01$）。

意義：Olympus Castable Ceramics とレジンセメントとの間の微小せん断接着強さは、酸性プライマーとともに使用されるシランカップリング材によって改善させることができる。

（Dent Mater 2002;18(5):380-388.）

OBJECTIVES: The aim of this study was to investigate the effects of sandblasting, etching, and a silane coupling agent on the ability of dual-cured resin cement to bond to glass ceramics designed for in indirect adhesive restoration.

METHODS: A cast glass ceramic (Olympus Castable Ceramics) with a crystalline phase consisting of mica and beta-spondumene was selected as the substrate material. The glass surfaces, which were sandblasted, polished, or etched with phosphoric acid or hydrofluoric acid (HF), were bonded with a dual-cured resin cement (Panavia Fluoro Cement) using a dentin adhesive system (Clearfil SE Bond), both with and without a silane coupling agent. A micro-shear bond test was carried out to measure the bond strength of the resin cement to the glass surface. Each glass surface was bonded and tested using the shear test. In addition, surfaces with the bonding removed after the shear bond test, the adhesive interface between the glass and cement, and an etched glass surface without any bonding, were studied morphologically using scanning electron microscopy or field emission scanning electron microscopy.

RESULTS: Usage of a silane coupling agent effectively raised the bond-strength values of resin cement (Fisher's PLSD, $p<0.01$). The effectiveness of using phosphoric acid etching to improve bonding was not clear (Fisher's PLSD, $p>0.01$). HF-etching for 30s seemed to over-etch the glass surface, resulting in adverse effects on bonding (Fisher's PLSD, $p<0.01$).

SIGNIFICANCE: The micro-shear bond strength between Olympus Castable Ceramics and resin cement can be increased by the silane coupling agent used along with an acidic primer.

Bond durability of the resin-bonded and silane treated ceramic surface

シラン処理されレジンで接着された セラミックス表面の接着耐久性

Hooshmand T, van Noort R, Keshvad A.

目的：この研究の目的は、シリカ系セラミックスのセラミックス―シラン―レジンの接着強度を改善する方法を探究することである。これにより、フッ化水素（HF）酸で歯科用セラミックスを酸エッチングするという危険なプロセスを排除することが可能になる。

方法：Ni／Cr ロッド上にセラミックスを前装し、1 μm の研磨仕上げとした。シランカップリング材は7つの異なる手順を用いてセラミックス表面に塗布した。試験片は接着性レジンを用いて結合させ、引張接着強さを 1 mm/min のクロスヘッドスピードで測定した。1つの接着手順を選択し、比較のために、1 μm 研磨、サンドブラスト（50μm アルミナ）、10% HF でエッチング、サンドブラストしてエッチング、の4つのセラミックス表面が準備された。接着性セメントの耐久性は、（1）試料を37℃の水中に3ヵ月まで異なる時間貯蔵する、（2）サーマルサイクル、（3）100℃で24時間水中保存、によって評価した。

結果：研磨されたセラミックス表面に対する1つの接着手順が、レジンの引張接着強さにより良好な結果をもたらした。サンドブラスト、エッチング、サンドブラスト＋エッチングで、有意な差は示さなかった（$p>0.05$）。サーマルサイクル後、または3ヵ月の水中保存後のいずれの群においても、引張接着強さの劣化はなかった（$p>0.05$）。また、シラン結合は沸騰した水の中での加水分解に耐えることができた。

意義：この結果は、セラミックス表面を HF 酸でエッチングする必要がなく、適切なシラン処理によって耐久性のあるレジン―セラミックス間の引張接着強さが得られることを示している。

（Dent Mater 2002;18(2):179-188.）

OBJECTIVES: The aim of this study was to explore methods for improving the ceramic-silane-resin bond strength of silica-based ceramics, such that it may be possible to eliminate the hazardous process of acid etching these dental ceramics with hydrofluoric acid (HF).
METHODS: Ni/Cr rods were prepared with ceramic facings, which were polished to a 1 microm finish. A silane coupling agent was applied to the ceramic surface using seven different procedures. Specimens were bonded using a luting resin and the tensile bond strength was measured at a crosshead speed of 1mm/min. One bonding procedure was selected and used for the comparison of four ceramic surface preparations consisting of; 1 microm polish, gritblasted (50 microm alumina), etched with 10% HF, and gritblasted and etched. The durability of the bond was assessed by (1) storing the specimens in water at 37 degrees C for different time periods up to 3 months, (2) thermal cycling, and (3) storing in water at 100 degrees C for 24h.
RESULTS: The results showed that one bonding procedure to a polished ceramic surface gave better results for the tensile bond strength of the resin to the smooth ceramic surface and that the tensile bond strength was not significantly different from the gritblasted, etched or gritblasted and etched groups ($p>0.05$). There was no deterioration in the tensile bond strength for any of the groups after water storage for up to 3 months or after thermal cycling ($p>0.05$). The silane bond was also capable of resisting hydrolytic attack in boiling water.
SIGNIFICANCE: The results indicate that a durable resin-ceramic tensile bond can be obtained by appropriate silane application without the need for HF acid etching the ceramic surface.

接着歯学のための重要キーワード13（関連性の高い論文和訳）

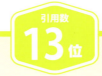

Microtensile bond strength of a resin cement to feldpathic ceramic after different etching and silanization regimens in dry and aged conditions

乾燥・老朽化した異なるエッチングおよびシラン処理後の長石系セラミックスに対するレジンセメントの微小引張接着強さ

Brentel AS, Ozcan M, Valandro LF, Alarça LG, Amaral R, Bottino MA.

目標：本研究では、シランカップリング材塗布の有無、そして異なるエッチング法が、その後のレジンセメントと長石系セラミックスの接着耐久性に与える影響を評価する。

方法：マイクロ粒子長石系セラミック（Vita VM 7）を用いて32個のブロック（6.4mm×6.4mm×4.8mm）が製作された。それらを水で5分間超音波洗浄し、エッチング材の種類とシラン化の方法に応じて以下の4つのグループにランダムに分けた。方法1：10%フッ化水素（HF）酸ゲルエッチング＋1分間シラン処理。方法2：HFのみ。方法3：1.23%リン酸フッ化物（APF）を用いたエッチング5分＋シラン処理。方法4：APFのみ。処理したブロックはそれぞれシリコーンモールドの中に配置され、処理した表面にレジンセメント（Panavia F）を塗布した。試料は37℃の蒸留水中に24時間保管した。試験片は切片化の前に24時間蒸留水（37℃）に保存した。ブロックをx軸およびy軸に分断後、約0.6mm^{2}の接着面積として、各ブロックのマイクロスティックをランダムに2つの保存条件：乾燥しすぐに試験：TC、サーマルサイクル（12,000回）＋150日の水中保管、とし8つの実験グループとした。微小引張結合強度試験は、万能試験機（クロスヘッドスピード：1mm/min）で実施し、破壊の界面が示された。得られたデータ（MPa）は三元配置分散分析およびTukey検定（α=0.05）を用いて分析した。

結果：シランの使用（$p<0.0001$）、保存条件（$p=0.0013$）、表面処理で有意な影響が観察された（$p=0.0014$）。HF酸ゲルでエッチングしてシラン化させたセラミックスは、乾燥およびサーマルサイクル条件の両方においてもっとも高い結合強度が達成された（それぞれ17.4±5.8MPaおよび17.4±4.8MPa）。

HF酸ゲルとAPF処理後のシラン化は、非シラン化グループ（2.6±0.8〜8.9±3.1MPa）と結果を比較すると飛躍的に増加させ（14.5±4.2〜17.4±4.8MPa）、セメントとセラミックス間は界面破壊であった（100%）。

意義：APFまたはHF酸エッチング後のシラン化した長石系セラミックス表面は、微小引張接着強さを有意に増加させ、後者はより高い結果となった。長期的なサーマルサイクルおよび水中保管は、シラン化されたグループで接着強さを減少させなかった。

（Dent Mater 2007;23(11):1323-1331.）

OBJECTIVES: This study evaluated the durability of bond strength between resin cement and a feldspathic ceramic submitted to different etching regimens with and without silane coupling agent application.
METHODS: Thirty-two blocks (6.4 mm x 6.4 mm x 4.8 mm) were fabricated using a microparticulate feldspathic ceramic (Vita VM7), ultrasonically cleaned with water for 5 min and randomly divided into four groups, according to the type of etching agent and silanization method: method 1, etching with 10% hydrofluoric (HF) acid gel for 1 min + silanization; method 2, HF only; method 3, etching with 1.23% acidulated phosphate fluoride (APF) for 5 min + silanization; method 4, APF only. Conditioned blocks were positioned in their individual silicone molds and resin cement (Panavia F) was applied on the treated surfaces. Specimens were stored in distilled water (37 degrees C) for 24h prior to sectioning. After sectioning the ceramic-cement blocks in x- and y-axis with a bonded area of approximately 0.6mm(2), the microsticks of each block were randomly divided into two storage conditions: Dry, immediate testing; TC, thermal cycling (12,000 times)+water storage for 150 d, yielding to eight experimental groups. Microtensile bond strength tests were performed in universal testing machine (cross-head speed: 1mm/min) and failure types were noted. Data obtained (MPa) were analyzed with three-way ANOVA and Tukey's test (alpha=0.05).
RESULTS: Significant influence of the use of silane (p<0.0001), storage conditions (p=0.0013) and surface treatment were observed (p=0.0014). The highest bond strengths were achieved in both dry and thermocycled conditions when the ceramics were etched with HF acid gel and silanized (17.4 +/- 5.8 and 17.4 +/- 4.8 MPa, respectively). Silanization after HF acid gel and APF treatment increased the results dramatically (14.5+/-4.2-17.4+/-4.8 MPa) compared to non-silanized groups (2.6 +/- 0.8-8.9 +/- 3.1 MPa) where the failure type was exclusively (100%) adhesive between the cement and the ceramic.
SIGNIFICANCE: Silanization of the feldspathic ceramic surface after APF or HF acid etching increased the microtensile bond strength results significantly, with the latter providing higher results. Long-term thermocycling and water storage did not decrease the results in silanized groups.

Bonding to Porcelain

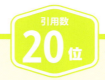

The effect of different surface treatments on bond strength between leucite reinforced feldspathic ceramic and composite resin

リューサイト強化型長石系セラミックスとコンポジットレジン間の接着強さに及ぼす表面処理の違いによる影響

Fabianelli A, Pollington S, Papacchini F, Goracci C, Cantoro A, Ferrari M, van Noort R.

目的：この研究の目的は、コンポジットレジンとリューサイト強化型ガラスセラミックス間の微小引張接着強さに及ぼす表面処理の影響を評価することである。

方法：リューサイト強化型セラミックブロック（n = 24）を、ホットプレステクニックを用いて製作した。ブロックは4つのグループに割り当てられ、以下の表面処理を行った。G1：フッ化水素（HF）酸およびシラン、G2：シラン処理のみ、G3：HF酸とシランを温風（100℃）で乾燥、G4：シラン単独で処理し、温風（100℃）で乾燥。次にフィラー非含有のレジンを塗布し、さらにコンポジットレジンを塗布した。試験片を準備し、張力をかけて負荷を与え、微小引張接着強さを測定した。破壊界面は、立体電子顕微鏡および走査電子顕微鏡法（SEM）によって分類した。Kruskal-Wallis検定、続いてDunnの多重検定を用いて、データを分析した。

結果：温風のステップ（G3およびG4）を含むグループは、G1およびG2よりも有意に強い接着強さを示した。G1の表面のフッ化水素酸による前処理は、G2よりも有意に高い接着強さであった。破壊界面はG1、G3、G4のほとんどが接着性レジンの凝集破壊で、G2におけるセラミック―レジン界面はほとんどが界面破壊であった。

結論：セラミックス表面にシランを塗布する方法は、セラミック修復物とレジンセメントとの間の接着に大きな影響を及ぼす可能性がある。シランを100℃の温風で乾燥させることで縮合反応を強化することにより、微小引張接着強さが大幅に改善され、場合によってはフッ化水素酸によるエッチング工程が不要になる。

（J Dent 2010;38(1):39-43.）

OBJECTIVES: The aim of this study was to evaluate the effect of different surface treatments on the microtensile bond strength between a leucite reinforced glass-ceramic and composite resin.
METHODS: Leucite reinforced ceramic blocks (n=24) were constructed using the hot pressing technique. The blocks were assigned to 4 groups, which received the following surface treatments: G1: hydrofluoric (HF) acid and silane; G2: silane alone; G3: HF acid and silane then dried with warm air (100 °C); G4: silane alone then dried with warm air (100 °C). Unfilled resin was applied, followed by composite resin. Specimens were prepared and loaded in tension to determine the microtensile bond strength. Failure modes were classified by stereo- and scanning electron microscopy (SEM). Data was analysed using Kruskal-Wallis test followed by the Dunn's multiple range test.
RESULTS: The groups including the warm air step (G3 and G4) achieved a significantly stronger adhesion than G1 and G2. Pre-treatment of the surface with hydrofluoric acid in G1 resulted in significantly higher bond strength than G2. Failures were mostly cohesive in the luting resin for G1, G3 and G4 and mainly adhesive at the ceramic-resin interface in G2.
CONCLUSIONS: The method of application of silane to the ceramic surface can have a significant influence on the adhesion between the ceramic restoration and the resin cement. Enhancing the condensation reaction by drying the silane with a 100 °C warm air stream significantly improved the microtensile bond strength, possibly eliminating the need for the hydrofluoric acid etching step.

2層セラミックスにおけるコア―ベニア界面のせん断強さ

問題の提起：オールセラミック修復において、下地となるセラミックスのコアからのベニアリングセラミックスの剥離が報告されている。この現象がベニアリングセラミックスとコアセラミックスとの間の弱い界面に起因する固有の弱点であるのか、または単にベニアリングセラミックスそのものが破折しているのかは探究されていない。

目的：この研究の目的は、オールセラミックシステムにおけるベニアリングセラミックスの境界面と下部構造の接着強さを調べることである。

方法：試験したオールセラミックシステムは、IPS-Empress 2 と Eris（IE）、Procera All Ceram と All Ceram（PA）、Procera All Zircon と CZR（PZ）、DC-Zircon と Vita D（DC）である。各材料について製造業者によって推奨されたベニアリングセラミックスをコアセラミックスに焼成した。メタルセラミックス（MC）の組み合わせをコントロールとして試験した。ひとつのマスター模型から、システムごと、そしてコントロールも含めて12個ずつ製作し、60個の試料となった。特別に設計されたアルミ製の割型を使用し、直径2.4mmのセラミックス製の円筒を適用した。焼成後、試験片を取り付けて治具に入れ、万能試験機でせん断力をかけた。荷重を0.50mm/minのクロスヘッドスピードで適用した。破断するまでの平均せん断強さ（MPa）を、一元配置分散分析およびTukey試験（$\alpha = 0.05$）を用いて分析した。破断した試料は、顕微鏡で元の倍率の20倍で検査し、破断面のコアによる凝集性、ベニアによる凝集性、界面の接着性の形態を分類した。

結果：MPaでの平均せん断強さ（± SD）は、MC コントロール30.16±5.88；IEに結合したEris は30.86±6.47。PZに結合したCZRが28.03±5.03。DCに結合したVita Dが27.90 ± 4.79。PAに結合したAll Ceram が22.40 ± 2.40であった。IE、PZ、およびDCはMCコントロールと有意な差は認めなかった。顕微鏡での検査では、接着界面の完全な剥離は、コアセラミックスおよびベニアリングセラミックス間の両方で認められなかった。破断は主に、コアセラミックスに残存するベニアリングセラミックスの界面付近で発生していた。IEに結合したErisは、コアとベニアの両方で凝集破壊を認めた。

結論：試験した全セラミック材料のうちの3つ（IE、PZ、およびDC）の接着強さは、コントロール（MC）群とは有意に異ならなかった。

（Al-Dohan HM, et al. J Prosthet Dent 2004;91(4):349-355.）

ブロック状に加工されているCAD/CAM用セラミックス及びコンポジットに対する合着セメントの微小接着強さ試験

目的：数種の表面処理後のコンポジットおよびセラミック CAD / CAM ブロックに結合されたレジンセメントの微小引張接着強さ（μTBS）および破壊様式を調べることである。

方法：Paradigm のコンポジットブロックと Cerec Vita ブロックに対して600 SiC グリットによる表面研磨を行い、これをコントロールとした。続いて3種類の表面処理のグループに分けた。（1）接着性レジンの塗布（Adh）、（2）フッ化水素酸とシラン処理（HF + S）によるエッチング、（3）前の2つの処理（HF + S + Adh）の組み合わせとした。3つのレジンセメント（Tetric Flow、Nexus 2、RelyX ARC）をこれらの表面に塗布し、層状に積層した。37℃で24時間水中保管した後、μTBS試験の非トリミングの試料として、1mm^{2}のマイクロバーを製作した。マイクロバーには、改良された試験装置を用いて引張荷重を与えた。破壊された試験片を実体顕微鏡およびSEMで検査して、破壊様式を観察した。

結果：セラミックコアのすべてのコントロールおよび接着性レジンで処理されたグループは、負荷中の早い段階で剥離した。HF + S および HF + S + Adh 表面処理後にセラミックスに結合した3つのレジンセメントの平均μTBSはそれぞれ27および29.2MPaであり、コンポジット基材に結合したレジンセメントの平均μTBSはそれぞれ42.3および54.2MPaであった。破壊様式は、コンポジットでは98%が界面破壊であり、セラミックスでは68%が混合破壊であった。

臨床的意義：レジンブロックから加工し製作されたCAD/CAM修復物は、セラミックブロックよりもレジンセメントとの接着強さが高く有利である。

（El Zohairy AA, et al. Dent Mater 2003;19(7):575-583.）

Bonding to Porcelain

2つのオールセラミッククラウンシステムの破壊荷重に及ぼす繰り返し荷重と合着材の影響

問題提起：固有の機械的特性、製造技術、合着材、および口腔内の状態は、セラミッククラウンの寿命に起因する主な要因である。時間と費用のかかる臨床研究を行う前に、クラウンの耐久性を評価するための in vitro 研究を臨床前に実施する必要がある。

目的：本研究では、湿潤状態の異なる合着材および繰り返し荷重が CAD/CAM およびプレスによって製作可能なオールセラミッククラウンの破壊荷重に及ぼす影響を調べた。

材料と方法：96本のヒトの小臼歯を以下の基準で準備した。支台歯は6°のテーパー、セメントエナメルジャンクションより0.5mm 咬合面側に1.5mm でショルダーのフィニッシュライン、2mm の咬合面削除量、5mm の高径に設定した。16本の削られていない小臼歯がコントロールとして用いられた。48本のクラウンは歯科技工所で二ケイ酸リチウムガラスセラミック（IPS Empress 2）から製作された。48本の CAD/CAM クラウンはリューサイト強化型ガラスセラミック（ProCAD）と Cerec 3 CAD/CAM システムを使って製作された。3つの接着性セメント（Panavia F、Superbond C&B、ProTec CEM）がセメントとして使われた（n=16）。水に1週間保存した後、各サブグループの試料の半分（n=8）に繰り返し負荷を加えた。すなわち、湿潤条件下にて咀嚼シミュレーターで600,000回の咀嚼サイクルおよび3,500回のサーマルサイクル（58℃／4℃；滞留時間60秒）を行った。すべての試料は、万能試験機にて試験片の長軸に沿って圧縮荷重（N）を1mm/min のクロスヘッドスピードで破断まで適用した。各試験片について破壊荷重を記録した。全体の有意性を検出するために Kruskal-Wallis 検定が最初に使用され、続いて Mann-Whitney U 検定が有意差（$p=.05$）を有するグループでの有意差を特定するために用いられた。

結果：繰り返し荷重は、ProCAD クラウン接着時の中央値破壊荷重を有意に減少させた。Superbond C&B は987.2〜786.0N（$p=.014$）、ProTecCEM を用いて914.4〜630.7N（$p=.007$）であった。また、ProTecCEM を用いて Empress 2 クラウンを接着させたところ、平均破断荷重が977.3〜622.9N（$p=0.013$）であった。しかし、繰り返し負荷条件では、Panavia F を用いて Empress 2（$p=.431$）と、ProCAD（$p=.128$）を接着させたところ減少はしなかった。同じ荷重条件および同じ合着材では、ProCAD と Empress 2 クラウンでは有意な差を認めた（$p>.05$）。

結論：繰り返し荷重は、SuperBond C&B と ProTec CEM にて接着させた ProCAD クラウンと ProTec CEM にて接着させた Empress 2 クラウンの破壊荷重を減少させた。

(Attia A, et al. J Prosthet Dent 2004;92(6):551-556.)

長石系陶材の表面処理がレジンセメントの接着強さに及ぼす影響

目的：この研究の目的は、さまざまな表面処理を施した長石系セラミックスに対するレジンセメントのせん断接着強さを評価することである。

背景技術データ：歯科修復治療において接着技術は十分に確立されているが、レジンセメントのセラミック材料への接着強さや表面処理の影響は不明である。

方法：長石系セラミックスから作られた100のサンプルを10群（n=10）に分割した。（1）コントロール（処理なし）、（2）10%のフッ化水素酸（HF）、（3）37%のリン酸（H_3PO_4）、（4）1.23%酸性リン酸フッ化物酸（APF）、（5）ダイヤモンドバー、（6）Al_2O_3 による air abrasion、（7）Al_2O_3 + HF、（8）CoJet-Sand、（9）Er：YAG レーザー、（10）Al_2O_3 + Er：YAG レーザー。その後、シランを塗布し、レジンセメントシリンダーを製作した。37℃で24時間後、調製した試験片をせん断接着強さ試験および立体的評価にかけて、破断後の破断面のタイプを観察した。

結果：接着強度の平均値は、異なる表面処理で統計的に異なっていた。もっとも高い接着強さは HF、CoJet-Sand、Al_2O_3、Al_2O_3 + Er：YAG レーザー、ダイヤモンドバー、Al_2O_3 + HF は中等度の接着強さであった。もっとも低い接着強さは、37%のリン酸、酸性リン酸フッ化物酸、Er：YAG レーザーとコントロールのグループであった。

結論：もっとも効果的な表面処理は、HF、CoJet-Sand および Al_2O_3 を用いた方法だった。Er：YAG レーザーで処理された表面は、試験されたパラメータで低い接着強さを示し、臨床使用には不十分であった。

(Shiu P, et al. Photomed Laser Surg 2007;25(4):291-296.)

接着歯学のための重要キーワード13

⑤ Bonding to Zirconia
ジルコニアに対する接着

ジルコニアに対する接着は、シリカを主成分としているセラミックスで採用している方法では効果が薄いといわれている。そこで、今までに多くの研究報告がされており、現在では、機械的嵌合のためにアルミナブラスト処理後に化学的結合としてリン酸エステル系モノマーを用いて処理した後、レジン系装着材料を用いて接着することが推奨されている。

(小峰太,松村英雄.歯冠修復物と固定性補綴装置の接着と合着.日補綴会誌 2012；4：343-352.)
(村原貞昭,梶原浩忠,堀佐弥香,嶺崎良人,鬼塚雅,田中卓男.セラミックス用市販接着システムの歯科用ジルコニアに対する接着耐久性.補綴誌 2007；51：733-740.)

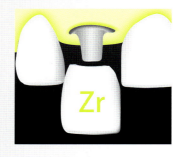

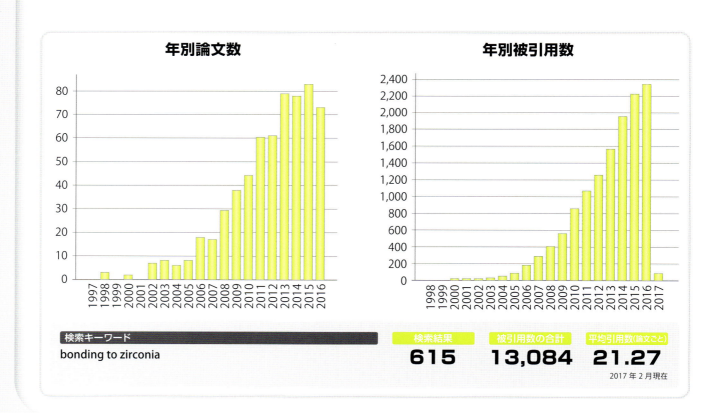

検索キーワード: bonding to zirconia
検索結果 **615**　被引用数の合計 **13,084**　平均引用数(論文ごと) **21.27**
2017年2月現在

Bonding to Zirconia

トムソン・ロイターが選んだベスト20論文

順位	タイトル・訳	2013年	2014年	2015年	2016年	2013年～2016年引用数	合計引用数
1位	Kern M, Wegner SM. Bonding to zirconia ceramic：adhesion methods and their durability. Dent Mater 1998；14(1)：64-71. ジルコニアセラミックスとの接着：接着方法とその耐久性	28	39	35	38	140	373
2位	Ozcan M, Vallittu PK. Effect of surface conditioning methods on the bond strength of luting cement to ceramics. Dent Mater 2003；19(8)：725-731. セラミックスへの接着セメントの接着強度への表面調整方法の効果	24	25	35	30	114	268
3位	Conrad HJ, Seong WJ, Pesun IJ. Current ceramic materials and systems with clinical recommendations：a systematic review. J Prosthet Dent 2007；98(5)：389-404. 現在のセラミック材料および臨床推奨のシステム：システマティックレビュー	29	39	41	49	158	257
4位	Wolfart M, Lehmann F, Wolfart S, Kern M. Durability of the resin bond strength to zirconia ceramic after using different surface conditioning methods. Dent Mater 2007；23(1)：45-50. 異なる表面処理法を行った後のジルコニアセラミックスへのレジン接着強度の耐久性	21	27	30	15	93	199
5位	Blatz MB, Sadan A, Martin J, Lang B. *In vitro* evaluation of shear bond strengths of resin to densely-sintered high-purity zirconium-oxide ceramic after long-term storage and thermal cycling. J Prosthet Dent 2004；91(4)：356-362. 高密度焼結高純度ジルコニアセラミックスに対するレジンセメントの長期保存と熱サイクル後のせん断強さの *in vitro* による評価	12	16	18	12	58	161
6位	Dérand P, Dérand T. Bond strength of luting cements to zirconium oxide ceramics. Int J Prosthodont 2000；13(2)：131-135. ジルコニアセラミックスへの接着セメントの結合強度	10	11	17	9	47	152
7位	Aboushelib MN, Kleverlaan CJ, Feilzer AJ. Microtensile bond strength of different components of core veneered all-ceramic restorations. Part II：Zirconia veneering ceramics. Dent Mater 2006；22(9)：857-863. オールセラミック修復の異なる成分のコア部における微小引張強度—第2報：ジルコニアベニアセラミック材	18	17	17	13	65	146

接着歯学のための重要キーワード13（関連性の高い論文和訳）

トムソン・ロイターが選んだベスト20論文

論文	2013年	2014年	2015年	2016年		
Borges GA, Sophr AM, de Goes MF, Sobrinho LC, Chan DC. Effect of etching and airborne particle abrasion on the microstructure of different dental ceramics. J Prosthet Dent 2003；89（5）：479-488. 異なる歯科用セラミックスの微細構造に及ぼすエッチングとサンドブラスト処理の効果	11	15	23	17	66	141
Lüthy H, Loeffel O, Hammerle CH. Effect of thermocycling on bond strength of luting cements to zirconia ceramic. Dent Mater 2006；22（2）：195-200. ジルコニアセラミックスに対する接着セメントの接着強度にサーマルサイクルが及ぼす影響	14	14	14	10	52	132
Aboushelib MN, Kleverlaan CJ, Feilzer AJ. Selective infiltration-etching technique for a strong and durable bond of resin cements to zirconia-based materials. J Prosthet Dent 2007；98（5）：379-388. ジルコニアをベースとした材料に対するレジンセメントの強固で耐久性のある接着のためのエッチング方法の選択	18	15	20	14	67	128
Thompson JY, Stoner BR, Piascik JR, Smith R. Adhesion/cementation to zirconia and other non-silicate ceramics：where are we now? Dent Mater 2011；27（1）：71-82. ジルコニアと他の非シリカ系セラミックスの接着／セメント接着：現在の状況	20	33	26	30	109	124
Blatz MB, Chiche G, Holst S, Sadan A. Influence of surface treatment and simulated aging on bond strengths of luting agents to zirconia. Quintessence Int 2007；38（9）：745-753. ジルコニアに対する接着材の接着強度への表面処理および疑似的エイジングによる影響	18	9	19	10	56	121
Derand T, Molin M, Kvam K. Bond strength of composite luting cement to zirconia ceramic surfaces. Dent Mater 2005；21(12)：1158-1162. コンポジットレジン接着用セメントのジルコニアセラミック表面への結合強度	12	22	18	11	63	120
Kern M, Barloi A, Yang B. Surface conditioning influences zirconia ceramic bonding. J Dent Res 2009；88（9）：817-822. 表面コンディショニングはジルコニアセラミックスの接着に影響する	18	18	21	15	72	106

5 Bonding to Zirconia

トムソン・ロイターが選んだベスト20論文

引用数	タイトル・和訳	2013年	2014年	2015年	2016年	2013年〜2016年引用数	合計引用数
15位	Aboushelib MN, Matinlinna JP, Salameh Z, Ounsi H. Innovations in bonding to zirconia-based materials：Part I. Dent Mater 2008；24（9）：1268-1272. ジルコニア系材料との接着における革新：パート1	15	15	11	11	52	91
16位	Phark JH, Duarte S Jr, Blatz M, Sadan A. An *in vitro* evaluation of the long-term resin bond to a new densely sintered high-purity zirconium-oxide ceramic surface. J Prosthet Dent 2009；101（1）：29-38. 長時間焼結高純度ジルコニアセラミック表面へのレジン長期結合の *in vitro* 評価	14	12	11	9	46	89
17位	Magne P, Paranhos MP, Burnett LH Jr. New zirconia primer improves bond strength of resin-based cements. Dent Mater 2010；26（4）：345-352. 新しいジルコニアプライマーがレジン系セメントの接着強度を向上する	15	13	17	11	56	81
18位	Yang B, Barloi A, Kern M. Influence of air-abrasion on zirconia ceramic bonding using an adhesive composite resin. Dent Mater 2010；26（1）：44-50. 接着性レジンセメントを用いたジルコニアセラミックスの接着に及ぼすサンドブラスト処理の影響	10	16	15	13	54	79
19位	Ozcan M, Nijhuis H, Valandro LF. Effect of various surface conditioning methods on the adhesion of dual-cure resin cement with MDP functional monomer to zirconia after thermal aging. Dent Mater J 2008；27（1）：99-104. サーマルサイクル後のジルコニアに対する MDP 機能性モノマーとのデュアルキュア型レジンセメントの接着に及ぼす種々の表面処理法の影響　P.70に和訳あり	14	10	17	6	47	78
20位	Miyazaki T, Nakamura T, Matsumura H, Ban S, Kobayashi T. Current status of zirconia restoration. J Prosthodont Res 2013；57（4）：236-261. ジルコニア修復の現状	0	8	22	35	65	67

Bonding to zirconia ceramic：
adhesion methods and their durability

ジルコニアセラミックスとの接着：
接着方法とその耐久性

Kern M, Wegner SM.

目的：従来のシリカ系歯科用セラミックスに用いられる標準的な方法によるイットリア部分安定化ジルコニア（YPSZ）とレジンの接着は確立されていない。ガラス浸潤アルミナセラミックスに適した接着材の接着方法がYPSZの接着の成功にも用いることが可能であると仮説を立てた。この仮説を証明するため、アルミナセラミックスに適した接着方法をYPSZに用い、引張接着強度と耐久性を *in vitro* で評価した。

方法：プレキシガラスチューブに満たされたコンポジットレジンをさまざまな接着方法によりYPSZディスクに接着した。16のサンプル群は7つの異なる接着方法を用いて接着した。8つの接着サブグループは、蒸留水（37℃）の中に3日または150日間保存したのちに引張強さを試験した。さらに、150日間のサンプル群はサーマルサイクル37,500回を結合界面にストレスを与える方法として行った。統計解析は、ウィルコクソン順位和検定を用いているグループの多重比較の後でクラスカル‐ウォリス試験を行った。

結果：サンドブラストのみ、それに加えてシランやアクリル化を用いた場合、BisGMAコンポジットレジンのYPSZに対する初期接着は、保存期間に失われ、自然にレジンがYPSZディスクから脱落した。トライボケミカルによるシリカコーティング後のYPSZにBisGMAコンポジットレジン使用とサンドブラスト後のYPSZにコンポマー（光重合型グラスアイオノマー樹脂）使用では、保存期間において初期接着強さの有意な減少を認めた（$p=0.05$）。YPSZへの耐久性のあるレジン接着にはセラミックスにサンドブラストを行った後、特殊なリン酸モノマーを含む2つのレジンのうち1つを使用したときのみ達成された。

意義：YPSZに対する耐久性のある接着は、特殊な接着モノマーを含有するコンポジットレジン材を用いることでのみ達成できた。したがって、アルミナセラミックスに対して耐久性のある接着が同じコンポジットレジン材で達成されたことより、この研究の仮説は部分的に立証された。しかしながら、ガラス浸潤アルミナセラミックスと同様に、YPSZへのトライボケミカルによるシリカコーティングが耐久性のある接着とならなかったため、部分的に反証された。

（Dent Mater 1998；14（1）：64-71.）

OBJECTIVES: Resin bonding to yttrium-oxide–partially-stabilized zirconia ceramic (YPSZ) cannot be established by standard methods that are utilized for conventional silica-based dental ceramics. It was our hypothesis that adhesive bonding methods suitable for glass-infiltrated alumina ceramic can also be used to bond successfully to YPSZ. To prove this hypothesis, bonding methods suitable for alumina ceramic were used on YPSZ and the tensile bond strength and their durability evaluated *in vitro*. METHODS: Plexiglass tubes filled with resin composite were bonded to YPSZ discs following various adhesion protocols. Groups of 16 samples were bonded using seven different bonding methods. Subgroups of eight bonded samples were tested for tensile strength following storage in distilled water (37 degrees C) for either 3 or 150 days. In addition, the 150 day samples were thermal cycled 37,500 times as a method to stress the bond interface. The statistical analysis was made with the Kruskal-Wallis test followed by multiple pair-wise comparisons of the groups using the Wilcoxon rank sum test. RESULTS: Sandblasting alone, the additional use of a silane or acrylizing resulted in an initial bond of a conventional BisGMA resin composite to YPSZ which failed spontaneously over storage time. The use of the BisGMA resin composite after tribochemical silica coating of YPSZ and the use of a polyacid-modified resin composite after sandblasting of YPSZ resulted in an initial bond which decreased significantly over storage time ($p = 0.05$). A durable resin bond to YPSZ was achieved only after sandblasting the ceramic and using one of two resin composites containing a special phosphate monomer. SIGNIFICANCE: A durable bond to YPSZ was achieved only by using resin composites with a special adhesive monomer. Therefore, the hypothesis of the study was partially proved as a durable bond to alumina ceramic is achieved with the same resin composites. However, it was partially disproved as tribochemical silica coating of YPSZ did not result in a durable resin bond as it does on glass-infiltrated alumina ceramic.

Durability of the resin bond strength to zirconia ceramic after using different surface conditioning methods

異なる表面処理法を行った後のジルコニアセラミックスへのレジン接着強度の耐久性

Wolfart M, Lehmann F, Wolfart S, Kern M.

目的：この in vitro 研究の目的は、異なる表面処理法を用いた後のジルコニアセラミックスに対する2つのコンポジットレジン材の接着強度と耐久性の評価である。

方法：コンポジットレジンで満たしたプレキシチューブを、イソプロパノールで洗浄したのみで製造業者により供給されるもともとの状態か、炭酸水素ナトリウム溶液で空気‐粉末‐水スプレーで洗浄したか、サンドブラスト（50μm Al_2O_3）したジルコニアセラミックディスク（Cercon）と接着させた。各20個からなる試料のグループは、従来のコンポジットレジン材（Variolink II）またはリン酸モノマー（MDP）含有レジン材（Panavia F）のどちらかでセラミックディスクに接着した。10個の接着させた試料のサブグループを蒸留水（37℃）中で、3日または150日間保存した。さらに150日間の試料を37,500回サーマルサイクルにかけた。統計分析はボンフェローニ‐ホルムにより調整されたウィルコクソン順位和検定を用いて行った。

結果：Variolink II の初期引張接着強度（TBS）は、9.0〜16.6MPa の範囲であり、Panavia F の18.7〜45.0MPa に比べ有意に低かった（$p ≤ 0.05$）。サンドブラスト処理は、他の2つの表面調整方法よりも有意に高い TBS を示した（$p ≤ 0.01$）。150日間の保存の後、サンドブラストし Panavia F で接着した試料のみが39.2MPa と高い結合強度を示したが、他のほとんどの試料は自然に剥離したか、非常に低い接着強度を示した。

有意性：有効な接着方法として MDP 含有レジン材 Panavia F をジルコニアセラミックスにサンドブラストしてから使用することが勧められる。

（Dent Mater 2007；23（1）：45-50.）

OBJECTIVES: The purpose of this *in vitro* study was the evaluation of the bond strength and its durability of two composite resins to zirconia ceramic after using different surface conditioning methods. METHODS: Plexiglas tubes filled with composite resin were bonded to zirconia ceramic discs (Cercon) which were either in their original state as supplied by the manufacturer only cleaned in isopropanol or were cleaned with an air-powder-water spray with sodium hydrocarbonate solution or were air abraded (50 microm Al_2O_3). Groups of 20 specimens each were bonded either with a conventional composite resin (Variolink II) or with a phosphate monomer (MDP)-containing resin (Panavia F) to the ceramic discs. Subgroups of 10 bonded specimens were stored in distilled water (37 degrees C) for either 3 days or for 150 days. Additionally, the 150 days specimens were thermal cycled 37,500 times. Statistical analyses were conducted with the Wilcoxon rank sum test adjusted by Bonferroni-Holm. RESULTS: The initial tensile bond strength (TBS) for Variolink II ranged from 9.0 to 16.6 MPa and were significantly lower ($p <$ or $=0.05$) than for Panavia F ranging from 18.7 to 45.0 MPa. Air abrasion resulted in significantly higher TBS ($p <$ or $=0.01$) than the two other surface conditioning methods. After 150 days storage, only the air abraded specimens bonded with Panavia F showed high bond strengths of 39.2 MPa, whereas most other specimens debonded spontaneously or showed very low bond strengths. SIGNIFICANCE: The use of the MDP-containing composite resin Panavia F on air abraded zirconia ceramic can be recommended as promising bonding method.

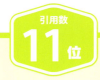

Adhesion/cementation to zirconia and other non-silicate ceramics: where are we now?

ジルコニアと他の非シリカ系セラミックスの接着/セメント接着：現在の状況

Thompson JY, Stoner BR, Piascik JR, Smith R.

　非シリカ系セラミックス、特にジルコニアは補綴装置や歯科用インプラントの分野で大きな関心が集まっている。ジルコニア系成分の使用に関する臨床上の問題は、（接着を）予定した人工材料や歯質との適切な接着を達成することが困難な点である。シリカ系セラミックスで用いられている従来の接着技法は、ジルコニアでは効果的でない。現在、この問題に対処するためにいくつかの技法が臨床的に利用されており、他のアプローチが検討されている。ほとんどが高強度セラミックスの不活性表面の表面改質に焦点が当てられている。ジルコニアの表面を化学的に機能させる能力は、接着結合を達成するために重要であると思われる。このレビューでは、この問題に対処するための新しい先進技術と現在利用可能なアプローチに焦点を当てている。

（Dent Mater 2011；27(1)：71-82.）

Non-silicate ceramics, especially zirconia, have become a topic of great interest in the field of prosthetic and implant dentistry. A clinical problem with use of zirconia-based components is the difficulty in achieving suitable adhesion with intended synthetic substrates or natural tissues. Traditional adhesive techniques used with silica-based ceramics do not work effectively with zirconia. Currently, several technologies are being utilized clinically to address this problem, and other approaches are under investigation. Most focus on surface modification of the inert surfaces of high strength ceramics. The ability to chemically functionalize the surface of zirconia appears to be critical in achieving adhesive bonding. This review will focus on currently available approaches as well as new advanced technologies to address this problem.

Influence of surface treatment and simulated aging on bond strengths of luting agents to zirconia

ジルコニアに対する接着材の接着強度への表面処理および疑似的エイジングによる影響

Blatz MB, Chiche G, Holst S, Sadan A.

目的： 異なる表面処理後の4つの接着材によるジルコニアへの短期および長期のせん断接着強さを評価する。

方法と材料： 市販のジルコニアセラミックス（Lava）から製造された合計320個のセラミック試料をランダムに4グループに分けた：未処理（NOT）、サンドブラスト（SND）、ロカテックによるトライボケミカルシリカコーティング（ROC）、または研磨（GRD）。円柱状のコンポジットレジンは、コンポジットレジン接着材 RelyX ARC（ARC）、一般的なコンポジットレジン接着材 RelyX Unicem（UNI）、接着性モノマー含有コンポジットレジン接着材 Panavia F（PAN）、またはハイブリッドグラスアイオノマーセメント RelyX Luting（LUT）でジルコニア試料に接着された。せん断接着試験前に、10個の試料のサブグループを蒸留水（37℃）に3日間保存（ST）、180日間保存して12,000サイクルのサーマルサイクルを行った（LT/TC）。統計解析には、クラスカル‐ウォリスとウィルコクソンの2標本順位和検定を行った（alpha = .01）。

結果： 短期のせん断接着強さは、ROCがSNDより高く、GRDやNOTより大きかった。UNIはPAN、ARCやLUTよりも高いせん断接着強さを示した。LT/TCは、せん断接着強さを有意に低下させた。GRDとNOTは最も低いせん断接着強さであった。SNDとROCは接着強さを有意に増加させた。ROCは、特にUNI、PANとARCとの組み合わせで一般的に長期に高いせん断接着強さを得た。これらは最も長期に高いせん断強さを示したSNDとPANと類似していた。

結論： 表面処理法、接着材と保存条件は、ジルコニアに対するせん断接着強さに有意に影響を与える。人工的なエイジングは、有意にせん断接着強さを減少させる。試験したコンポジットレジン接着材のどれかとトライボケミカルシリカコーティングとの組み合わせかサンドブラスト処理と接着性リン酸モノマーを組み合わせることで、優れた長期のせん断接着強さを示した。

（Quintessence Int 2007；38（9）：745-753.）

OBJECTIVE: To evaluate short- and long-term shear bond strengths of 4 luting agents to zirconia following different surface treatments. METHOD AND MATERIALS: A total of 320 ceramic specimens fabricated from a commercial zirconium oxide ceramic (Lava) were randomly divided into 4 groups: left untreated (NOT), airborne-particle abraded (SND), Rocatec tribochemical silica/silane coated (ROC), or ground and polished (GRD). Resin composite cylinders were bonded to the zirconia specimens with resin composite luting agent RelyX ARC (ARC), universal adhesive resin composite RelyX Unicem (UNI), adhesive-phosphate-monomer-containing resin composite Panavia F (PAN), or the hybrid glass-ionomer cement RelyX Luting (LUT). Subgroups of 10 specimens were stored in distilled water (37 degrees C) for 3 days (ST) or stored for 180 days and thermocycled for 12,000 cycles (LT/TC) before shear bond strength was tested. Statistical analyses included Kruskal-Wallis and Wilcoxon 2-sample rank sum test (alpha = .01). RESULTS: Short-term shear bond strengths were higher with ROC than with SND, which were both greater than GRD or NOT. UNI revealed higher shear bond strengths than PAN, ARC, and LUT. LT/TC significantly decreased shear bond strength values. GRD and NOT produced the lowest shear bond strengths. SND and ROC significantly increased bond strength. ROC generally yielded the highest long-term shear bond strength, especially with UNI, PAN, or ARC. These were similar to SND and PAN, which revealed the highest long-term shear bond strengths. CONCLUSIONS: Surface treatment, luting agent, and storage conditions significantly influence shear bond strengths to zirconia. Artificial aging significantly reduces shear bond strengths. Airborne-particle abrasion combined with a resin composite containing adhesive phosphate monomers or tribochemical silica/silane coating combined with any of the tested resin composite luting agents provides superior long-term shear bond strength values.

高密度焼結高純度ジルコニアセラミックスに対するレジンセメントの長期保存と熱サイクル後のせん断強さの in vitro による評価

問題陳述：ジルコニア系セラミックスへのレジン接着についてのいくつかの研究では、優れた長期耐久性接着強度を得るためにサンドブラスト処理と接着性モノマーを含む改質されたレジン系接着材が推奨されている。この方法が、市販のジルコニア系の全セラミックシステムの凹表面にもうまく適用できるかは不明である。
目的：本研究の目的は、人工的なエイジング前後で異なる接着材/シランカップリング剤とレジン接着材のジルコニアセラミックスに対する接着強度を比較し評価することである。
材料と方法：コンポジットシリンダー（2.9 x 3.0 mm）は、Clearfil SE Bond/ Porcelain Bond Activator で前処理した後に、Panavia F（PAN）または RelyX ARC（REL）レジンのいずれかを用いてサンドブラスト処理した表面をもつ AllZirkon 試料（n=80）に接着した（Group SE）。他の群では、RelyX ARC が接着材/シランカップリング剤とともに用いられた（Single Bond/Ceramic Primer, Group SB）。接着材/シランカップリング剤を含まない PAN を対照とした（Group NO）。せん断接着強さを試験する前に、10個の試料のサブグループは蒸留水中に3日または180日間保存した。180日間保存した試料を、15秒の滞留時間で5～60℃間を12,000サイクル繰り返してサーマルサイクルを行った。データは一元配置および二元配置分散分析と Tukey 多重比較試験を用いて分析した（alpha=.05）。破壊様式は25倍の倍率で調べた。
結果：3日間後の試料では、NO-PAN（17.36 +/- 3.05 MPa）または SB-REL（16.90 +/- 7.22 MPa）群と比較して、SE-REL（25.15 +/- 3.48 MPa）と SE-PAN（20.14 +/- 2.59 MPa）群は有意に優れた平均せん断接着強さを示した（$p=.0007$）。SE-PAN、NO-PAN および SB-REL 群には有意差がなかった。人工的なエイジングは接着強度を著しく低下させた。180日間保存した試料では、NO-PAN（9.45 +/- 5.06 MPa）や SB-REL（1.08 +/- 1.85 MPa）群に比べ、SE-PAN（16.85 +/- 3.72 MPa）と SE-REL（15.45 +/- 3.79 MPa）群はより高いせん断接着強度を示した。失敗の様式は、3日間の群でさまざまであった。しかし、人工的なエイジング後は100%セラミック表面の界面破壊であった。
結論：人工的なエイジングは接着強さを著しく低下させた。接着性リン酸モノマーを含有する接着材/シランカップリング剤に、サンドブラスト処理を行った Procera AllZirkon 修復材へ試験した2種類のレジン系接着材のいずれかを用いることで優れた長期的なせん断接着強度を得ることができる。

（Blatz MB, et al. J Prosthet Dent 2004；91（4）：356-362.）

ジルコニアをベースとした材料に対するレジンセメントの強固で耐久性のある接着のためのエッチング方法の選択

問題の陳述：イットリウム、部分安定化正方晶ジルコニア、多結晶材（Y-TZP）およびレジン接着材間で強固で安定した接着を確立するには、従来の表面粗造化とコーティング方法を用いるものでは困難であることが判明している。
目的：本研究の目的は、選択的浸潤エッチング法を用い、ジルコニアとレジンの接着強度と耐久性を評価することであった。
材料と方法：72枚の Y-TZP（19.5 x 3 mm）は、110μm の酸化アルミニウム粒子でサンドブラスト処理を行い、4つのグループ（n=18）に分けた。1つの試験グループは選択的浸潤エッチング表面処理を行った。3つの市販接着システム（Panavia F 2.0、RelyX ARC、Bistite II DC）を用い、サンドブラスト処理したジルコニア試料をあらかじめエイジングしたコンポジットレジンディスク（Filtek Z250）に接着した。Panavia は選択的浸潤エッチングされた試料を接着するために使用した。接着させた試料をマイクロバー状（6 x 1 x 1 mm）に切断し、直ちに1週間、2週間、3週間および1ヵ月の水中保管をした後に、微小引張接着強度試験（MTBS は MPa で測定した）を行った（5 microbars/disc/time interval/group, n = 450 microbars/group）。走査型電子顕微鏡を用い、破壊されたマイクロバーを検査した。選択的浸潤エッチングとサンドブラスト処理を行った試料の密度（g/cm³）と4点曲げ強さ（MPa）は、Y-TZP 試料の構造一体性に対する選択的浸潤エッチングの効果を評価するため測定した。1被験者内因子（時間、5水準）および1被験者間因子（手法、4水準）を用いた反復測定分散分析を用いてデータを分析した（$\alpha = 0.05$）。
結果：4つの接着方法の間には初期 MTBS（MPa）に有意差があった（$p<.001$）。Panavia F2.0、RelyX ARC また Blstite II DC のいずれかと接着させたサンドブラスト処理した試料は、それぞれ接着強度の平均（SD）が 23.3（2.4）、33.4（2.1）、31.3（2.8）MPa であったが、一方で Panvia F2.0 で接着された選択的浸潤エッチングを行った試料では、49.8（2.7）MPa と最も高い接着強度が得られた。Panavia（選択的浸潤エッチングとサンドブラスト処理をした試料）を用い接着した試料を除き、MTBS 値の減少が時間とともに観察され、水中保管と接着方法の間には有意な相互作用を認めた（$p<.001$）。さらに、観察された破壊様式は、主に界面破壊を示した他の群と対照的に、選択的浸潤エッチングを行った試料は主に凝集破壊であった。
結論：今回の研究で用いた材料と同条件の試験環境では、選択的浸潤エッチングはジルコニア系材料との強固で耐久性のある接着を確立できる信頼できる方法であった。

（Aboushelib MN, et al. J Prosthet Dent 2007；98（5）：379-388.）

Bonding to Zirconia

表面コンディショニングはジルコニアセラミックスの接着に影響する

　サンドブラスト処理は、ジルコニアセラミックスへのレジン接着の耐久性に必須であると思われる。サンドブラスト処理は、表面に凹凸を生成することによりセラミックスの強度を損なう可能性がある。したがって、サンドブラスト処理を省略するか、空気圧を低下させることが望ましいと思われる。われわれはサンドブラスト処理を省略するか、空気圧を減圧して使用することがプライマーを使用することと無関係にジルコニアセラミックスの接着に影響しないという帰無仮説を検証した。3つの機械的表面状態（研磨、0.05または0.25MPaでのサンドブラスト処理）および4つのプライマー処理条件が試験された。これらの異なる表面調整後に、ジルコニアセラミックスの試料を接着し、水中保管3日間と人工的エイジングのために37,500回のサーマルサイクルを行った150日間での引張接着強さを評価した。サンドブラスト処理の省略により、プライマーを用いることとは無関係に人工的エイジングの間に剥離が起こった。サンドブラスト処理とプライマー処理の組み合わせはジルコニアセラミックスの長期レジン接着を有意に改善した。低圧のサンドブラスト処理は、適切な接着性プライマーが塗布されていれば長期の接着強度に影響せずに表面の粗さも減少できた。

（Kern M, et al. J Dent Res 2009；88(9)：817-822.）

接着性レジンセメントを用いたジルコニアセラミックスの接着に及ぼすサンドブラスト処理の影響

目的：ジルコニアの接着調整方法としてのサンドブラスト処理は、ジルコニア修復物の機械的な強度を損なう可能性がある。この研究の目的は、表面コンディショニングパラメーター、すなわち、減圧でのサンドブラスト処理施行、サンドブラスト処理を行わない、そして接着性プライマー塗布の方法による、ジルコニアセラミックスへの長期レジン系接着強度に対する影響を評価することである。

方法：ジルコニアセラミックディスクを600番の研磨用紙にて研磨した。コンポジットレジンで満たしたプレキシチューブをRelyX Unicem lutingレジンセメントでコンディショニングしたジルコニアディスクに接着した。3つの表面条件（無調整、0.05と0.25MPaでのサンドブラスト処理）と、4つのプライミング条件（プライマーなし、金属/ジルコニアプライマーによるプライミング、アロイプライマーによるプライミングとClearfil Ceramic Primerによるプライミング）を試験した。各組み合わせで16個の試料を接着した。8つの接着試料のサブグループを3日と150日間水中保管し、37,500回のサーマルサイクルを行った。引張強さ（TBS）は、一般的な試験機を用い、2 mm/minのクロスヘッドスピードで測定した。

結果：プライミングなしでは、RelyX Unicemは0.25MPaで、サンドブラスト処理したセラミックスが耐久性のある接着強度を示した。プライマーを含む10-メタクリロイルオキシ‐デシル二水素リン酸塩と組み合わせると、サンドブラスト処理を減圧で行ってもジルコニアセラミックスに耐久性のあるTBSを示した。しかしながら、金属/ジルコニアプライマーとサンドブラスト処理の組み合わせは、ジルコニアセラミックスに耐久性のあるTBSを示さなかった。

意義：セルフアドヒーシブのレジン系接着材（RelyX Unicem）を使用し、0.25MPaでのサンドブラスト処理または低圧でのサンドブラスト処理とMDP含有プライマーによるプライミングとの組み合わせは、ジルコニアセラミックスへの耐久性のある長期間接着を達成するのに有用であると思われる。

（Yang B, et al. Dent Mater 2010；26(1)：44-50.）

接着歯学のための重要キーワード13

6 Functional Monomer
機能性モノマー

コンポジットレジンあるいは金属材料が歯質との接着性を得るため、特に象牙質との化学的結合を得るため、親和性の高い疎水性基と歯質に親和性の高い親水性基、重合性基を構成成分中に含有する化合物を機能性モノマー（接着性モノマー）という。特に酸性の機能性モノマーであるカルボン酸系とリン酸系を主要化合物としており、MDP、4-MET、Phenyl-P などいくつかの種類がある。近年、この機能性モノマーの性能がボンディングシステムの接着性能に多く影響を与えることが指摘されている。酸性の機能性モノマーの働きは、歯質を脱灰する作用と歯質と化学的に接着する作用を有しており、この2つの作用はレジン－象牙質接着界面の耐久性に大きく影響する。

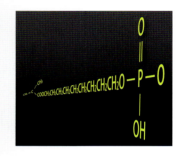

(Yoshida et al. Application of chemical analyses in dental adhesive technology. Adhes Dent 2010:28: 1-13.)

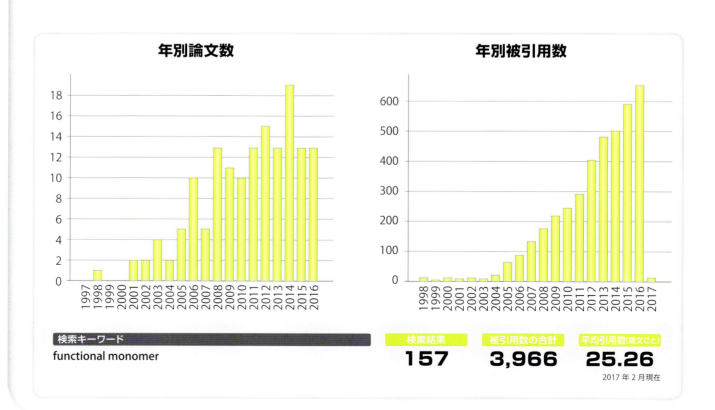

検索キーワード: functional monomer

検索結果: **157**　被引用数の合計: **3,966**　平均引用数(論文ごと): **25.26**

2017年2月現在

トムソン・ロイターが選んだベスト20論文

順位	論文	2013年	2014年	2015年	2016年	2013年〜2016年引用	総引用
引用数 1位	Yoshida Y, Nagakane K, Fukuda R, Nakayama Y, Okazaki M, Shintani H, Inoue S, Tagawa Y, Suzuki K, De Munck J, Van Meerbeek B. Comparative study on adhesive performance of functional monomers. J Dent Res 2004；83(6)：454-458. 機能性モノマーの接着性能に関する比較研究	45	40	60	51	196	487
引用数 2位	Van Meerbeek B, Yoshihara K, Yoshida Y, Mine A, De Munck J, Van Landuyt KL. State of the art of self-etch adhesives. Dent Mater 2011；27(1)：17-28. セルフエッチ接着材の最前線	56	60	51	72	239	281
引用数 3位	Imazato S. Antibacterial properties of resin composites and dentin bonding systems. Dent Mater 2003；19(6)：449-457. コンポジットレジンと象牙質接着システムの抗菌性	25	16	19	20	80	177
引用数 4位	Liu Y, Tjaderhane L, Breschi L, Mazzoni A, Li N, Mao J, Pashley DH, Tay FR. Limitations in bonding to dentin and experimental strategies to prevent bond degradation. J Dent Res 2011；90(8)：953-968. 象牙質接着の限界と接着劣化を防ぐための研究方略	26	37	40	46	149	171
引用数 5位	Van Meerbeek B, Van Landuyt K, De Munck J, Hashimoto M, Peumans M, Lambrechts P, Yoshida Y, Inoue S, Suzuki K. Technique-sensitivity of contemporary adhesives. Dent Mater J 2005；24(1)：1-13. 現在の接着材のテクニックセンシティビティー	16	13	16	8	53	171
引用数 6位	Inoue S, Koshiro K, Yoshida Y, De Munck J, Nagakane K, Suzuki K, Sano H, Van Meerbeek B. Hydrolytic stability of self-etch adhesives bonded to dentin. J Dent Res 2005；84(12)：1160-1164. 象牙質に接着するセルフエッチング接着材の加水分解安定性	20	24	15	16	75	160
引用数 7位	Fukegawa D, Hayakawa S, Yoshida Y, Suzuki K, Osaka A, Van Meerbeek B. Chemical interaction of phosphoric acid ester with hydroxyapatite. J Dent Res 2006；85(10)：941-944. ハイドロキシアパタイトとリン酸エステルの化学的相互作用	19	15	10	18	62	135

接着歯学のための重要キーワード13（関連性の高い論文和訳）

トムソン・ロイターが選んだベスト20論文

引用数	タイトル・和訳	2013年	2014年	2015年	2016年	2013年〜2016年引用数	合計引用数
8位	Lu H, Carioscia JA, Stansbury JW, Bowman CN. Investigations of step-growth thiol-ene polymerizations for novel dental restoratives. Dent Mater 2005；21（12）：1129-1136. 新規歯科用修復材のための段階的チオール-エン重合の研究	14	18	13	14	59	128
9位	Suh BI, Feng L, Pashley DH, Tay FR. Factors contributing to the incompatibility between simplified-step adhesives and chemically-cured or dual-cured composites. Part III. Effect of acidic resin monomers. J Adhes Dent 2003；5（4）：267-282. 単純化されたステップの接着材と化学的あるいはデュアル硬化された複合材との間の不適合に寄与する要因 パートIII 酸性レジンモノマーの影響	12	5	9	5	31	107
10位	Van Landuyt KL, Yoshida Y, Hirata I, Snauwaert J, De Munck J, Okazaki M, Suzuki K, Lambrechts P, Van Meerbeek B. Influence of the chemical structure of functional monomers on their adhesive performance. J Dent Res 2008；87（8）：757-761. 機能性モノマーの化学構造が接着性能に及ぼす影響	20	17	14	10	61	94
11位	Issa Y, Watts DC, Brunton PA, Waters CM, Duxbury AJ. Resin composite monomers alter MTT and LDH activity of human gingival fibroblasts *in vitro*. Dent Mater 2004；20（1）：12-20. コンポジットレジンのモノマーは、*in vitro* 下でヒト歯肉線維芽細胞の MTT および LDH 活性を変化させる	9	6	6	6	27	92
12位	Ferracane JL, Stansbury JW, Burke FJ. Self-adhesive resin cements - chemistry, properties and clinical considerations. J Oral Rehabil 2011；38（4）：295-314. 自己接着性レジンセメント-化学特性および臨床的考察	13	22	21	20	76	91
13位	Thonemann B, Schmalz G, Hiller KA, Schweikl H. Responses of L929 mouse fibroblasts, primary and immortalized bovine dental papilla-derived cell lines to dental resin components. Dent Mater 2002；18（4）：318-323. L929マウス線維芽細胞、初代および不死化ウシ歯乳頭由来細胞株の歯科用レジン成分への応答	7	4	9	6	26	81
14位	Ozcan M, Nijhuis H, Valandro LF. Effect of various surface conditioning methods on the adhesion of dual-cure resin cement with MDP functional monomer to zirconia after thermal aging. Dent Mater J 2008；27（1）：99-104. サーマルサイクル後のジルコニアに対する MDP 機能性モノマーとのデュアルキュア型レジンセメントの接着に及ぼす種々の表面処理法の影響	14	10	17	6	47	78

6 Functional Monomer

トムソン・ロイターが選んだベスト20論文

	タイトル・和訳	2013年	2014年	2015年	2016年	2013年〜2016年引用数	合計引用数
引用数 15位	Yoshida Y, Yoshihara K, Nagaoka N, Hayakawa S, Torii Y, Ogawa T, Osaka A, Van Meerbeek B. Self-assembled Nano-layering at the Adhesive interface. J Dent Res 2012；91（4）：376-381. 接着界面での自己組織化ナノ層化	8	13	25	19	65	67
引用数 16位	Tanaka R, Fujishima A, Shibata Y, Manabe A, Miyazaki T. Cooperation of phosphate monomer and silica modification on zirconia. J Dent Res 2008；87（7）：666-670. ジルコニア上でのリン酸モノマーとシリカ改質の協調	9	6	10	10	35	60
引用数 17位	Erickson RL, Barkmeier WW, Latta MA. The role of etching in bonding to enamel：a comparison of self-etching and etch-and-rinse adhesive systems. Dent Mater 2009；25(11)：1459-1467. エナメル質接着におけるエッチングの役割：セルフエッチングとエッチアンドリンスの接着システムの比較	10	7	7	13	37	51
引用数 18位	Yoshihara K, Yoshida Y, Hayakawa S, Nagaoka N, Torii Y, Osaka A, Suzuki K, Minagi S, Van Meerbeek B, Van Landuyt KL. Self-etch monomer-calcium salt deposition on dentin. J Dent Res 2011；90（5）：602-606. 象牙質上のセルフエッチングモノマー - カルシウム塩沈着	5	8	8	8	29	40
引用数 19位	Van Landuyt KL, De Munck J, Mine A, Cardoso MV, Peumans M, Van Meerbeek B. Filler debonding & subhybrid-layer failures in self-etch adhesives. J Dent Res 2010；89(10)：1045-1050. セルフエッチング接着におけるフィラーの剥離およびサブハイブリッド層の欠陥	4	5	10	4	23	34
引用数 20位	Peumans M, De Munck J, Mine A, Van Meerbeek B. Clinical effectiveness of contemporary adhesives for the restoration of non-carious cervical lesions. A systematic review. Dent Mater 2014；30(10)：1089-1103. 非う蝕性歯頸部病変の修復のための現代の接着材の臨床的有効性。系統的レビュー	0	0	12	19	31	31

Comparative study on adhesive performance of functional monomers

機能性モノマーの接着性能に関する比較研究

Yoshida Y, Nagakane K, Fukuda R, Nakayama Y, Okazaki M, Shintani H,
Inoue S, Tagawa Y, Suzuki K, De Munck J, Van Meerbeek B.

　マイルドなセルフエッチング接着材は、象牙質を部分的にのみ脱灰し、サブミクロンのハイブリッド層内のコラーゲン周囲にハイドロキシアパタイトを残す。われわれは、この残留ハイドロキシアパタイトが機能性モノマーとの化学的相互作用の受容体として作用し、その後、マイクロメカニカルハイブリダイゼーションに加えて接着性能に寄与すると仮定した。エックス線光電子分光法と原子吸光光度法を用いて、合成ハイドロキシアパタイトと三官能性モノマーの接着相互作用を化学的に特徴づけた。われわれはさらに、透過型電子顕微鏡法を用いて超形態学的に象牙質との相互作用を特徴づけた。10-メタクリルオキシデシルトリハイドロジェンホスフェート（10-MDP）モノマーはハイドロキシアパタイトに容易に付着した。この結合は、水中でのそのカルシウム塩の低い溶解速度により確認されるように非常に安定していた。4-メタクリルオキシエチルトリメリット酸（4-MET）の結合電位は実質的に低かった。2-メタクリルオキシエチルフェニルハイドロジェンホスフェート（フェニル-P）モノマーおよびハイドロキシアパタイトへの結合は加水分解的に安定ではなかった。セルフエッチング象牙質に加えて、特定の機能性モノマーは、歯の組織への接着能力に寄与すると予想される付加的な化学結合を有する。

（J Dent Res 2004；83（6）：454-458.）

Mild self-etch adhesives demineralize dentin only partially, leaving hydroxyapatite around collagen within a submicron hybrid layer. We hypothesized that this residual hydroxyapatite may serve as a receptor for chemical interaction with the functional monomer and, subsequently, contribute to adhesive performance in addition to micro-mechanical hybridization. We therefore chemically characterized the adhesive interaction of 3 functional monomers with synthetic hydroxyapatite, using x-ray photoelectron spectroscopy and atomic absorption spectrophotometry. We further characterized their interaction with dentin ultra-morphologically, using transmission electron microscopy. The monomer 10-methacryloxydecyl dihydrogen phosphate (10-MDP) readily adhered to hydroxyapatite. This bond appeared very stable, as confirmed by the low dissolution rate of its calcium salt in water. The bonding potential of 4-methacryloxyethyl trimellitic acid (4-MET) was substantially lower. The monomer 2-methacryloxyethyl phenyl hydrogen phosphate (phenyl-P) and its bond to hydroxyapatite did not appear to be hydrolytically stable. Besides self-etching dentin, specific functional monomers have additional chemical bonding efficacy that is expected to contribute to their adhesive potential to tooth tissue.

Antibacterial properties of resin composites and dentin bonding systems

コンポジットレジンと象牙質接着システムの抗菌性

Imazato S.

　本論文は、市販の複合材と接着材システムの抗菌性の評価と、抗菌性を有する複合材や接着材を実現するための多くの試みについてレビューする。複合材料に関して、フッ化物徐放材料を含む市販の製品は、硬化後に抗菌効果を有していないため、複合材料が他の充填材料よりも多くのプラークを蓄積する理由を説明することができる。抗菌特性を有する複合体を提供する試みは、レジン成分および充填剤成分の変更を含み、試験後は、薬剤徐放性または非薬剤徐放性材料を含むというように抗菌成分の放出プロファイルに基づいて2つの群に分類することができる。各タイプの抗菌性複合材料には長所と短所があり、臨床的に有用な材料を得るためにはさらなる改良が必要である。独自の象牙質接着システム（DBS）の中でも、グルタルアルデヒドを含有する製品または酸性特性を有する製品はいくつかの抗菌効果を示す。しかしながら、これらの製品によって示される抗菌特性は、優れた結合特性をもたらすために含まれる成分に由来する副作用のみであり、信頼性が低いようである。DBSへの抗菌成分の添加もいくつかの方法を用いて試みられており、*in vitro*の結果はいくつかが有望であることを示している。修復物の装着後に侵入する細菌および口腔内の残留細菌を抑制することを可能とするDBSを開発しようとする試みを継続することには価値がある。治療効果を有する生体機能複合材料またはDBSの達成は二次う蝕予防に寄与する。

（Dent Mater 2003；19(6)：449-457.）

This paper reviews the research conducted on the evaluation of antibacterial properties of commercial composites and adhesive systems, in addition to the discussion on many attempts to achieve antibacterial composites or adhesives. With regard to composites, commercially available products including fluoride-releasing materials have no antibacterial effect after being cured, which may explain why composites accumulate more plaque than other filling materials. The attempts to provide composites with antibacterial properties involve alterations to the resin components and filler components, and the trials can be subsequently classified into two groups based on the release profile of antibacterial components; agent-releasing or non-agent-releasing materials. Each type of antibacterial composite has advantages and disadvantages, and further modifications are needed to achieve clinically useful materials. Among proprietary dentin bonding systems (DBS), the products which contain glutaraldehyde or have an acidic property exhibit some antibacterial effects. However, the antibacterial properties shown by these products are only side-effects which are derived from the constituents included to produce superior bonding characteristics, and appear to be unreliable. Inclusion of antibacterial components into DBS has also been attempted using several methods, and the results of *in vitro* tests indicate that some of the trials seem promising. It is worthy of continuing the attempts to develop DBS which can inhibit invading bacteria after the placement of restoration as well as residual bacteria in the cavity. Achievement of bio-functional composites or DBS with therapeutic effects would contribute to prevent secondary caries.

Technique-sensitivity of contemporary adhesives

現在の接着材のテクニックセンシティビティー

Van Meerbeek B, Van Landuyt K, De Munck J, Hashimoto M,
Peumans M, Lambrechts P, Yoshida Y, Inoue S, Suzuki K.

　セルフエッチング接着材は、ハイブリッド層形成によるマイクロメカニカルインターロッキングに加えて、機能性モノマーと残留ハイドロキシアパタイトとの間のさらなる化学的相互作用の恩恵を被る可能性がある。ワンステップ接着材は、一般に比較的高濃度の溶媒中での親水性および疎水性モノマーの溶解に起因する接着効果の低下と関連している。この「難しい」混合物では、水もセルフエッチング活性を可能にするイオン化媒体として必須である。高い親水性により、ワンステップセルフエッチング接着材は半透膜として挙動し、流体が通過して接着耐久性を著しく損なうことが報告されている。最近の研究では、HEMA を含まないワンステップ接着材が相分離を起こしやすいことが明らかになった。しかしながら、適切なエアードライテクニックを用いることにより、HEMA 含有接着材よりも実質的により多くの界面に存在する水を除去することにより、相分離する接着材の接着効果を改善することができる。

（Dent Mater J 2005；24（1）： 1 -13.）

Besides micro-mechanical interlocking through hybrid-layer formation, self-etch adhesives may benefit from additional chemical interaction between the functional monomer and residual hydroxyapatite. One-step adhesives are commonly associated with lower bonding effectiveness, which must be attributed in part to the dissolution of hydrophilic and hydrophobic monomers in a relatively highly concentrated solvent. In this 'difficult' mixture, also water is essential as ionization medium to enable self-etching activity. Due to the high hydrophilicity, one-step self-etch adhesives have been reported to behave as semi-permeable membranes, allowing fluids to pass through and seriously jeopardizing bond durability. Recent research has also revealed that HEMA-free one-step adhesives are prone to phase-separation, which may also account for their lower bonding effectiveness. Employing an appropriate air-drying technique may, however, improve the bonding effectiveness of such phase-separating adhesives by getting rid of substantially more interfacial water than HEMA-containing adhesives, of which water might be more difficult to remove from.

Functional Monomer

Hydrolytic stability of self-etch adhesives bonded to dentin
象牙質に接着するセルフエッチング接着材の加水分解安定性

Inoue S, Koshiro K, Yoshida Y, De Munck J, Nagakane K, Suzuki K, Sano H, Van Meerbeek B.

　機能性モノマーは、マイルドなセルフエッチング接着材により生成されるサブミクロンハイブリッド層内に残るハイドロキシアパタイトと化学的に結合する。機能性モノマーである10-MDPは、ハイドロキシアパタイトと最も強く相互作用し、そのカルシウム塩は、4-METおよびフェニル-Pと比較して、加水分解的に安定している。われわれは、セルフエッチング接着材の追加となる化学的相互作用が結合安定性を改善するという仮説を検討した。10-MDP系の接着材の微小引張接着強さ（μTBS）は、100,000サイクル後に著しい低下は認められなかったが、4-MET系接着材およびフェニル-P系接着材の場合は50,000および30,000サイクル後に接着強さが低下した。同様に、10-MDP系の接着材については100,000回のサーマルサイクル後においても界面超微細構造は変化が生じなかったが、4-MET-およびフェニル-P系の接着材の両者ともに空隙および不明瞭なコラーゲンを含んでいた。この研究の結果は、接着材-象牙質結合の長期耐久性は、機能性モノマーの化学結合能に依存するという概念を支持している。

（J Dent Res 2005；84（12）：1160-1164.）

Functional monomers chemically interact with hydroxyapatite that remains within submicron hybrid layers produced by mild self-etch adhesives. The functional monomer 10-MDP interacts most intensively with hydroxyapatite, and its calcium salt appeared most hydrolytically stable, as compared with 4-MET and phenyl-P. We investigated the hypothesis that additional chemical interaction of self-etch adhesives improves bond stability. The micro-tensile bond strength (muTBS) of the 10-MDP-based adhesive did not decrease significantly after 100,000 cycles, but did after 50,000 and 30,000 cycles, respectively, for the 4-MET-based and the phenyl-P-based adhesives. Likewise, the interfacial ultrastructure was unchanged after 100,000 thermocycles for the 10-MDP-based adhesive, while that of both the 4-MET- and phenyl-P-based adhesives contained voids and less-defined collagen. The findings of this study support the concept that long-term durability of adhesive-dentin bonds depends on the chemical bonding potential of the functional monomer.

機能性モノマーの化学構造が接着性能に及ぼす影響

　接着システムの機能性モノマーは、湿潤および脱灰の促進と、カルシウムとの化学結合によって結合を改善することができる。この研究は、機能性モノマーの化学構造における小さな変化がそれらの結合効果を改善し得るという仮説を試験した。わずかに異なる化学構造を有する3種の実験用リン酸系モノマー（HAEPA、EAEPA、MAEPA）および10-MDP（対照）を評価した。接着性能は、機能性モノマーについてのみ異なる4つのセメントの微小引張接着強度の観点から決定した。接着‐脱灰の概念に基づいて、機能性モノマーのカルシウム塩の溶解速度を原子吸光光度法により測定し、化学結合能力を評価した。接着性セメントの高い接着強度は、それぞれの機能性モノマーのカルシウム塩の低い溶解速度に対応していた。後者は、高い化学的結合能力を示唆する接着‐脱灰コンセプトによるものである。われわれは、接着材料の接着性能は、機能性モノマーの化学構造に依存すると結論づけている。

（Van Landuyt KL, et al. J Dent Res 2008；87（8）：757-761.）

サーマルサイクル後のジルコニアに対するMDP機能性モノマーとのデュアルキュア型レジンセメントの接着に及ぼす種々の表面処理法の影響

　この研究は、熱負荷後のMDP機能性モノマーとジルコニアセラミックスとのデュアルキュア型レジンセメントの接着に及ぼすチェアサイドおよび技工室での表面処理法の影響を評価した。円板状（直径10mm、厚さ2mm）のY-TZPセラミックス（Lava^{TM}、3M ESPE）を使用し（N＝40）、湿式1,200グリッドの耐水研磨紙で仕上げた。試料は以下の表面調整法（1グループにつきn＝10）に従って4つの実験グループに無作為に分けられた：グループ1－50μmのチェアサイドAl$_2$O$_3$サンドブラスト＋アロイプライマー（Kuraray）。グループ2－50μmのAl$_2$O$_3$サンドブラスト＋Cesead II不透明プライマー（Kuraray）。グループ3－50μmのAl$_2$O$_3$サンドブラスト＋Silano-Pen＋シランカップリング剤（Bredent）。グループ4－技工室におけるトライボケミカルシリカコーティング（110μmのAl$_2$O$_3$＋110μmのSiOx）（Rocatec）＋シランカップリング剤（ESPE-Sil）。接着材セメントのPanavia F2.0（Kuraray）を、ポリエチレン型（直径3.6mm、高さ5mm）を用いて徐々にセラミック表面に接着させた。すべての試験片をサーマルサイクル（5℃および55℃、6,000サイクル）し、せん断接着強さ試験（1mm/min）を行った。試験結果は統計学的に解析され（one-way ANOVA、$α$＝0.05）、4群間で有意差は認められなかった（8.43±1.3、8.98±3.6、12.02±6.7、8.23±3.8MPa）（p＝0.1357）。したがって、ジルコニアに使用されるチェアサイドの表面処理法の性能は、試験された技工室での処理法と同等であった。

（Ozcan M, et al. Dent Mater J 2008；27（1）：99-104.）

Functional Monomer

接着界面での自己集簇ナノレイヤー化

「接着‐脱石灰化」コンセプトによれば、歯科用接着材内の特定の機能性モノマーは、ハイドロキシアパタイト（HAp）とイオン的に相互作用することが可能である。このようなイオン結合は、「自己集簇」「ナノレイヤー化」の形で現れる10-メタクリロイルオキシデシルジハイドロジェンホスフェート（MDP）について実証されている。しかし、市販のMDP含有接着材（Clearfil SE Bond, Kuraray；Scotchbond Universal, 3M ESPE）を一般的な臨床応用プロトコールに従って適用した場合、そのようなナノレイヤー化が歯組織にも生じるか探索されないままである。したがって、エックス線回折（XRD）およびエネルギー分散型エックス線分光法（EDS）、そして透過型電子顕微鏡（TEM / STEM）を使用して超微細構造的に接着‐象牙質界面の化学的な特徴を探索した。両接着材は、ハイブリッド層内だけでなく、特にClearfil SEボンド（Kuraray）についても、接着材界面にナノレイヤーを形成し、接着材層に広がっていた。安定したMDP-Ca塩形成により結合された2つの10-MDP分子のこのような自己集簇ナノレイヤーは、接着界面を生分解に対してより耐性化しており、それが10-MDP系の接着材により得られた結合の良好な臨床的寿命のもっともらしい説明となっている。

（Yoshida Y, et al. J Dent Res 2012；91（4）：376-381.）

エナメル質接着におけるエッチングの役割：セルフエッチングとエッチアンドリンスの接着システムの比較

目的：エッチングおよびレジン浸透形態を、Adper Single Bond Plus（SB）接着材でさまざまなリン酸（PA）濃度を使用した3種類のセルフエッチング接着材（SEA）システムと11種類のモデルエッチアンドリンス（ERA）システムで比較した。各SEAシステムとPA/SBシステムの1つとの間で形態の一致があり、すべてのシステムについて接着強度の測定が行われた。仮説は、微小機械的結合が接着のメカニズムであると仮定した上で、同様の形態は同様の接着強度をもたらすとした。

方法：SEMによるエッチングおよびレジン浸透形態を測定するため、各接着システムにおいて研磨された（4,000グリッド）ヒトエナメル質に3つの試料を準備した。後者については、接着システムは、推奨される方法を用いて接着し、エナメル質は酸に溶解して樹脂を露出させた。SEAシステムのエッチングパターンは、水およびアセトンで材料をすすぐことによって製作した。エナメル剪断接着強さ（SBS）に対して24時間のコンポジットレジンを測定するために、各接着システムについて研磨（4,000グリッド）されたヒトエナメル質を使用した。各群につき最低10試料を使用した。データはone factor ANOVAおよびFisherのPLSD post hoc testによって分析した。

結果：3つのSEAシステムのうちの2つについて、SBS対研磨エナメル質は、PA/SB適合システムより統計的に有意に高く（$p < 0.05$）、化学結合が測定された接着強度の原因の一部である可能性があることを示した。3つのSEAシステムはいずれも、PA濃度が2.5%～40%のPA/SBシステムよりも統計的に低いSBS値を示した（$p < 0.05$）。

意義：いくつかのSEAシステムでは化学結合が存在するかもしれないが、エナメル質のリン酸エッチングを用いてERAシステムによって生成された結合と競合するのに十分な接着強度の増加をもたらさない。

（Erickson RL, et al. Dent Mater 2009；25（11）：1459-1467.）

接着歯学のための重要キーワード13

7 Clinical Study
臨床研究

長期臨床経過から得られるデータは、高いレベルのエビデンスを獲得するために必要不可欠である。その一方、十分な観察期間とn数を確保するために多大な時間と労力を要する。また近年は研究倫理の遵守が強く求められるようになっており、臨床研究の実施が次第に困難になりつつある。わが国で実施されている接着歯学に関する臨床研究は基礎研究に比べると少ないものの、日本接着歯学会主導の多施設研究も行われている。
接着歯学においてはう蝕のない5級窩洞、いわゆるくさび状欠損に対する充填処置の経過を確認した臨床研究が多い。そのレビューでは興味深いことに、実験室において低い接着強さが報告されている1ステップアドヒーシブの臨床成績が決して悪くはないことが明らかになっている。

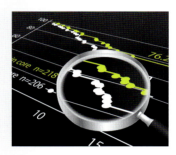

(二階堂徹, 宇野滋, 久保至誠, 笹崎弘己, 佐藤かおり, 新海航一, 保坂啓一, 柵木寿男, 山本雄嗣, 吉川一志, 陸田明智, 矢谷博文, 桃井保子. マルチセンター方式によるコンポジットレジン修復の3年間の臨床成績. 接着歯学 2014;32(3):130.)
(Peumans M, De Munck J, Mine A, Van Meerbeek B. Clinical effectiveness of contemporary adhesives for the restoration of non-carious cervical lesions. A systematic review. Dent Mater 2014;30(10):1089-1103.)

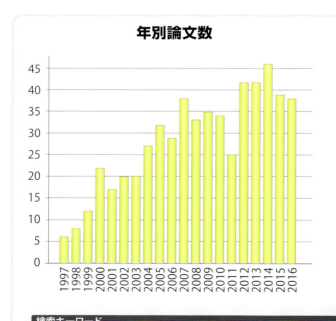

年別論文数

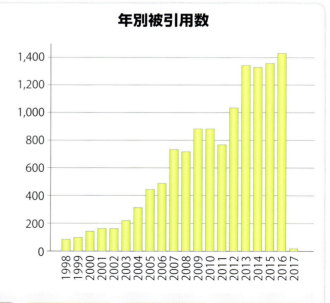

年別被引用数

検索キーワード
clinical adhesive AND year NOT implant

検索結果	被引用数の合計	平均引用数(論文ごと)
609	**12,828**	**21.06**

2017年2月現在

Clinical Study

トムソン・ロイターが選んだベスト**20**論文

引用数	タイトル・和訳	2013年	2014年	2015年	2016年	2013年〜2016年引用数	合計引用数
1位	Peumans M, Kanumilli P, De Munck J, Van Landuyt K, Lambrechts P, Van Meerbeek B. Clinical effectiveness of contemporary adhesives: a systematic review of current clinical trials. Dent Mater 2005;21(9):864-881. 現代の接着材の臨床的効果：最近の臨床試験に関するシステマティックレビュー　P.106に和訳あり	42	35	37	32	146	396
2位	Monticelli F, Grandini S, Goracci C, Ferrari M. Clinical behavior of translucent-fiber posts: a 2-year prospective study. Int J Prosthodont 2003;16(6):593-596. 透過性ファイバーポストの臨床挙動：2年前向き研究	14	8	5	7	34	147
3位	Hickel R, Roulet JF, Bayne S, Heintze SD, Mjör IA, Peters M, Rousson V, Randall R, Schmalz G, Tyas M, Vanherle G. Recommendations for conducting controlled clinical studies of dental restorative materials. Clin Oral Investig 2007;11(1):5-33. 歯科用修復材料の対照臨床研究を実施するための推奨事項	12	14	11	16	53	112
4位	Mannocci F, Bertelli E, Sherriff M, Watson TF, Ford TR. Three-year clinical comparison of survival of endodontically treated teeth restored with either full cast coverage or with direct composite restoration. J Prosthet Dent 2002;88(3):297-301. 鋳造冠またはダイレクトコンポジットで補綴・修復した歯内処置歯生存率の3年臨床比較	9	8	8	5	30	110
5位	Peumans M, De Munck J, Van Landuyt KL, Poitevin A, Lambrechts P, Van Meerbeek B. Eight-year clinical evaluation of a 2-step self-etch adhesive with and without selective enamel etching. Dent Mater 2010;26(12):1176-1184. セレクティブエナメルエッチングの有無による2ステップセルフエッチ接着材の8年臨床評価	19	19	19	21	78	103
6位	Tay FR, Pashley DH. Resin bonding to cervical sclerotic dentin: a review. J Dent 2004;32(3):173-196. 歯頸部硬化象牙質へのレジン接着：レビュー	13	14	6	3	36	89
7位	Marquardt P, Strub JR. Survival rates of IPS empress 2 all-ceramic crowns and fixed partial dentures: results of a 5-year prospective clinical study. Quintessence Int 2006;37(4):253-259. IPS Empress IIのオールセラミッククラウンと固定性義歯の生存率：5年前向き臨床試験の結果	13	10	8	5	36	88

接着歯学のための重要キーワード13（関連性の高い論文和訳）

トムソン・ロイターが選んだベスト20論文

論文		2013年	2014年	2015年	2016年		
総合第5位	Kern M. Clinical long-term survival of two-retainer and single-retainer all-ceramic resin-bonded fixed partial dentures. Quintessence Int 2005;36(2):141-147. 2リテーナーとシングルリテーナーのオールセラミック接着ブリッジの長期臨床生存	7	14	3	9	33	85
総合第6位	Hickel R, Roulet JF, Bayne S, Heintze SD, Mjör IA, Peters M, Rousson V, Randall R, Schmalz G, Tyas M, Vanherle G. Recommendations for conducting controlled clinical studies of dental restorative materials. Science Committee Project 2/98–FDI World Dental Federation study design (Part I) and criteria for evaluation (Part II) of direct and indirect restorations including onlays and partial crowns. J Adhes Dent 2007; 9 Suppl 1:121-147. 歯科用修復材料の対照臨床研究を実施するための推奨事項—科学委員会プロジェクト2/98—FDI世界歯科連盟—アンレーおよび部分被覆冠を含む直接および間接修復の研究デザイン（パートI）および評価基準（パートII）	11	10	13	11	45	80
総合第7位	Peumans M, De Munck J, Fieuws S, Lambrechts P, Vanherle G, Van Meerbeek B. A prospective ten-year clinical trial of porcelain veneers. J Adhes Dent 2004; 6(1):65-76. ポーセレンベニアの10年前向き臨床試験	12	10	9	7	38	79
総合第8位	Heintze SD, Rousson V. Clinical effectiveness of direct class II restorations - a meta-analysis. J Adhes Dent 2012;14(5):407-431. 直接法2級修復の臨床効果—メタアナリシス	3	14	26	28	71	71
総合第12位	Fradeani M, Redemagni M, Corrado M. Porcelain laminate veneers: 6- to 12-year clinical evaluation–a retrospective study. Int J Periodontics Restorative Dent 2005;25(1): 9 -17. ポーセレンラミネートベニア：6〜12年の臨床評価—後ろ向き研究	16	10	6	6	38	63
総合第13位	Sadowsky SJ. An overview of treatment considerations for esthetic restorations: a review of the literature. J Prosthet Dent 2006;96(6):433-442. 審美修復における治療上の考慮点：文献レビュー	6	8	12	11	37	61
総合第14位	Opdam NJ, van de Sande FH, Bronkhorst E, Cenci MS, Bottenberg P, Pallesen U, Gaengler P, Lindberg A, Huysmans MC, van Dijken JW. Longevity of posterior composite restorations: a systematic review and meta-analysis. J Dent Res 2014;93(10):943-949. 臼歯部コンポジット修復物の寿命：系統的レビューとメタアナリシス	0	0	25	31	56	56

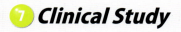

トムソン・ロイターが選んだベスト**20**論文

順位	タイトル・和訳	2013年	2014年	2015年	2016年	2013年～2016年引用数	合計引用数
引用数15位	Kim YK, Grandini S, Ames JM, Gu LS, Kim SK, Pashley DH, Gutmann JL, Tay FR. Critical review on methacrylate resin-based root canal sealers. J Endod 2010;36(3):383-399. メタクリレートレジンベースの根管シーラーに関する批判的レビュー	10	7	4	4	25	52
引用数16位	Frankenberger R, Taschner M, Garcia-Godoy F, Petschelt A, Krämer N. Leucite-reinforced glass ceramic inlays and onlays after 12 years. J Adhes Dent 2008;10(5):393-398. リューサイト結晶含有ガラスセラミックスインレーとアンレーの12年後	10	5	8	10	33	52
引用数17位	Carvalho RM, Manso AP, Geraldeli S, Tay FR, Pashley DH. Durability of bonds and clinical success of adhesive restorations. Dent Mater 2012;28(1):72-86. 接着の耐久性と接着修復の臨床的成功	6	11	11	21	49	50
引用数18位	Heintze SD, Ruffieux C, Rousson V. Clinical performance of cervical restorations–a meta-analysis. Dent Mater 2010;26(10):993-1000. 歯頸部修復の臨床成績：メタアナリシス	4	14	17	6	41	48
引用数19位	Garcia-Godoy F, Krämer N, Feilzer AJ, Frankenberger R. Long-term degradation of enamel and dentin bonds: 6 -year results *in vitro* vs. *in vivo*. Dent Mater 2010;26(11):1113-1118. エナメル質接着と象牙質接着の長期的劣化：*in vitro* と *in vivo* の6年結果	11	6	13	4	34	40
引用数20位	van Dijken JW, Hasselrot L. A prospective 15-year evaluation of extensive dentin-enamel-bonded pressed ceramic coverages. Dent Mater 2010;26(9):929-939. 象牙質―エナメルに接着されたプレスセラミック冠の15年前向き評価	8	5	9	9	31	40

接着歯学のための重要キーワード13（関連性の高い論文和訳）

引用数 5位

Eight-year clinical evaluation of a 2-step self-etch adhesive with and without selective enamel etching

セレクティブエナメルエッチングの有無による2ステップセルフエッチ接着材の8年臨床評価

Peumans M, De Munck J, Van Landuyt KL, Poitevin A, Lambrechts P, Van Meerbeek B.

目的：このランダム化比較試験の目的は、う蝕のない5級病変におけるエナメル質窩洞マージンのセレクティブリン酸エッチングの有無による、マイルドタイプ2ステップセルフエッチ接着材の8年経過臨床成績を評価することである。

方法：Clearfil AP-X（Kuraray）を用いて29人の患者の合計100のう蝕のない5級病変を修復した。コンポジット修復物は、以下の2つの異なる方法によって接着された：（1）セルフエッチング法でClearfil SE（Kuraray）を使用（対照群；C-SEエッチングなし）、（2）Clearfil SE（Kuraray）使用前にエナメル窩洞マージンをセレクティブリン酸エッチング（実験群；C-SEエッチング）。これらの修復物は、6ヵ月、1、2、3、5、8年の臨床経過を修復物の保持、辺縁の適合性および変色、う蝕発生、生活歯髄の保存および術後知覚過敏により評価した。

結果：8年間のリコール率は76%であった。C-SEエッチングなし群の1症例とC-SEエッチング群の1症例の2修復は脱落という臨床的に受け入れられない結果であり、両群の保持率および臨床成功率は97%であった。修復物の経年劣化は、わずかな臨床的に許容される範囲のマージンの欠陥（C-SEエッチングなし：92%、C-SEエッチング：84%）および／または表層マージンの変色（C-SEエッチングなし：44%、C-SEエッチング：28%）の割合増加であった。エナメル質側では、わずかなマージン欠陥（C-SEエッチングなし：86%；C-SEエッチング：65%）および表層変色（C-SEエッチングなし：36%、C-SEエッチング11%）は、実験群よりも対照群でより頻繁に認められた。しかしその違いは、表層のマージンの変色（McNemar、$p=0.01$）のみが統計的に有意であった。

結論：8年間の臨床経過後、Clearfil SEの臨床的有効性は良好であり、エナメル窩洞マージンのセレクティブエッチングは、エナメル質マージンの適合性と変色にわずかな正の効果をもたらすにとどまった。

（Dent Mater 2010;26(12):1176-1184.）

OBJECTIVES:The objective of this randomized controlled clinical trial was to evaluate the 8-year clinical performance of a mild 2-step self-etch adhesive in non-carious Class-V lesions with and without prior selective phosphoric acid-etching of the enamel cavity margins.

METHODS:A total of 100 non-carious Class-V lesions in 29 patients were restored with Clearfil AP-X (Kuraray). The composite restorations were bonded following two different approaches: (1) application of Clearfil SE (Kuraray) following a self-etch approach (control group; C-SE non-etch), (2) selective phosphoric acid-etching of the enamel cavity margins before application of Clearfil SE (experimental group; C-SE etch). The restorations were evaluated after 6 months, 1, 2, 3, 5 and 8 years of clinical service regarding their retention, marginal integrity and discoloration, caries occurrence, preservation of tooth vitality and post-operative sensitivity.

RESULTS:The recall rate at 8 years was 76%. Only two restorations, one of the C-SE non-etch group and one of the C-SE etch group, were clinically unacceptable due to loss of retention leading to a retention rate and a clinical success rate of 97% in both groups. Aging of the restorations was characterized by an increase in the percentage of restorations with a small but clinically acceptable marginal defect (C-SE non-etch: 92%; C-SE etch: 84%) and/or a superficial marginal discoloration (C-SE non-etch: 44%; C-SE etch: 28%). At the enamel side, the presence of small marginal defects (C-SE non-etch: 86%; C-SE etch: 65%) and superficial marginal discoloration (C-SE non-etch: 11%; C-SE etch%) was more frequently noticed in the control group than in the experimental group. The difference, however, was only statistically significant for the presence of superficial marginal discoloration (McNemar, $p=0.01$).

SIGNIFICANCE:After 8 years of clinical functioning, the clinical effectiveness of Clearfil SE remained excellent, with selective acid-etching of the enamel cavity margins only having some minor positive effect on marginal integrity and absence of marginal discoloration at enamel.

Clinical Study

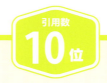

A prospective ten-year clinical trial of porcelain veneers

ポーセレンベニアの10年前向き臨床試験

Peumans M, De Munck J, Fieuws S, Lambrechts P, Vanherle G, Van Meerbeek B.

目的：本 *in vivo* 研究の目的は、治療後5年および10年のポーセレンベニアの臨床成績を評価することである。

材料および方法：1名の術者が、25人の患者の87本の上顎前歯にポーセレンラミネートベニア修復を行った。5年後にすべての修復物、10年後に93%の修復物がリコールされた。臨床成績は、審美性、辺縁適合性、脱離、臨床的微小漏洩、二次う蝕、破折、歯髄活性および患者満足度の観点から評価された。失敗は「臨床的に容認できないが修理可能」または「臨床的に容認できず再治療が必要」として記録された。

結果：ポーセレンベニアは10年後も審美的外観を維持し、まったく失われていなかった。「臨床的に容認（介入不要）」に残った率は、5年後の平均92%（95 CI：90%～94%）から10年後の64%（95 CI：51%～77%）へ有意に低下した。失敗の主な理由はポーセレンの破損（11%）と大きな辺縁欠陥（20%）であった。辺縁欠陥は、特にベニア辺縁が既存のコンポジットレジン修復の位置である場合に認められた。このような脆弱な場所では、重度の辺縁変色（19%）およびう蝕の再発（10%）も頻繁に確認された。1つ以上の「臨床的に容認できない」問題があった修復物のほとんどが修復可能であった（28%）。10年リコール時に再治療の必要があったものは4%のみであった。

結論：唇面ポーセレンベニアは、審美不良の前歯の保存的治療として信頼性の高い有効な処置であると結論づけられた。咬合、形成デザイン、コンポジットレジン修復の有無およびベニアを歯質に接着させるための接着材の使用は、これらの修復物の長期的な臨床結果に寄与する因子である。

（J Adhes Dent 2004; 6 (1):65-76.）

PURPOSE: The aim of this *in vivo* study was to evaluate the clinical performance of porcelain veneers after 5 and 10 years of clinical service.
MATERIALS AND METHODS: A single operator placed porcelain laminates on 87 maxillary anterior teeth in 25 patients. All restorations were recalled at 5 years and 93% of the restorations at 10 years. Clinical performance was assessed in terms of esthetics, marginal integrity, retention, clinical microleakage, caries recurrence, fracture, vitality, and patient satisfaction. Failures were recorded either as "clinically unacceptable but repairable" or as "clinically unacceptable with replacement needed".
RESULTS: Porcelain veneers maintained their esthetic appearance after 10 years of clinical service. None of the veneers were lost. The percentage of restorations that remained "clinically acceptable" (without need for intervention) significantly decreased from an average of 92% (95 CI: 90% to 94%) at 5 years to 64% (95 CI: 51% to 77%) at 10 years. Fractures of porcelain (11%) and large marginal defects (20%) were the main reason for failure. Marginal defects were especially noticed at locations where the veneer ended in an existing composite filling. At such vulnerable locations, severe marginal discoloration (19%) and caries recurrence (10%) were frequently observed. Most of the restorations that present one or more "clinically unacceptable" problems (28%) were repairable. Only 4% of the restorations needed to be replaced at the 10-year recall.
CONCLUSION: It was concluded that labial porcelain veneers represent a reliable, effective procedure for conservative treatment of unesthetic anterior teeth. Occlusion, preparation design, presence of composite fillings, and the adhesive used to bond veneers to tooth substrate are covariables that contribute to the clinical outcome of these restorations in the long-term.

Clinical effectiveness of direct class II restorations - a meta-analysis

直接法2級修復の臨床効果—メタアナリシス

Heintze SD, Rousson V.

目的：世界中で毎年5億件以上の直接修復が行われている。その約55％においてコンポジットレジンまたはコンポマーが使用され、45％にアマルガムが使用されている。臼歯部レジン修復の寿命は十分とされている。しかし、エナメル／象牙質のコンディショニングを行わない場合、およびセルフエッチング接着材システムを用いて処置された場合のコンポジットレジン修復のデータはない。

材料および方法：臼歯部コンポジットレジンの臨床試験を、出版年を制限することなくデータベースSCOPUSを用いて検索した。包括的基準は：（1）少なくとも2年観察の前向き臨床試験；（2）最終リコール時の修復数が最小で20；（3）被験者の脱落率を報告している；（4）処置方法および材料が報告されている；（5）Rygeまたは改良型Ryge評価基準を採用している。アマルガムについては、コンポジットレジンと直接比較した研究のみ採用した。統計分析のために、研究間の差を考慮し、ランダム効果を加味した線形混合モデルを使用した。0.05未満のP値を有意とみなした。

結果：373臨床研究のうち59研究が包含基準を満たした。研究の70％において、2級および1級の修復物が処置されていた。コンポジットレジン修復の全体的な成功率は、10年で約90％であり、アマルガムと変わらなかった。コンポマーによる修復は、有意に短い寿命であった。再修復の主な理由は、修復物の破折や隣接歯のう蝕であった。これらのインシデントはほとんどの研究でまれであり、10年後で再修復されたすべての修復物の約6％にしかならなかった。マクロフィラーのコンポジットおよびコンポマーを用いた修復は、他の材料による修復物よりも有意な解剖学的形態の損失があった。エナメル酸エッチングおよび象牙質接着材を採用しなかった修復は、エナメルエッチングまたはエッチアンドリンス法を用いた修復と比較して、有意に多くの辺縁着色および検出可能なマージンギャップを示した。セルフエッチシステムによる修復は、これらの群の中間であった。コンポマー修復は、他の材料による修復よりも多くチッピング（修復可能な破折）があったが、他の材料間では有意な差はなかった。ラバーダムを設置して行った修復は、再修復を必要とする破損が大幅に少なくなり、全体的な寿命にも大きな影響を与えた。

結論：エナメルエッチングおよびラバーダムを設置して行われたハイブリッドおよびマイクロフィラーのコンポジット修復は全体的な性能がもっとも良好であった。これらの修復物の寿命はアマルガム修復と同等であった。コンポマー修復、マクロフィラーのコンポジット修復およびエッチングなしまたはセルフエッチ接着材を用いたレジン修復は、重大な欠陥および短い寿命を示した。

(J Adhes Dent 2012;14(5):407-431.)

PURPOSE: More than five hundred million direct dental restorations are placed each year worldwide. In about 55% of the cases, resin composites or compomers are used, and in 45% amalgam. The longevity of posterior resin restorations is well documented. However, data on resin composites that are placed without enamel/dentin conditioning and resin composites placed with self-etching adhesive systems are missing.

MATERIAL AND METHODS: The database SCOPUS was searched for clinical trials on posterior resin composites without restricting the search to the year of publication. The inclusion criteria were: (1) prospective clinical trial with at least 2 years of observation; (2) minimum number of restorations at last recall = 20; (3) report on dropout rate; (4) report of operative technique and materials used; (5) utilization of Ryge or modified Ryge evaluation criteria. For amalgam, only those studies were included that directly compared composite resin restorations with amalgam. For the statistical analysis, a linear mixed model was used with random effects to account for the heterogeneity between the studies. P-values under 0.05 were considered significant.

RESULTS: Of the 373 clinical trials, 59 studies met the inclusion criteria. In 70% of the studies, Class II and Class I restorations had been placed. The overall success rate of composite resin restorations was about 90% after 10 years, which was not different from that of amalgam. Restorations with compomers had a significantly lower longevity. The main reason for replacement were bulk fractures and caries adjacent to restorations. Both of these incidents were infrequent in most studies and accounted only for about 6% of all replaced restorations after 10 years. Restorations with macrofilled composites and compomer suffered significantly more loss of anatomical form than restorations with other types of material. Restorations that were placed without enamel acid etching and a dentin bonding agent showed significantly more marginal staining and detectable margins compared to those restorations placed using the enamel-etch or etch-and-rinse technique; restorations with self-etching systems were between the other groups. Restorations with compomer suffered significantly more chippings (repairable fracture) than restorations with other materials, which did not statistically differ among each other. Restorations that were placed with a rubber-dam showed significantly fewer material fractures that needed replacement, and this also had a significant effect on the overall longevity.

CONCLUSION: Restorations with hybrid and microfilled composites that were placed with the enamel-etching technique and rubber-dam showed the best overall performance; the longevity of these restorations was similar to amalgam restorations. Compomer restorations, restorations placed with macrofilled composites, and resin restorations with no-etching or self-etching adhesives demonstrated significant shortcomings and shorter longevity.

Clinical Study

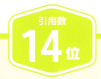

Longevity of posterior composite restorations: a systematic review and meta-analysis

臼歯部コンポジット修復物の寿命：系統的レビューとメタアナリシス

Opdam NJ, van de Sande FH, Bronkhorst E, Cenci MS, Bottenberg P,
Pallesen U, Gaengler P, Lindberg A, Huysmans MC, van Dijken JW.

いくつかの研究データに基づく本メタアナリシスの目的は、患者、材料、および歯に関連する変数が臼歯部コンポジットレジン修復の生存に及ぼす影響を調べることである。系統的レビューおよびメタアナリシスに求められる報告項目（PRISMA）のガイドラインに従って、少なくとも5年間のフォローアップの直接法臼歯部コンポジットレジン修復の12縦断研究を抽出した。それらは修復物の失敗の有無と打ちきり、修復歯面、使用材料、臨床的失敗の理由およびう蝕リスクの状態といったオリジナルのデータセットが利用可能であった。すべての修復物のデータベースを構築し、関心のある変数（患者〔年齢、性別、う蝕リスクの状態〕、顎〔上顎、下顎〕、修復歯面の数、コンポジットレジンおよび接着材、およびベース／ライナーとしてのグラスアイオノマーセメントの使用〔あり、なし〕）を分析するために多変量Cox回帰法を用いた。それぞれの95％信頼区間のハザード比を決定し、サブグループについては年間失敗率を算出した。全2,816修復（2,585の2級修復および231の1級修復）が分析に含まれ、そのうちの569修復に観察期間中に失敗が生じた。失敗の主な理由はう蝕と破折であった。回帰分析では、う蝕リスクの高い患者および歯面数が多い修復が有意に高い失敗のリスクを示した。

（J Dent Res 2014;93(10):943-949.）

The aim of this meta-analysis, based on individual participant data from several studies, was to investigate the influence of patient-, materials-, and tooth-related variables on the survival of posterior resin composite restorations. Following Preferred Reporting Items for Systematic Reviews and Meta-Analyses (PRISMA) guidelines, we conducted a search resulting in 12 longitudinal studies of direct posterior resin composite restorations with at least 5 years' follow-up. Original datasets were still available, including placement/failure/censoring of restorations, restored surfaces, materials used, reasons for clinical failure, and caries-risk status. A database including all restorations was constructed, and a multivariate Cox regression method was used to analyze variables of interest [patient (age; gender; caries-risk status), jaw (upper; lower), number of restored surfaces, resin composite and adhesive materials, and use of glass-ionomer cement as base/liner (present or absent)]. The hazard ratios with respective 95% confidence intervals were determined, and annual failure rates were calculated for subgroups. Of all restorations, 2,816 (2,585 Class II and 231 Class I) were included in the analysis, of which 569 failed during the observation period. Main reasons for failure were caries and fracture. The regression analyses showed a significantly higher risk of failure for restorations in high-caries-risk individuals and those with a higher number of restored surfaces.

2リテーナーとシングルリテーナーのオールセラミック接着ブリッジの長期臨床生存

目的： オールセラミック製接着ブリッジ（RBFPD）が保存的治療法として15年前に紹介された。この前向き研究の目的は、従来の2リテーナー設計またはカンチレバー1リテーナー設計で製作されたRBFPDの長期臨床生存率を評価することであった。

材料および方法： 合計37装置の前歯部RBFPDを、ガラス含浸型アルミナセラミックスIn-Ceramで製作した。従来の2リテーナー設計RBFPD16装置が14人の患者に装着され、カンチレバー1リテーナー設計のRBFPD21装置が16人の患者に装着された。シリカコーティング、シラン処理のどちらかまたはエアーアブレイションのみを行った後にPANAVIAまたはPANAVIA 21を接着材として使用した。機能および失敗について評価する臨床試験として、患者は毎年のリコールを受けた。平均観察時間は2リテーナー群が75.8ヵ月、1リテーナー群が51.7ヵ月であった。

結果： 脱離は認められなかった。2リテーナー群では、3ヵ月後に両方のコネクターが破損して1装置が失われ、1装置はアクシデントで除去された。またこの群では、4装置が装着15ヵ月以内に一方のコネクターで破損したが、ポンティックはカンチレバーRBFPDとして数年口腔内に残った。1リテーナー群では1装置のみが破損し、装着48ヵ月後に失われた。5年生存率は2リテーナー群が73.9％で、1リテーナー群は92.3％であった。2リテーナー群でFPDの片側破折を失敗基準とした場合、5年間の生存率は67.3％に減少した。

結論： 高強度酸化物セラミックスから製作されたカンチレバーオールセラミック製接着ブリッジは、前歯部の2リテーナーRBFPDに代わる有望な治療法である。

（Kern M. Quintessence Int 2005;36(2):141-147.）

P.129（キーワード12の12位）に10年生存率のデータあり

ポーセレンラミネートベニア：6～12年の臨床評価—後ろ向き研究

本研究の目的は、2つの個人歯科診療所で12年間にわたって前歯部に行われたラミネートベニアの臨床性能を後ろ向きに評価することである。患者46人に182ポーセレンラミネートベニア修復が行われた。ベニアは平均して5.69年の観察期間であった。改良型CDA / Ryge基準で、色の一致、ポーセレンの表面、辺縁の着色および辺縁適合を臨床的に評価した。ベニアの大半は使用された基準でA評価であった。破折のリスクが、カプランマイヤー生存分析で確認された。182ベニアの生存率は12年で94.4％であり、低い臨床失敗率（約5.6％）であった。この高い生存率を達成するには、ポーセレンベニアを正しい接着技法で装着する必要がある。

（Fradeani M, et al. Int J Periodontics Restorative Dent 2005:25(1): 9 -17.）

リューサイト結晶含有ガラスセラミックスインレーとアンレーの12年後

目的：本対照臨床試験は、IPS Empressインレーおよびアンレーを12年間にわたって評価することを目的として行われた。帰無仮説は、レジンセメントの違いが臨床結果に影響を及ぼさないである。

材料および方法：前向き臨床長期試験として、96個のセラミックス・インレーとアンレーを接着材1種（Syntac）と装着用コンポジットレジン4種類（Tetric、Variolink Low、Variolink Ultra、Dual Cement）を使用して34人の患者に処置した。リコールは、改良型USPHSコードを用いてキャリブレーションされた調査者2名によって、ベースライン時、1、2、4、6、8および12年後に行われた。

結果：96修復のうち15修復を再治療しなければならず（失敗率16%；Kaplan-Meier）、そのうち12修復が大きな破損であった。光硬化型レジンを装着に使用した場合には、12年臨床経過後に有意に多く大きな破損が認められた（$p<0.05$）。破損は3～4年間の臨床経過後とその後11～12年に認められ、これらを除けば破損は生じなかった。二次う蝕は認められなかった。

結論：IPS Empressインレーおよびアンレーは、12年間の臨床期間にわたって満足のいく臨床結果を示した。デュアルキュアレジンセメントで装着された修復は、大きな破折が有意に少なかった。

（Frankenberger R, et al. J Adhes Dent 2008;10(5):393-398.）

歯頸部修復の臨床成績：メタアナリシス

目的：コンポジットとグラスアイオノマー（類）を用いた歯頸部修復の脱落と辺縁着色に影響を与える要因を評価するために、メタアナリシスを実施した。

方法：観察期間が少なくとも18ヵ月の歯頸部修復についての前向き臨床試験を抽出した。

結果：接着システム40種を含む50臨床試験が包括基準と一致した。平均して歯頸部修復の10%が脱離し、24%は3年後に辺縁着色を示した。ばらつきは、脱離に対しては0%～50%、辺縁着色については0%～74%の範囲であった。二次う蝕はほとんど認められなかった。研究および実験の影響を加味した線形混合モデルを使用した場合、接着材／修復材料の種類がもっとも重要な影響を及ぼし、2ステップセルフエッチ接着システムがもっとも高い性能を示し、1ステップセルフエッチ接着システムがもっとも低い性能であった。3ステップエッチアンドリンスシステム、グラスアイオノマー／レジンモディファイドグラスアイオノマー、2ステップエッチアンドリンスシステム、コンポマーはその間の性能であった。象牙質／エナメル質が切削／粗面化された修復は、未処理歯質の修復よりも統計学的に有意に高い保持率を示した（$p<0.05$）。エナメル質のベベルおよび防湿の種類（ラバーダム／ローラーコットン）は有意な影響を及ぼさなかった。

結論：歯頸部修復の臨床成績は、使用される接着システムの種類および／またはそのシステムが採用している接着材、象牙質／エナメル質形成の有無によって有意な影響を受ける。1ステップセルフエッチシステムおよびグラスアイオノマー類よりも2ステップセルフエッチおよび3ステップエッチアンドリンスシステムを選択すべきである。象牙質（およびエナメル質）表面は、修復前に粗面化すべきであろう。

（Heintze SD, et al. Dent Mater 2010;26(10):993-1000.）

接着歯学のための重要キーワード13

8 Minimal Intervention / Minimum Intervention

ミニマルインターベンション / ミニマムインターベンション

2000年にFDI（国際歯科連盟）の委員会は、新世紀のう蝕症の治療を中心とした歯科医療の在り方をミニマルインターベンション：Minimal Intervention (Dentistry)：MIであるべきだと提唱した。その背景には、高機能を具備したレジン系接着材料やフッ素徐放性修復材料の改良開発、う蝕学の進歩にともなうリスク要因の解明やう蝕管理の進展などが挙げられる。MIの基本的考え方は2002年の改訂を経て、2016年にMIDとして改変され、以下の6項目にまとめられている。①う蝕病変を早期に発見し、う蝕リスクと病変の活動性を評価する。②エナメル質と象牙質のう蝕でまだう窩を形成していないう蝕病変の再石灰化を促す。③健全歯質を最大限に保存する。④テーラメイドのリコールを提供する。⑤歯の寿命を重視した最小限の修復処置を実践する。⑥劣化した修復は再修復よりリペアを検討する。

（千田彰, 寺下正道, 寺中敏夫, 宮崎真至（編）．保存修復学 第6版．東京：医歯薬出版, 2013.）
（田上順次, 奈良陽一郎, 山本一世, 斎藤隆史（監修）．保存修復学21 第5版．京都：永末書店, 2017.）

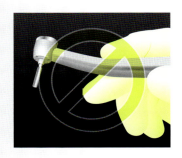

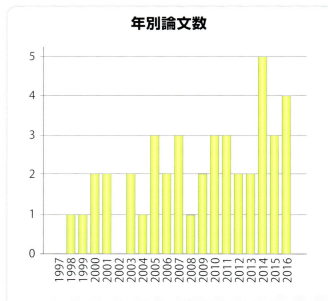

年別論文数

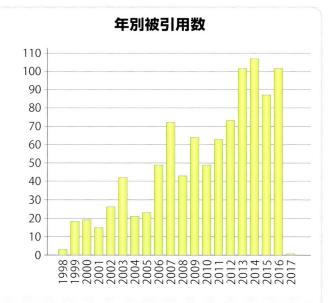

年別被引用数

検索キーワード
minimal intervention OR minimum intervention AND adhesive

検索結果	被引用数の合計	平均引用数(論文ごと)
45	989	21.98

2017年2月現在

⑧ Minimal Intervention / Minimum Intervention

トムソン・ロイターが選んだベスト20論文

	タイトル・和訳	2013年	2014年	2015年	2016年	2013年～2016年引用数	合計引用数
引用数 1位	Tyas MJ, Anusavice KJ, Frencken JE, Mount GJ. Minimal intervention dentistry――a review. FDI Commission Project 1-97. Int Dent J 2000;50(1):1-12. 最小限侵襲歯科医療―総説― FDI委員会プロジェクト 1-97	28	21	19	14	82	274
引用数 2位	Frencken JE, Pilot T, Songpaisan Y, Phantumvanit P. Atraumatic restorative treatment (ART): rationale, technique, and development. J Public Health Dent 1996;56(3 Spec No):135-140;discussion 161-163. 非侵襲的修復処置（ART）：根拠、手技および開発	10	7	9	6	32	156
引用数 3位	Frencken JE, Makoni F, Sithole WD. ART restorations and glass ionomer sealants in Zimbabwe：survival after 3 years. Community Dent Oral Epidemiol 1998;26(6):372-381. ジンバブエにおけるART修復とグラスアイオノマーシーラント：3年後の生存性	3	6	6	4	19	84
引用数 4位	Cardoso MV, de Almeida Neves A, Mine A, Coutinho E, Van Landuyt K, De Munck J, Van Meerbeek B. Current aspects on bonding effectiveness and stability in adhesive dentistry. Aust Dent J 2011;56 Suppl 1:31-44. 接着歯学における接着能および安定性の現状	16	21	18	21	76	82
引用数 5位	Yamada Y, Tsubota Y, Fukushima S. Effect of restoration method on fracture resistance of endodontically treated maxillary premolars. Int J Prosthodont 2004;17(1):94-98. 根管治療を受けた上顎小臼歯の破壊抵抗に及ぼす修復による影響	5	4	1	5	15	33
引用数 6位	Frencken JE, Holmgren CJ. How effective is ART in the management of dental caries? Community Dent Oral Epidemiol 1999;27(6):423-430. う蝕マネージメントにおいてARTは有効か？	2	0	2	3	7	28
引用数 7位	Momoi Y, Hayashi M, Fujitani M, Fukushima M, Imazato S, Kubo S, Nikaido T, Shimizu A, Unemori M, Yamaki C. Clinical guidelines for treating caries in adults following a minimal intervention policy――evidence and consensus based report. J Dent 2012;40(2):95-105. 最小限侵襲歯科医療方針に沿った成人のう蝕治療ガイドライン―根拠とコンセンサスに基づく報告	13	7	2	1	23	26

接着歯学のための重要キーワード13（関連性の高い論文和訳）

トムソン・ロイターが選んだベスト20論文

論文	2011年	2012年	2013年	2014年	2015年	2016年
Maneenut C, Sakoolnamarka R, Tyas MJ. The repair potential of resin composite materials. Dent Mater 2011；27(2)：e20-27. コンポジットレジン材料による補修の可能性	3	3	6	6	18	21
Mount GJ. Minimal intervention dentistry：rationale of cavity design. Oper Dent 2003；28(1)：92-99. 最小限侵襲歯科医療：窩洞デザインの合理性	2	1	1	1	5	21
Cardoso MV, De Munck J, Coutinho E, Ermis RB, Van Landuyt K, de Carvalho RC, Van Meerbeek B. Influence of Er, Cr：YSGG laser treatment on microtensile bond strength of adhesives to enamel. Oper Dent 2008；33(4)：448-455. ErCr：YSCG レーザー治療がエナメル質に対する接着材の微小引張接着強さに及ぼす影響	3	3	2	2	10	20
Mount GJ, Ngo H. Minimal intervention：early lesions. Quintessence Int 2000；31(8)：535-546. 最小限侵襲：早期病変	1	2	0	1	4	20
Dawson AS, Makinson OF. Dental treatment and dental health. Part 2. An alternative philosophy and some new treatment modalities in operative dentistry. Aust Dent J 1992；37(3)：205-210. 歯科治療と歯科保健 パート2　保存修復学における新たな思想といくつかの新治療法	3	3	0	0	6	18
Dawson AS, Makinson OF. Dental treatment and dental health. Part 1. A review of studies in support of a philosophy of Minimum Intervention Dentistry. Aust Dent J 1992；37(2)：126-132. 歯科治療と歯科保健 パート1　最小限侵襲歯科医療の思想に基づく研究の総説	2	0	1	0	3	18
Banerjee A. Minimal intervention dentistry：part 7. Minimally invasive operative caries management：rationale and techniques. Br Dent J 2013；214(3)：107-111. 最小限侵襲歯科医療：パート7　最小限侵襲治療のう蝕管理：根拠と手技	0	6	7	3	16	16

Minimal Intervention / Minimum Intervention

トムソン・ロイターが選んだベスト20論文

順位	タイトル・和訳	2013年	2014年	2015年	2016年	2013年〜2016年引用数	合計引用数
引用数 15位	Frencken JE, Leal SC. The correct use of the ART approach. J Appl Oral Sci 2010；18(1)：1-4. ART法の正しい応用法	3	5	2	3	13	16
引用数 16位	Ricketts DN, Pitts NB. Traditional operative treatment options. Monogr Oral Sci 2009；21：164-173. 伝統的保存修復治療の選択肢	2	1	0	6	9	14
引用数 17位	Blum IR, Hafiana K, Curtis A, Barbour ME, Attin T, Lynch CD, Jagger DC. The effect of surface conditioning on the bond strength of resin composite to amalgam. J Dent 2012；40(1)：15-21. 表面処理がアマルガムに対するコンポジットレジンの接着強さに及ぼす効果	3	1	1	1	6	10
引用数 18位	de Souza Costa CA, Hebling J, Scheffel DL, Soares DG, Basso FG, Ribeiro AP. Methods to evaluate and strategies to improve the biocompatibility of dental materials and operative techniques. Dent Mater 2014；30(7)：769-784. 歯科用材料の生体適合性と修復手技を改善させるための評価法と方略	0	1	0	8	9	9
引用数 19位	Ozcan M, Schoonbeek G, Gokce B, Comlekoglu E, Dundar M. Bond strength comparison of amalgam repair protocols using resin composite in situations with and without dentin exposure. Oper Dent 2010；35(6)：655-662. 象牙質露出の有無条件下におけるコンポジットレジンを用いたアマルガム補修プロトコールの違いによる接着強さ比較	1	2	0	2	5	9
引用数 20位	Magni E, Ferrari M, Papacchini F, Hickel R, Ilie N. Influence of ozone on the composite-to-composite bond. Clin Oral Investig 2011；15(2)：249-256. オゾンがコンポジットレジンとコンポジットレジン間の接着に及ぼす影響	0	1	0	3	4	6

Minimal intervention dentistry--a review. FDI Commission Project 1-97

最小限侵襲歯科医療―総説― FDI委員会プロジェクト 1-97

Tyas MJ, Anusavice KJ, Frencken JE, Mount GJ.

　最小限侵襲歯科医療の概念はう蝕進行の理解の深まりや接着性修復材料の開発によって進展した。脱灰はしているがう窩を形成していないエナメル質と象牙質は"治癒"でき、GV Blackによって提唱された"予防拡大"に沿ったう蝕病変治療に対する外科的アプローチはもはや受け入れられないことが今や認識されている。この論文は、最小限侵襲歯科医療の概念を概説し、最小限侵襲の修復的アプローチに対する望ましい手技について記述し、そしてこの領域において行われた臨床研究を論評している。

（Int Dent J 2000；50（1）：1-12.）

> The concept of minimal intervention dentistry has evolved as a consequence of our increased understanding of the caries process and the development of adhesive restorative materials. It is now recognised that demineralised but noncavitated enamel and dentine can be 'healed', and that the surgical approach to the treatment of a caries lesion along with 'extension for prevention' as proposed by G V Black is no longer tenable. This paper gives an overview of the concepts of minimal intervention dentistry, describes suggested techniques for a minimally invasive operative approach, and reviews clinical studies which have been carried out in this area.

Minimal Intervention / Minimum Intervention

Current aspects on bonding effectiveness and stability in adhesive dentistry

接着歯学における接着能および安定性の現状

Cardoso MV, de Almeida Neves A, Mine A, Coutinho E, Van Landuyt K, De Munck J, Van Meerbeek B.

　改善された歯科接着技術は、保存修復歯科学の現代概念に広範な影響を与えている。最小限侵襲歯科医療の観点から、この新しいアプローチは、最近のエナメル質―象牙質接着材の有効性に基本的に期待したより保存的な窩洞デザインを促進している。現在、接着材の歯質に対する相互作用は、エッチアンドリンスとセルフエッチアプローチと一般的によばれる2つの異なる方略に基づいている。接着技法を単純化する試みとして、製造者は接着手順の遂行にとって必要なステップ数を減らした。結果として、2ステップ型エッチアンドリンスシステムと1ステップ（セルフエッチ）型接着システムが導入され、また使い勝手の良さとより低いテクニックセンシティビティによって歯科市場において急速に広まった。しかし、特に耐久性という観点において、これは非常に材料自体に依存した問題ではあるがこれら単純化された接着材の接着有効性に関し多くの懸念がもち上がった。1ステップ型接着システムはすべての接着材成分を一液性に混合するために、より酸性かつ親水性に調整された。残念なことに、これらの特徴は、歯質に対する有効性と安定性を脅かすかもしれない無関係のように見える多様な諸問題を導いている。より吸水しやすいこととナノリーケージがあることにより、これら接着システムはより接着の劣化を生じやすく、そしてマルチステップ型接着システムと比べて早期に失敗を招く傾向にある。ちなみに、接着システムの有効性を阻害するかもしれない他の要因は、う蝕除去と窩洞形成に対する手技である。う蝕罹患組織の除去に有効ないくつかの器具が今日の市場で市販されており、それによって最近の最小限侵襲の潮流が重んじられている。異なる様相を呈する歯質を改質する手技は、その有効性が約束されているにもかかわらず、接着有効性に影響を与えるかもしれない。以上より、臨床成績という観点から保存修復治療をより予知性の高いものにするためには、接着材の組成だけでなく、被着体の性質も考慮に入れなければならないと結論づけることができる。この総説では、エナメル質と象牙質に対する接着の最近の理論的かつ臨床的側面を分析し、エナメル質と象牙質に対するより安定かつ有効な接着の達成における、臨床家に突き付けられた今日の諸問題を克服する多様な可能性について議論している。

（Aust Dent J 2011；56 Suppl 1：31-44.）

Improved dental adhesive technology has extensively influenced modern concepts in restorative dentistry. In light of minimal-invasive dentistry, this new approach promotes a more conservative cavity design, which basically relies on the effectiveness of current enamel-dentine adhesives. Nowadays, the interaction of adhesives with the dental substrate is based on two different strategies, commonly described as an etch-and-rinse and a self-etch approach. In an attempt to simplify the bonding technique, manufacturers have decreased the number of steps necessary for the accomplishment of the bonding procedure. As a consequence, two-step etch-and-rinse and one-step (self-etch) adhesives were introduced and gained rapid popularity in the dental market due to their claimed user-friendliness and lower technique sensitivity. However, many concerns have been raised on the bonding effectiveness of these simplified adhesives, especially in terms of durability, although this tends to be very material dependent. In order to blend all the adhesive components into one single solution, one-step adhesives were made more acidic and hydrophilic. Unfortunately, these properties induce a wide variety of seemingly unrelated problems that may jeopardize the effectiveness and stability of adhesion to the dental substrate. Being more susceptible to water sorption and thus nanoleakage, these adhesives are more prone to bond degradation and tend to fail prematurely as compared to their multi-step counterparts. Incidentally, another factor that may interfere with the bonding effectiveness of adhesives is the technique used for caries removal and cavity preparation. Several tools are on the market today to effectively remove carious tissue, thereby respecting the current trend of minimum intervention. Despite their promising performance, such techniques modify the tooth substrate in different aspects, possibly affecting bonding effectiveness. Altogether, we may conclude that not only the adhesive formulation, but also substrate nature must be taken into account to achieve a stable bonding interface, rendering the restorative treatment more predictable in terms of clinical performance. In this review, we analyse the current theoretical and clinical aspects of adhesion to enamel and dentine, and discuss the diverse possibilities to overcome problems which nowadays still challenge clinicians in their achievement of a more stable and effective bond to tooth enamel and dentine.

Clinical guidelines for treating caries in adults following a minimal intervention policy--evidence and consensus based report

最小限侵襲歯科医療方針に沿った成人のう蝕治療ガイドライン —根拠とコンセンサスに基づく報告

Momoi Y, Hayashi M, Fujitani M, Fukushima M, Imazato S,
Kubo S, Nikaido T, Shimizu A, Unemori M, Yamaki C.

目的：FDI（World Dental Federation）は2002年、最小限侵襲（MI）によってう蝕を治療するということを提唱した方針を公表した。このMI方針は世界的に受け入れられ、そして大学において教育されている。しかし、特に保険医療費と削って詰める治療が行われている日本においては、一般的歯科医療における受け入れは遅い。一般的治療にこのMI方針を普及させるため、日本歯科保存学会は成人患者の永久歯のう蝕の修復に対する根拠に基づく臨床ガイドラインを策定した。

方法：ガイドラインは、9大学の臨床家と図書館司書による委員会によって策定された。委員会は、う蝕治療において最も頻繁に問われる臨床的疑問を選び、それぞれについて電子的データベースを用いて検索し、最も科学的な根拠について評価した。そして委員は臨床的経験を添え、またMI方針によるう蝕治療についての各問題においてコンセンサスに到達するまで議論した。段階的な推奨と手引きが各臨床的疑問に対し作成された。暫定的ガイドラインは、大学所属の研究者ならびに一般臨床家の論評と議論を経て補強された。

結果：このガイドラインは、修復方法を含む成人う蝕治療や根面う蝕への対処法における最も頻繁に問われる16の臨床的疑問について述べている。MI方針を用いた治療に対する推奨は、最良の科学的根拠と熟達した臨床家のコンセンサスによって策定された。

臨床的意義：このガイドラインは、最良の科学的根拠、最新の手技、最も望ましい材料および熟達した臨床家の一般的なコンセンサスを盛り込んだMI方針によるう蝕治療の専門的な治療見識を提供している。

（J Dent 2012；40（2）：95-105.）

OBJECTIVES: In 2002, FDI (World Dental Federation) published a policy advocating that caries be treated by minimal intervention (MI). This MI policy has been accepted worldwide and is taught in universities. But acceptance in general dental practice has been slower, especially in Japan where healthcare payment and practice favour drilling and filling. To help disseminate this MI policy into general practice, the Japanese Society of Conservative Dentistry developed an evidence-based clinical guideline for restoring carious permanent teeth in adult patients. METHODS: The guideline was developed by a committee of nine university clinicians and a librarian. The committee selected the most frequent clinical questions in treating caries and used electronic databases to search and assess the best scientific evidence for each. Members then added their clinical experience and discussed to reach consensus on each question on treating caries with MI policy. Graded recommendations and guidance were made for each clinical question. The provisional guideline was strengthened after review and discussion with university researchers and general practitioners. RESULTS: The guideline addresses the 16 most frequent clinical questions in treating adult caries, including restorative methods and how to tackle root caries. Recommendations for treatment using MI policy were developed using the best scientific evidence and consensus of experienced clinicians. CLINICAL SIGNIFICANCE: The guideline offers a practical expert view of treating caries with the MI policy that incorporates the best scientific evidence, the latest techniques, the most preferable materials and the general consensus of expert clinicians.

Minimal intervention dentistry : rationale of cavity design

最小限侵襲歯科医療：窩洞デザインの合理性

Mount GJ.

臨床的意義：本考察では、窩洞デザインの修正につながる修復材料の接着の理解普及を前面に押し出している。GV Blackによる窩洞オリジナルデザインは、非接着性材料に対し設計され、また接着歯学の改善にもかかわらず近年においてあまり修正されてこなかった。これら窩洞デザインは、歯冠の減弱化と再修復や補修の継続的必要性につながると認識されている。もし新たな病変に対する窩洞デザインが限局性である場合には、多量な天然歯質の削除に基づく保持に対する可能性から免れ、あるいはさらなる広範な修復に対する必要性が少なくとも遅延すると述べられている。しかし、このストラテジー（戦略）を奏功させるためには、初発部の疾患を排除することが必須となる。う蝕は細菌性疾患であり、制御の方法は、細菌を削減し、再石灰化の程度を改善させ、脱灰歯質を治癒させることが今や現実の可能性となるところまで進歩を見せている。改良された窩洞デザインでは、新しいう蝕を新たなう蝕疾患の分類に基づいて治療することが提言されている。これは、特定の修復材料に対する要求に基づく一連の窩洞デザインを定義したGV Blackによる窩洞オリジナル分類からの門出である。窩洞デザインは、歯質保存を見据えた接着による修復の保持を有した疾患範囲によってのみ述べられるべきであると提言されている。

（Oper Dent 2003；28（1）：92-99.）

Clinical Relevance: This discussion draws attention to a growing understanding of adhesion of restorative materials that is leading to possible modifications in cavity design. The original designs postulated by GV Black were designed for non-adhesive materials and have not been substantially modified in recent years despite improvements in adhesive dentistry. It is accepted that these designs lead to a weakening of the tooth crown and a continuing need for replacement and repair. It is suggested that if cavity designs for new lesions are limited, the potential for retention of significant amounts of natural tooth structure avoids or at least delays the need for more extensive restorations. However, it is essential to eliminate disease in the first place if this strategy is to succeed. Caries is a bacterial disease, and methods of control have been improved to the extent that eliminating bacteria and remineralization and healing demineralized tooth structure is now a real possibility. Modified cavity designs are suggested to treat new lesions based upon a new classification of carious lesions. This is a departure from the original GV Black classification that defined a series of cavities of specific design based on the requirements for specific restorative materials. It is suggested that the cavity's design should be dictated solely by the extent of the lesion with retention of the restoration being dependent upon adhesion to the remaining tooth structure.

最小限侵襲：早期病変

　初期う蝕病変の治療に対する改良された窩洞デザインの使用は、どのような修復材料も長期にわたる天然歯質を適正に置換できないという理由によって、天然歯質の保存は重要であるという根拠を正当化できる。ある程度の脱灰歯質を再石灰化することと治癒させることは可能であるというのは明白である。したがって、酸による侵襲の結果としてカルシウムとリン酸イオンが失われたエナメル質あるいは象牙質を安易に除去すべきではない。窩洞デザインに対する旧式の外科的アプローチは、接着技法の欠落とBlackの"予防拡大"の原則に基づき採用されていたが、この理論はもはや継続できない。接着性生体活性化修復材料の最近の可能性は、表層下侵襲や劣化が現れた歯面であっても保存させることができる。このように、規定窩洞に対する幾何学的デザインの概念は、もはや有効ではない。この文献の目的は、小さな初期病変に対する一連の簡素化、改良された窩洞デザインについて述べることであり、天然歯質の保存は、これら窩洞デザインの原則目的である。

（Mount GJ, et al. Quintessence Int 2000；31（8）：535-546.）

歯科治療と歯科保健 パート2
保存修復学における新たな思想といくつかの新治療法

　歯科治療と歯科保健との関係についての2つの論文の2番目である本稿において、MIデンティストリーの思想的基盤が述べられている。患者治療へのアプローチには幾つかの明確な治療思想がある。これらは、活性期または休止期に対するう蝕病変のモニタリングを通じた予防的手段と裂溝シーラントから接着性歯科用修復材料を用いたトンネル窩洞や予防的なレジン修復のような最小限の窩洞デザインに及ぶ。この論文は、これら手技と歯学教育、研究およびマンパワーの検討に対する思想の変化についての関係を論じている。

（Dawson AS, et al. Aust Dent J 1992；37（3）：205-210.）

Minimal Intervention / Minimum Intervention

歯科治療と歯科保健 パート1
最小限侵襲歯科医療の思想に基づく研究の総説

　保存的歯科医療の役割についての大きな変革を予告した国際的運動が1986〜1987年に出現した。この転向は、比較的頻繁な再修復をともなう伝統的な修復学から遠ざかり、接着性歯科材料、再石灰化療法および初期う蝕病変のモニタリングの使用を提唱する"最小限侵襲歯科医療"の概念へと至った。Blackの概念から離れるという動きは、英国国立健康増進局における患者の歯科保健を検討した調査として始まった。これら調査ならびに不要な歯科治療に関する調査委員会の報告は、英国歯科医師会と協力した英国保健省および社会保障省によって開始された広範な再教育プログラムをもたらした。本論文、ならびにこれに続く論文は、オーストラリアの臨床家に対するこれらイデオロギーの広範囲普及を可能にするために執筆された。臨床家が他者に挑発的である間、これら論文はオーストラリアの歯学に対する本研究の意味についての討論を刺激する意味にすぎなかった。本論文では、英国調査による結果が提示され、いくつかの研究結果と関連する他の研究についての考察がなされている。

（Dawson AS, et al. Aust Dent J 1992；37（2）：126-132.）

最小限侵襲歯科医療：パート7
最小限侵襲治療のう蝕管理：根拠と手技

　痛みのあるう窩、審美不良、機能的問題のある修復の有無を患者が申し出るとき、修復がなされる。最小限侵襲のう蝕除去法は、患者のう蝕リスク、病変の歯髄近接性と賦活力、歯肉縁上残存歯質の程度および臨床的因子（例えば、水分コントロール、到達性）などに応じて行うことができる。バーやハンドピース、手用エキスカベーター、化学‐機械的処理材や表層う蝕感染象牙質の選択的う蝕除去と必要に応じたう蝕罹患象牙質の部分的除去に限定したエアブレイシブの有無を含めた除去機器は、健全なエナメル／象牙質窩縁を有する小さな窩洞形成に貢献する。接着修復材料を用いることで、術者は注意深く操作すれば、その材料の化学成分と結合する組織学的被着体を最適化することができ、歯質保存の観点においてう蝕進行を抑えるような修復の維持を目的とする耐久性ある辺縁封鎖と接着の生成に寄与する。協力的であり動機づけされた患者のバイオフィルムの除去を目的とする等高平坦な歯質‐修復物臨床的界面の達成は、その後の二次う蝕の予防に対する必須前提条件である。

（Banerjee A. Br Dent J 2013；214（3）：107-111.）

接着歯学のための重要キーワード13

9 Fissure Sealant
フィッシャーシーラント

フィッシャーシーラントにおける接着は、一般的な接着と基本的に同じ考えであるが、対象が乳歯や幼若永久歯となる点と、切削エナメル質だけでなく非切削エナメル質も被着体になり得ることに気をつけなければならない。また、小窩裂溝部を封鎖することによりう蝕予防ができ、接着の良否がう蝕のリスクにも影響するため、シーラント材の保持率だけでなく、辺縁の薄い部分の破折にも注意が必要となる。接着材料としては、コンポジットレジン系とグラスアイオノマーセメント系があり、それぞれに利点・欠点があるのでケースに応じて選択する。

(日本接着歯学会(編), 接着歯学 第2版. 東京：医歯薬出版, 2015.)

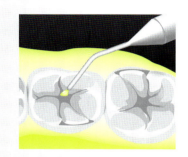

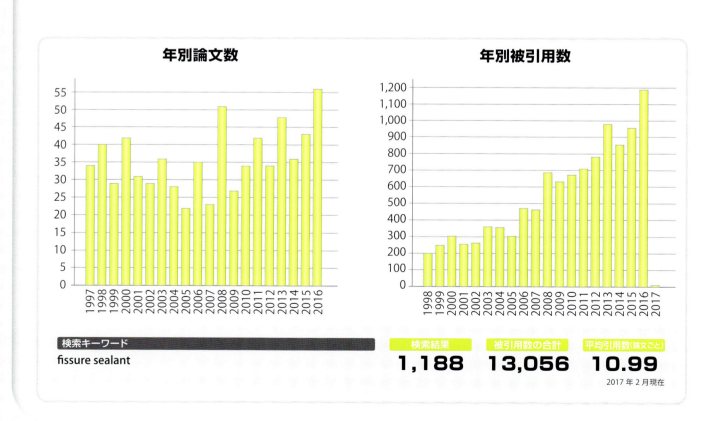

検索キーワード: fissure sealant

検索結果 **1,188**　被引用数の合計 **13,056**　平均引用数(論文ごと) **10.99**

2017年2月現在

⑨ Fissure Sealant

トムソン・ロイターが選んだベスト20論文

引用数	タイトル・和訳	2013年	2014年	2015年	2016年	2013年～2016年引用数	合計引用数
1位	Simonsen RJ. Retention and effectiveness of dental sealant after 15 years. J Am Dent Assoc 1991；122(10)：34-42. 歯科用シーラントの15年後の保持と効果	6	5	6	4	21	153
2位	Mejare I, Mjor IA. Glass ionomer and resin-based fissure sealants：a clinical study. Scand J Dent Res 1990；98(4)：345-350. グラスアイオノマー系とレジン系フィッシャーシーラント―臨床研究	3	2	6	3	14	99
3位	Feigal RJ, Musherure P, Gillespie B, Levy-Polack M, Quelhas I, Hebling J. Improved sealant retention with bonding agents：a clinical study of two-bottle and single-bottle systems. J Dent Res 2000；79(11)：1850-1856. ボンディング剤によるシーラントの保持の向上：2ボトルシステムと1ボトルシステムの臨床研究	6	5	4	4	19	69
4位	Waggoner WF, Siegal M. Pit and fissure sealant application：updating the technique. J Am Dent Assoc 1996；127(3)：351-361. 小窩裂溝部シーラントの適用：術式の最新情報	6	1	3	4	14	64
5位	Paris S, Meyer-Lueckel H, Colfen H, Kielbassa AM. Penetration coefficients of commercially available and experimental composites intended to infiltrate enamel carious lesions. Dent Mater 2007；23(6)：742-748. エナメル質う蝕病巣へ浸透する市販または試作コンポジットレジンの浸透率	8	4	10	9	31	53
6位	Symons AL, Chu CY, Meyers IA. The effect of fissure morphology and pretreatment of the enamel surface on penetration and adhesion of fissure sealants. J Oral Rehabil 1996；23(12)：791-798. フィッシャーシーラントの浸透性と接着性におけるエナメル質表面の前処理と裂溝部の形態の効果	4	3	1	1	9	49
7位	Meyer-Lueckel H, Paris S, Mueller J, Colfen H, Kielbassa AM. Influence of the application time on the penetration of different dental adhesives and a fissure sealant into artificial subsurface lesions in bovine enamel. Dent Mater 2006；22(1)：22-28. 牛歯エナメル質の人工的表層下病巣への異なる歯科用接着材とフィッシャーシーラントの浸透性における作用時間の影響	3	4	5	5	17	44

トムソン・ロイターが選んだベスト20論文

論文		2013年	2014年	2015年	2016年	
de Amorim RG, Leal SC, Frencken JE. Survival of atraumatic restorative treatment (ART) sealants and restorations : a meta-analysis. Clin Oral Investig 2012 ; 16(2): 429-441. 非侵襲治療(ART)のシーラントや修復物の生存：メタ分析	13	9	4	13	39	42
Papacchini F, Goracci C, Sadek FT, Monticelli F, Garcia-Godoy F, Ferrari M. Microtensile bond strength to ground enamel by glass-ionomers, resin-modified glass-ionomers, and resin composites used as pit and fissure sealants. J Dent 2005 ; 33(6): 459-467. 小窩裂溝部シーラントに用いるグラスアイオノマー、レジン強化型グラスアイオノマーおよびコンポジットレジンのエナメル質に対する微小引張接着強さ	3	4	4	6	17	40
Celiberti P, Lussi A. Use of a self-etching adhesive on previously etched intact enamel and its effect on sealant microleakage and tag formation. J Dent 2005 ; 33(2): 163-171. 健全エナメル質に対し前処理にエッチングしたセルフエッチングシステムの使用とシーラントの微少漏洩とタグ形成に関する効果	2	2	3	3	10	40
Muller-Bolla M, Lupi-Pegurier L, Tardieu C, Velly AM, Antomarchi C. Retention of resin-based pit and fissure sealants : A systematic review. Community Dent Oral Epidemiol 2006 ; 34(5): 321-336. レジン系小窩裂溝部シーラントの保持：システマティックレビュー	1	4	5	4	14	34
Hebling J, Feigal RJ. Use of one-bottle adhesive as an intermediate bonding layer to reduce sealant microleakage on saliva-contaminated enamel. Am J Dent 2000 ; 13(4): 187-191. 唾液に汚染されたエナメル質に対するシーラントの微少漏洩を減らすためにボンディング層の媒介に1ボトルタイプのボンディング剤の使用	3	3	1	2	9	34
Frencken JE, Leal SC, Navarro MF. Twenty-five-year atraumatic restorative treatment(ART)approach : a comprehensive overview. Clin Oral Investig 2012 ; 16(5): 1337-1346. 25年の非侵襲治療アプローチ：包括的概説	7	11	8	6	32	33
Kuhnisch J, Mansmann U, Heinrich-Weltzien R, Hickel R. Longevity of materials for pit and fissure sealing--results from a meta-analysis. Dent Mater 2012 ; 28(3): 298-303. 小窩裂溝部のシーリング材料の寿命―メタ分析による結果	7	8	6	9	30	30

Fissure Sealant

トムソン・ロイターが選んだベスト20論文

	タイトル・和訳	2013年	2014年	2015年	2016年	2013年〜2016年引用数	合計引用数
引用数 15位	Antonson SA, Antonson DE, Brener S, Crutchfield J, Larumbe J, Michaud C, Yazici AR, Hardigan PC, Alempour S, Evans D, Ocanto R. Twenty-four month clinical evaluation of fissure sealants on partially erupted permanent first molars: glass ionomer versus resin-based sealant. J Am Dent Assoc 2012；143（2）：115-122. グラスアイオノマー系対レジン系の半萌出第一大臼歯に対するフィッシャーシーラントの24ヵ月の臨床評価	7	5	6	9	27	28
引用数 16位	Simonsen RJ, Neal RC. A review of the clinical application and performance of pit and fissure sealants. Aust Dent J 2011；56 Suppl 1：45-58. 小窩裂溝部シーラントの臨床適用と性能に関するレビュー	8	1	4	10	23	25
引用数 17位	Peutzfeldt A, Nielsen LA. Bond strength of a sealant to primary and permanent enamel: phosphoric acid versus self-etching adhesive. Pediatr Dent 2004；26（3）：240-244. 乳歯と永久歯のエナメル質に対するシーラントの接着強さ：リン酸対セルフエッチングシステム	2	1	3	3	9	22
引用数 18位	Cehreli SB, Gungor HC, Karabulut E. Er,Cr: YSGG laser pretreatment of primary teeth for bonded fissure sealant application: a quantitative microleakage study. J Adhes Dent 2006；8（6）：381-386. 乳歯にフィッシャーシーラントを接着するための Er, Cr: YSGG レーザーによる前処理：定量的な微少漏洩の研究	5	1	1	2	9	21
引用数 19位	Beun S, Bailly C, Devaux J, Leloup G. Physical, mechanical and rheological characterization of resin-based pit and fissure sealants compared to flowable resin composites. Dent Mater 2012；28（4）：349-359. フロアブルコンポジットレジンと比較したレジン系小窩裂溝部シーラントの物理的、機械的およびレオロジー的特徴	3	6	1	9	19	20
引用数 20位	Komurcuoglu E, Olmez S, Vural N. Evaluation of residual monomer elimination methods in three different fissure sealants in vitro. J Oral Rehabil 2005；32（2）：116-121. in vitro における3つのフィッシャーシーラントの残留モノマーを除去する方法の評価	3	2	2	2	9	20

Penetration coefficients of commercially available and experimental composites intended to infiltrate enamel carious lesions

エナメル質う蝕病巣へ浸透する市販または試作コンポジットレジンの浸透率

Paris S, Meyer-Lueckel H, Colfen H, Kielbassa AM.

目的：光硬化型コンポジットレジンの浸透によるエナメル質病巣の抑制は、将来のMIによる歯科治療の代替となる治療法であろう。これまで市販の接着システムとフィッシャーシーラントだけがエナメル質病巣へ浸透するため用いられてきた。この研究の目的は、これらの製品は接着目的のため最適化されているので、エナメル質病巣に浸透するため最適化されたレジンを開発し、それらの物理的特性を測定することである。

方法：5つの接着システムと1つのフィッシャーシーラント材だけでなく、66の試作コンポジットレジンの浸透率（PCs）を測定した。レジンのPCsを決めるために、粘性、表面張力および牛歯エナメル質に対する接触角を測定した。

結果：市販の製品のPCsを測定すると4.0〜278.9cm/sであった。これらのうち4つの材料は、以前の実験で得られた浸透深さと良好な相関を示した。試作のコンポジットレジンのPCsは0.2〜474.9cm/sを示した。エタノールの添加は、粘性と接触角を低下させることにより有意にPCsを増大させた。最も高いPCsは、TEGDMA、HEMAおよび20％エタノールを含有する混合物であることがわかった。

意義：コンポジットレジンのPCについて知ることは、エナメル質病巣への浸透を最適化された新しい材料を開発するのに有用であると思われる。

（Dent Mater 2007；23（6）：742-748.）

Objectives. Arresting of enamel lesions by infiltration with light curing composite resins might be a treatment alternative of future micro-invasive dentistry. So far only commercially available adhesives and fissure sealants have been used to infiltrate enamel lesions. Since these products have been optimized for adhesive purposes, the aim of this study was to develop optimized resins for the infiltration of enamel lesions and to measure their physical properties. Methods. The penetration coefficients (PCs) of five adhesives and a fissure sealant as well as 66 experimental composite resins were determined. To establish the resins' PCs the viscosities, surface tensions, and contact angles to bovine enamel were measured. Results. For the commercially available products PCs from 4.0 to 278.9 cm/s were measured. Four of these materials showed a good correlation with penetration depths obtained in a previous study. Experimental composites showed PCs from 0.2 to 474.9 cm/s. The addition of ethanol significantly increased the PCs due to a decrease of viscosity and contact angle. Highest PCs were found for mixtures containing TEGDMA, HEMA and 20% ethanol. Significance. The knowledge about the PC of resin composites seems to be useful for the development of new materials optimized to infiltrate enamel lesions.

Fissure Sealant

Survival of atraumatic restorative treatment (ART) sealants and restorations : a meta-analysis

非侵襲治療(ART)のシーラントや修復物の生存：メタ分析

de Amorim RG, Leal SC, Frencken JE.

　この研究の目的は、非侵襲治療(ART)シーラントや高強度充填型グラスアイオノマーセメントを用いた修復物の生存に関して組織的調査とメタ分析を行い、2005年の非侵襲治療のメタ分析の結果と比較することである。2010年2月までに4つのデータベースを検索した。204の論文が見つかり、それらのうち66にARTシーラントと修復物の生存に関する報告があった。排除する基準を5つ設け、2名の第三者であるレビュアーがメタ分析のために根拠のある29の論文を選択した。信頼区間(CI)および／または標準誤差が計算され、生存率の異質分散を推定した。場所（学校・病院）は独立変数とした。2年間の乳歯の単歯面または複数歯面それぞれのARTの修復の生存率は、93%(CI：91〜94%)と62%(CI：51〜73%)であった。3年および5年間の永久歯の単歯面のARTの修復の生存率は、それぞれ85%(CI：77〜91%)と80%(CI：76〜83%)であり、1年間の永久歯の複数歯面のARTの修復の生存率は、86%(CI：59〜98%)であった。3年間で小窩裂溝部のARTによる予防的封鎖における年平均の象牙質病巣の発生率は1%であった。場所の影響はなく、2005年と2010年のARTシーラントと修復物の生存率に差はみられなかった。乳歯および永久歯の単歯面のARTの修復の短期間での生存率およびARTシーラントのう蝕予防効果は、ともに高かった。
臨床的関連性：ARTは、乳歯および永久歯の両方で単歯面窩洞に用いる場合は安全である。ARTシーラントは高いう蝕予防効果をもつ。

（Clin Oral Investig 2012；16(2)：429-441.）

The purpose of this study is to perform a systematic investigation plus meta-analysis into survival of atraumatic restorative treatment(ART)sealants and restorations using high-viscosity glass ionomers and to compare the results with those from the 2005 ART metaanalysis. Until February 2010, four databases were searched. Two hundred four publications were found, and 66 reported on ART restorations or sealant survival. Based on five exclusion criteria, two independent reviewers selected the 29 publications that accounted for the meta-analysis. Confidence intervals(CI)and or standard errors were calculated and the heterogeneity variance of the survival rates was estimated. Location(school/clinic)was an independent variable. The survival rates of single-surface and multiple-surface ART restorations in primary teeth over the first 2 years were 93%(CI, 91–94%)and 62%(CI, 51–73%), respectively; for single-surface ART restorations in permanent teeth over the first 3 and 5 years it was 85%(CI, 77–91%)and 80%(CI, 76–83%), respectively and for multiple-surface ART restorations in permanent teeth over 1 year it was 86%(CI, 59–98%). The mean annual dentine lesion incidence rate, in pits and fissures previously sealed using ART, over the first 3 years was 1%. No location effect and no differences between the 2005 and 2010 survival rates of ART restorations and sealants were observed. The short-term survival rates of single-surface ART restorations in primary and permanent teeth, and the caries-preventive effect of ART sealants were high. Clinical relevance: ART can safely be used in singlesurface cavities in both primary and permanent teeth. ART sealants have a high caries preventive effect.

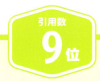

Microtensile bond strength to ground enamel by glass-ionomers, resin-modified glass-ionomers, and resin composites used as pit and fissure sealants

小窩裂溝部シーラントに用いるグラスアイオノマー、レジン強化型グラスアイオノマーおよびコンポジットレジンのエナメル質に対する微小引張接着強さ

Papacchini F, Goracci C, Sadek FT, Monticelli F, Garcia-Godoy F, Ferrari M.

目的：異なる種類の材料のエナメル質に対する微小引張接着強さを測定するため、小窩裂溝部シーラントを異なる処理剤と組み合わせて使用した。

方法：抜歯された40本の健全臼歯が、5本ずつ8グループにランダムに分けられた。実験群は、（1）(C) 37% リン酸／ClinPro Sealant（3M ESPE）、（2）(G) 37% リン酸／Guardian Seal（Kerr）、（3）(E/TF) 37% リン酸／Excite／Tetric Flow（Ivoclar-Vivadent）、（4）(OS/UF) 37% リン酸／One Step（Bisco）／UniFil Flow（GC）、（5）(OS/AE) 37% リン酸／One Step／AEliteflo（Bisco）、（6）(UB/UF) UniFil Bond／UniFil Flow（GC）、（7）(CC/FVII) GC Cavity Conditioner／Fuji VII（GC）、（8）(CC/FII) GC Cavity Conditioner／Fuji II LC Improved（GC）とした。各歯の頬側の処理エナメル質に、シーラント材料を5mmの高さまで徐々に積層することにより試料を製作した。この積層した歯を連続的に切断し、断面が約1mm×1mmになるように複数のビーム型試料を得た。そして、破損が生じるまで引張荷重（0.5mm/min）をかけた。

結果：接着強さは MPa で測定した。(C) 20.41±11.79;(G) 16.02±7.99;(E/TF) 24.06±9.67;(OS/UF) 15.63±9.00;(OS/AE) 9.31±6.05;(UB/UF) 4.96±3.46;(CC/FVII) 1.70±2.19;(CC/FII) 2.19±1.44であった。

結論：従来型とレジン強化型グラスアイオノマーセメントは、レジン系材料と比較して有意に低い接着強さであった。破壊様相はしばしばセメント内の凝集破壊であった。リン酸とトータルエッチングを組み合わせたフロアブルコンポジットレジン群は、ClinPro Sealant や Guardian Seal のような、シーリングのために特別に考案されたレジン系材料と同じように機能することがわかった。この研究で使用したセルフエッチングプライマー（UniFil Bond）でエナメル質を処理したときに獲得されたコンポジットレジンの接着は、エナメル質を37% リン酸で酸処理したときと比較して有意に低かった。

(J Dent 2005；33(6)：459-467.)

Objectives. To measure the microtensile bond strength to ground enamel of different types of materials used as pit and fissure sealants in combination with different substrate conditioners. Methods. From 40 sound extracted molars, eight groups of five teeth were randomly formed. The experimental groups were:(1)(C)37% phosphoric acid/ClinPro Sealant(3M ESPE);(2)(G)37% phosphoric acid/Guardian Seal(Kerr);(3)(E/TF)37% phosphoric acid/Excite/Tetric Flow(Ivoclar-Vivadent)(4)(OS/UF)37% phosphoric acid/One Step(Bisco)/UniFil Flow(GC);(5)(OS/AE)37% phosphoric acid/One Step/AEliteflo(Bisco);(6)(UB/UF)UniFil Bond/UniFil Flow(GC);(7)(CC/FVII)GC Cavity Conditioner/Fuji VII(GC);(8)(CC/FII)GC Cavity Conditioner/Fuji II LC Improved(GC). On the buccal of each tooth, a 5 mm high build-up was created by incrementally adding layers of the sealing material on the conditioned enamel. By serially cutting the built-up tooth, multiple beam-shaped specimens about 1 mm X 1 mm in cross section were obtained, and loaded in tensile(0.5 mm/min)until failure occurred. Results. The bond strengths measured in MPa were:(C)20.41±11.79 (G)16.02±7.99;(E/TF)24.06±9.67;(OS/UF)15.63±9.00;(OS/AE)9.31±6.05;(UB/UF)4.96±3.46;(CC/FVII)1.70±2.19;(CC/FII)2.19±1.44. Conclusions. The conventional and the resin-modified glass ionomers measured bond strengths significantly lower than those of any resin-based materials. Failure frequently occurred cohesively within the cement. Flowable composites in combination with phosphoric acid and a total-etch adhesive performed similarly to resin-based materials specifically conceived for sealings, such as ClinPro Sealant and Guardian Seal. The bond achieved by resin composite when treating enamel with the self-etching primer used in this study(UniFil Bond)was significantly lower than that developed when the substrate was etched with 37% phosphoric acid.

Twenty-five-year atraumatic restorative treatment (ART) approach : a comprehensive overview

25年の非侵襲治療アプローチ：包括的概説

Frencken JE, Leal SC, Navarro MF.

背景：非侵襲治療によるアプローチは25年前にタンザニアで生まれた。世界的な口腔ケアとして利用でき、質の向上により不可欠なものとなり、う蝕管理の概念として発展してきた。

結果：メタ分析とシステマティックレビューにより、う蝕病巣の発生予防に高強度充填型グラスアイオノマーセメントを用いた非侵襲治療（ART）によるシーラントの高い効果は、レジン系フィッシャーシーラントと変わらないことを示している。高強度充填型グラスアイオノマーセメントを用いたARTは、乳歯および永久歯の臼歯部単歯面窩洞の修復に安全に使用できるが、乳歯の複数歯面窩洞の修復の質はより向上させる必要がある。永久歯の前歯と臼歯の複数歯面に対するART修復物の質に関する情報は不十分である。これにより単歯面に対する高強度充填型グラスアイオノマーセメントによるART修復とアマルガム修復の生存に差がないようにみえる。

考察：ARTの使用は、結果として小児に対する予防的かつ修復的ケアを受け入れることや、窩洞を小さくすることにつながっている。局所麻酔が必要となることはほとんどなく、手用器具のみが使用されるので、ARTは幼児期に初期う蝕に罹患した小児の治療のための有効なアプローチとして考えられている。ARTは、多くの国で公的なオーラルヘルスサービスとして実施されており、ARTを適切に実施するためには最初から良質の高強度充填型グラスアイオノマーセメントを十分にストックし、ART用の器具を豊富に備えておく必要がある。ARTの項目を含む教科書が利用されており、そのコンセプトは多くの国の歯科大学の卒後研修コースに採用されている。最近の発展と通信教育のためのe-ラーニングモジュールテストにより、専門家の中でART情報の伝達をますます容易にしている。しかし、さらなる研究と開発には、必ずしも獲得が容易とはいえない資金が必要である。次の大きな課題としては、ARTが一翼を担う可能性のある虚弱な高齢者への継続したケアである。

結論：口腔ケアの基本パッケージのひとつとしてのARTは、世界的なオーラルヘルスの発展と口腔ケアの不均衡の軽減のための重要な基盤である。

（Clin Oral Investig 2012；16（5）：1337-1346.）

Background. The atraumatic restorative treatment(ART)approach was born 25 years ago in Tanzania. It has evolved into an essential caries management concept for improving quality and access to oral care globally. Results. Meta-analyses and systematic reviews have indicated that the high effectiveness of ART sealants using high viscosity glass ionomers in carious lesion development prevention is not different from that of resin fissure sealants. ART using high-viscosity glass ionomer can safely be used to restore single-surface cavities both in primary and in permanent posterior teeth, but its quality in restoring multiple surfaces in primary posterior teeth cavities needs to be improved. Insufficient information is available regarding the quality of ART restorations in multiple surfaces in permanent anterior and posterior teeth. There appears to be no difference in the survival of single-surface high-viscosity glass-ionomer ART restorations and amalgam restorations. Discussion. The use of ART results in smaller cavities and in high acceptance of preventive and restorative care by children. Because local anaesthesia is seldom needed and only hand instruments are used, ART is considered to be a promising approach for treating children suffering from early childhood caries. ART has been implemented in the public oral health services of a number of countries, and clearly, proper implementation requires the availability of sufficient stocks of good high-viscosity glass ionomers and sets of ART instruments right from the start. Textbooks including chapters on ART are available, and the concept is being included in graduate courses at dental schools in a number of countries. Recent development and testing of elearning modules for distance learning has increasingly facilitated the distribution of ART information amongst professionals, thus enabling more people to benefit from ART. However, this development and further research require adequate funding, which is not always easily obtainable. The next major challenge is the continuation of care to the frail elderly, in which ART may play a part. Conclusion. ART, as part of the Basic Package of Oral Care, is an important cornerstone for the development of global oral health and alleviating inequality in oral care.

小窩裂溝部のシーリング材料の寿命—メタ分析による結果

目的：このメタ分析は、小窩裂溝部シーラントの臨床的生存を観察期間と材料の種類と関連させて調査することである。データ、ソースおよび研究の選択：MEDLINE、EMBASE および CENTRAL のデータベースの検索により、2,944の要約（2011年9月30日以前に公開された）を確認し、その中で485の臨床研究を詳細に分析した。合計146の論文には最低でも2年間の観察期間のシーラントの生存についての情報が含まれていた。これらの研究は、さまざまな材料（UV光重合、光重合および化学重合のレジン系シーラント、フッ素徐放性材料、コンポマー、フロアブルコンポジットレジンおよびグラスアイオノマー系シーラント）の生存率を決めるために分析した。メタ分析は、縦断ロジスティック回帰分析およびベイズ統計の変量化モデルを使用した。

結果：システマティックレビューとして、98の臨床報告と12の実地試験報告を確認した。化学重合型レジン系シーラントは最長の観察期間（20年間）であり、メタ分析から推定された5年の保持率が64.7%（95%CI：57.1〜73.1%）であることがわかった。レジン系光重合型シーラントとフッ素徐放性材料は、完全に生存しているシーラントについては類似した5年生存率（83.8%, 95%CI：54.9〜94.7% と 69.9%, 95%CI：51.5〜86.5%）を示した。これらの高い生存率と対照的に、UV光重合材料、コンポマーおよびグラスアイオノマー系シーラントに対して低い生存率が確認された（5年保持率は <19.3%）。UV光重合材料、コンポマーおよびグラスアイオノマー系シーラントの生存率は劣っていると分類された。

結論と意義：このメタ分析の結果はレジン系シーラントが臨床使用に推奨されることを示している。しかし、光重合材料のよりスピーディーでエラーが少ない適用が、日々の臨床で優先される。

（Kuhnisch J, et al. Dent Mater 2012；28（3）：298-303.）

小窩裂溝部シーラントの臨床適用と性能に関するレビュー

小窩裂溝部シーラントの十分なレビューは文献から入手することが可能である。小窩裂溝部シーラントの適用と最新の論文の中の臨床面にフォーカスし、エビデンスベースの臨床適用のテクニックをサポートすることがこの論文の目的である。小窩裂溝部シーラントは、Buonocoreの先駆的な研究をもとに1971年に導入された。1972年に Handelman によって始まった追加研究は、シーラントの下部に閉じ込められた細菌に何が生じるのか具体的に調べた。このような封鎖が、シーラントの下部でう蝕の進展や継続的な進行につながるのではないかという懸念が、この論文や他に続く多くの論文により和らいだ。新しく萌出した臼歯（時には前歯）に対する小窩裂溝部シーラントの適用は小窩裂溝部う蝕の予防につながること、そして初期う蝕がレジンで封鎖されている時に明らかな初期う蝕の進行を予防することが歯科治療で最も良い方法であることは、明らかである。

（Simonsen RJ, et al. Aust Dent J 2011；56 Suppl 1：45-58.）

Fissure Sealant

乳歯と永久歯のエナメル質に対するシーラントの接着強さ：リン酸対セルフエッチングシステム

目的：この研究の目的は、未研磨の乳歯と永久歯に対する光重合型シーラントの短期または長期保管後の接着強さを、リン酸とセルフエッチングプライマーの処理効果で比較することである。

方法：洗浄したエナメル質を38％リン酸またはセルフエッチングプライマーのPrompt L-Pop（N=10/群）で処理し、40本の乳臼歯と40本の永久歯の臼歯の平滑面に光重合型レジン系シーラント（Delton Light Curing Pit & Fissure Sealant-CLEAR）を接着した。水中で1週間または1年後まで保管し、剪断接着強さを測定した。破断面の状態は、実体顕微鏡により決定した。

結果：リン酸処理とセルフエッチングプライマー処理との間で接着強さに有意な差はみられず、1週間保管と1年間保管との間にも有意な差はなかった（$p>0.05$）。しかし、乳歯エナメル質に対する接着強さは永久歯エナメル質と比較して有意に低い値であった（$p=0.0021$）。8群の中で純粋な界面破壊の数は0と3の間（0～30％）で変化した。そして、残りの歯は界面破壊と凝集破壊の混合破壊であった。

結論：この研究でセルフエッチングプライマーは、臨床手順の簡素化が正当な理由となることから、若い子供たちへのシーラント塗布のための酸処理法の魅力的な代替手段になりうると思われる。

（Peutzfeldt A, et al. Pediatr Dent 2004；26（3）：240-244.）

フロアブルコンポジットレジンと比較したレジン系小窩裂溝部シーラントの物理的、機械的およびレオロジー的特徴

目的：この研究の目的は、機械的およびレオロジー的特性を基に臨床的な適用を明らかにするために、レジン系小窩裂溝部シーラントとフロアブルコンポジットレジンの特性を比較することである。

方法：この実験では、8つのフロアブルコンポジットレジン（Admira Flow, Filtek Supreme XT Flow, FlowLine, Grandio Flow, Point-4 Flowable, Premise Flowable, Revolution Formula 2, X-Flow）と4つのレジン系小窩裂溝部シーラント（Clinpro, Delton FS⁺, Estiseal F, Guardian Seal）を用いた。これらのフィラー含有量は熱重量分析により測定した。次の機械的特性を測定した：動的および静的弾性率、曲げ強さおよびビッカースマイクロ硬さ。レオロジーの測定は、動的振動型レオメーターを用いて行った。

結果：フロアブルコンポジットレジンは、Delton FS⁺を除いて、小窩裂溝部シーラントより機械的特性がはるかに優れていた。試験したすべての材料は、非ニュートン流体のずり流動化流体であった。これらは、すべて最低の回転数でも弾力性を示したが、その弾力性は材料により大きく異なった。

意義：レジン系の小窩裂溝部シーラントは、予防のための小窩裂溝部シーリングに適していると思われる。裂溝部が拡大するときは、低回転でも低弾性のフロアブルコンポジットレジンがより適切であると推測される。

（Beun S, et al. Dent Mater 2012；28（4）：349-359.）

接着歯学のための重要キーワード13

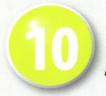

Resin Composite Restoration
コンポジットレジン修復

レジンモノマーと無機フィラーから構成される歯冠色成形修復材料・コンポジットレジンを用いる審美的な修復法である。1962年にコンポジットレジンが開発されて以来、フィラーとその表面処理法の改善、可視光による重合方式の採用などにより、材料性能が大きく進化した。さらに目覚ましい研究開発によって改良されたレジン接着システムを併用することで高品位の歯質接着性が獲得でき、幅広い症例に対応可能となっている。また、優れた歯質接着性の獲得によって、従来必要であった予防拡大や保持形態への対応はほぼ不要となり、健全歯質の保存を見据えた"Minimal Intervention Dentistry"の具現化に多大な寄与をしている。

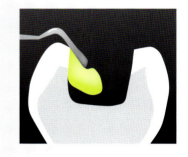

(田上順次, 奈良陽一郎, 山本一世, 斎藤隆史(監修). 保存修復学21 第五版. 京都：永末書店, 2017.)
(千田彰, 寺下正道, 寺中敏夫, 宮崎真至(編). 保存修復学 第6版. 東京：医歯薬出版, 2017.)

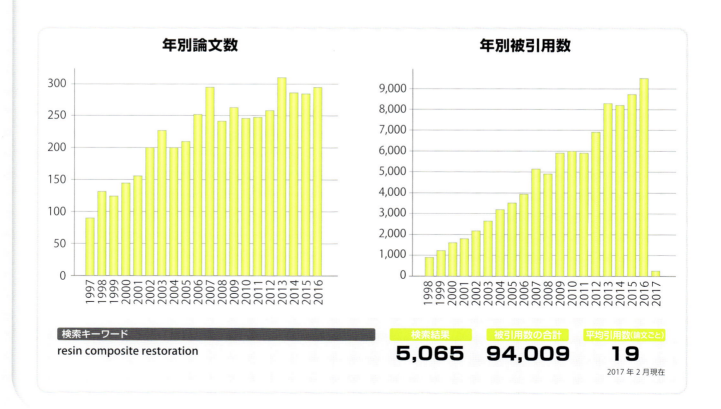

検索キーワード：resin composite restoration
検索結果：5,065　被引用数の合計：94,009　平均引用数(論文ごと)：19
2017年2月現在

Resin Composite Restoration

トムソン・ロイターが選んだベスト**20**論文

		2013年	2014年	2015年	2016年		
引用数1位	De Munck J, Van Landuyt K, Peumans M, Poitevin A, Lambrechts P, Braem M, Van Meerbeek B. A critical review of the durability of adhesion to tooth tissue: methods and results. J Dent Res 2005; 84(2): 118-132. 歯質接着の耐久性に関するレビュー：方法と結果	88	66	65	59	278	723
引用数2位	Feilzer AJ, De Gee AJ, Davidson CL. Setting stress in composite resin in relation to configuration of the restoration. J Dent Res 1987; 66(11): 1636-1639. 修復時の窩洞設定に係わるコンポジットレジンのストレス	30	25	34	19	108	720
引用数3位	Peumans M, Kanumilli P, De Munck J, Van Landuyt K, Lambrechts P, Van Meerbeek B. Clinical effectiveness of contemporary adhesives: a systematic review of current clinical trials. Dent Mater 2005; 21(9): 864-881. 現代の接着材の臨床的効果：最近の臨床試験に関するシステマティックレビュー	42	35	37	32	146	396
引用数4位	Davidson CL, Feilzer AJ. Polymerization shrinkage and polymerization shrinkage stress in polymer-based restoratives. J Dent 1997; 25(6): 435-440. 高分子修復物における重合収縮および重合収縮応力	25	27	21	14	87	385
引用数5位	Hashimoto M, Ohno H, Kaga M, Endo K, Sano H, Oguchi H. In vivo degradation of resin-dentin bonds in humans over 1 to 3 years. J Dent Res 2000; 79(6): 1385-1391. ヒト口腔内における1～3年経過時のレジン－象牙質間接着の in vivo 劣化	28	18	21	14	81	383
引用数6位	Manhart J, Chen H, Hamm G, Hickel R. Buonocore Memorial Lecture. Review of the clinical survival of direct and indirect restorations in posterior teeth of the permanent dentition. Oper Dent 2004; 29(5): 481-508. 永久歯列の臼歯における直接・間接修復に関する臨床的生存に係わる総説	38	31	34	31	134	342
引用数7位	Ferracane JL. Elution of leachable components from composites. J Oral Rehabil 1994; 21(4): 441-452. コンポジットレジンからの滲出性成分の溶出	21	17	25	18	81	315

接着歯学のための重要キーワード13（関連性の高い論文和訳）

トムソン・ロイターが選んだベスト**20**論文

引用数	タイトル・和訳	2013年	2014年	2015年	2016年	2013年〜2016年引用数	合計引用数
8位	Ferracane JL. Resin composite -state of the art. Dent Mater 2011; 27(1): 29-38. コンポジットレジン ―その技術	59	48	60	82	249	296
9位	Mitra SB, Wu D, Holmes BN. An application of nanotechnology in advanced dental materials. J Am Dent Assoc 2003;134(10): 1382-1390. 先進的歯科材料におけるナノテクノロジーの応用	41	34	30	26	131	294
10位	Gale MS, Darvell BW. Thermal cycling procedures for laboratory testing of dental restorations. J Dent 1999; 27(2): 89-99. 歯科修復の実験に対するサーマルサイクリング法	22	22	39	36	119	290
11位	Tyas MJ, Anusavice KJ, Frencken JE, Mount GJ. Minimal intervention dentistry -a review. FDI Commission Project 1-97. Int Dent J 2000; 50(1): 1-12. 最小限侵襲歯科医療 ―総説― FDI委員会プロジェクト1-97	28	21	19	14	82	274
12位	Wiegand A, Buchalla W, Attin T. Review on fluoride-releasing restorative materials–fluoride release and uptake characteristics, antibacterial activity and influence on caries formation. Dent Mater 2007; 23(3): 343-362. フッ素徐放性修復材料に関する論評 ―フッ素徐放性、リチャージ特性、抗菌性およびう蝕発生への影響	28	32	42	36	138	236
13位	Braga RR, Ballester RY, Ferracane JL. Factors involved in the development of polymerization shrinkage stress in resin-composites: a systematic review. Dent Mater 2005; 21(10): 962-970. コンポジットレジンにおける重合収縮応力の発生要因：システマティックレビュー	21	19	29	31	100	213
14位	Bernardo M, Luis H, Martin MD, Leroux BG, Rue T, Leitão J, DeRouen TA. Survival and reasons for failure of amalgam versus composite posterior restorations placed in a randomized clinical trial. J Am Dent Assoc 2007; 138(6): 775-783. ランダム化比較試験における臼歯部アマルガム修復とコンポジットレジン修復の生存性と予後不良理由	28	37	30	24	119	184

Resin Composite Restoration

トムソン・ロイターが選んだベスト20論文

	タイトル・和訳	2013年	2014年	2015年	2016年	2013年〜2016年引用数	合計引用数
引用数 15位	Imazato S. Antibacterial properties of resin composites and dentin bonding systems. Dent Mater 2003; 19(6): 449-457. コンポジットレジンと象牙質接着システムの抗菌性 P.67に和訳あり	25	16	19	20	80	177
引用数 16位	Drummond JL. Degradation, fatigue, and failure of resin dental composite materials. J Dent Res 2008; 87(8): 710-719. 歯科用コンポジットレジン材料の劣化、疲労および破損	26	20	26	33	105	159
引用数 17位	Demarco FF, Corrêa MB, Cenci MS, Moraes RR, Opdam NJ. Longevity of posterior composite restorations: not only a matter of materials. Dent Mater 2012; 28(1): 87-101. 臼歯部コンポジットレジン修復の寿命：材料の問題に留まらず	29	35	43	41	148	158
引用数 18位	Cramer NB, Stansbury JW, Bowman CN. Recent advances and developments in composite dental restorative materials. J Dent Res 2011; 90(4): 402-416. 歯科用コンポジットレジン修復材料における最近の進歩と発展	22	27	36	40	125	151
引用数 19位	Opdam NJ, Bronkhorst EM, Loomans BA, Huysmans MC. 12-year survival of composite vs. amalgam restorations. J Dent Res 2010; 89(10): 1063-1067. コンポジットレジン修復とアマルガム修復の12年間生存性	23	30	37	29	119	149
引用数 20位	Busscher HJ, Rinastiti M, Siswomihardjo W, van der Mei HC. Biofilm formation on dental restorative and implant materials. J Dent Res 2010; 89(7): 657-665. 歯科用修復材料とインプラント材料上のバイオフィルム生成	28	18	35	27	108	130

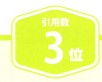

Clinical effectiveness of contemporary adhesives: A systematic review of current clinical trials.

現代の接着材の臨床的効果：最近の臨床試験に関するシステマティックレビュー

Peumans M, Kanumilli P, De Munck J, Van Landuyt K, Lambrechts P, Van Meerbeek B.

　本論文の目的は、歯頸部非う蝕性5級病変を修復する際に用いる現代の接着材に関する臨床的有効性に係わる最近の文献をレビューすることであった。簡略化された応用手順を有する接着材が、従来の3ステップ接着材のように臨床的に有効であるかどうかを見出すため、修復生存状況について記録された。

　1998年1月から2004年5月までに発表された文献が、非う蝕性5級病変における接着材の臨床的有効性について試験された大学主導の臨床試験に対しレビューされた。IADR-AADR抄録とConsEuroの抄録のようなピアレビューされた接着材ごとの修復生存率が、5種接着材区分（3および2ステップ型エッチアンドリンス接着材、2および1ステップ型セルフエッチ接着材、およびグラスアイオノマー）のそれぞれに対する機能期間についての図を含め、レビューされた。文献にしたがい、米国歯科医師会によって提唱された象牙質ならびにエナメル質接着材料に対するガイドラインが用いられた。接着材区分ごとに、年間失敗率（%）が算出された。5種接着材区分の年間失敗率間における統計学的差異を検討するため、Kruskal-Wallis分析とDwass-Steel-Critchlow-Flignerのペアワイズ比較が用いられた。

　接着材の臨床的接着有効性を検討する一手段としての5級接着修復の生存比較については、グラスアイオノマーが歯質に有効かつ耐久性をもって接着するということが述べられている。3ステップ型エッチアンドリンス接着材と2ステップ型セルフエッチ接着材は、臨床的に信頼性と予知性のある良好な臨床性能を示した。2ステップ型エッチアンドリンス接着材の臨床有効性はあまり好ましくなかったが、同様に1ステップ型セルフエッチ接着材に対する臨床的非有効性能が記された。

　簡略化された応用手順による接着材への傾向があるが、これまでの簡略化は有効性の損失を導くようである。臨床的性能は、適切な実験室研究のタイプによって関係性があり、また予測することが可能である。

（Dent Mater 2005；21(9)：864-881.）

The purpose of this paper was to review current literature on the clinical effectiveness of contemporary adhesives when used to restore cervical non-carious class-V lesions. Restoration retention in function of time was recorded in order to find out if adhesives with a simplified application procedure are as clinically effective as conventional three-step adhesives.

Literature published from January 1998 up to May 2004 was reviewed for university-centred clinical trials that tested the clinical effectiveness of adhesives in non-carious class-V lesions. Restoration-retention rates per adhesive reported in peer-reviewed papers as well as IADR-AADR abstracts and ConsEuro abstracts were included and depicted as a function of time in graphs for each of the five adhesive classes (three- and two-step etch-and-rinse adhesives, two- and one-step self-etch adhesives, and glass-ionomers). The guidelines for dentin and enamel adhesive materials advanced by the American Dental Association were used as a reference. Per class, the annual failure rate (%) was calculated. Kruskal-Wallis analysis and Dwass-Steel-Chritchlow-Fligner pairwise comparisons were used to determine statistical differences between the annual failure percentages of the five adhesive categories.

Comparison of retention of class-V adhesive restorations as a measure to determine clinical bonding effectiveness of adhesives revealed that glass-ionomers most effectively and durably bond to tooth tissue. Three-step etch-and-rinse adhesives and two-step self-etch adhesives showed a clinically reliable and predictably good clinical performance. The clinical effectiveness of two-step etch-and-rinse adhesives was less favourable, while an inefficient clinical performance was noted for the one-step self-etch adhesives.

Although there is a tendency towards adhesives with simplified application procedures, simplification so far appears to induce loss of effectiveness. Clinical performance can be correlated with, and predicted by, appropriate types of laboratory study.

Polymerization shrinkage and polymerization shrinkage stress in polymer-based restoratives.

高分子修復物における重合収縮および重合収縮応力

Davidson CL, Feilzer AJ.

目的: この論文は、重合収縮に関係する問題の認識と理解への貢献を目的とする。
データソース: この論題についての関連科学出版物は厳密な査読を受けた。
研究の選択: コンポジットレジンとグラスアイオノマーセメントの硬化中に生じる寸法変化について、収縮、収縮応力および応力緩和を検討する方法についての文献によって研究された。
結論: 漏洩を生じない修復を保証する接着修復材料の操作方法は未だに報告がないため、臨床家は重合収縮と破壊的な収縮応力の問題を受け入れなければならない。これらの問題を引き起こす機序と、それらの影響を軽減するであろう手技の適切な理解のみが、保存修復歯学におけるコンポジットレジンとグラスアイオノマーセメントの応用から最大の利益を臨床家が得ることを可能とするだろう。

(J Dent 1997 ; 25(6) : 435-440.)

OBJECTIVES: This paper is intended to contribute to the recognition and understanding of problems related to polymerization shrinkage.
DATA SOURCES: Scientific publications of relevance with regard to this subject were critically reviewed.
STUDY SELECTION: The dimensional changes which develop during the curing of resin composites and glass polyalkenoate cements are studied, with special reference to methods of determining shrinkage, shrinkage stress and stress relief.
CONCLUSIONS: As no method for handling the adhesive restorative materials has yet been described which guarantees a leakproof restoration, the practitioner has to accept the problem of polymerization shrinkage and destructive shrinkage stress. Only a proper understanding of the mechanisms that cause these problems and the techniques that may reduce their effects will enable the practitioner to derive maximum benefit from the application of resin composites and glass polyalkenoate cements in restorative dentistry.

In vivo degradation of resin-dentin bonds in humans over 1 to 3 years.

ヒト口腔内における1～3年経過時のレジン-象牙質間接着のin vivo劣化

Hashimoto M, Ohno H, Kaga M, Endo K, Sano H, Oguchi H.

　レジン修復の寿命は、接着歯学における現在の重要な関心分野である。しかし、in vivoのヒト試料を用いたレジン-象牙質間接着構造体の耐久性について検討した研究は行われていない。本研究の目的は、1、2、3年間の口腔内環境におけるレジン-象牙質間接着構造体の劣化について検討することであった。乳臼歯に窩洞を形成し、レジン接着システム（Scotchbond Multi-Purpose）が窩洞に応用された。1～3年後に、後継永久歯の萌出を経てレジン修復歯は抜去された。抜歯後ただちに、それらの歯は砂時計状試料を得るために接着界面に対し垂直的に切断された。その後、クロスヘッドスピード毎分1.0mmで微小引張試験が実施された。平均接着強さは一元配置分散分析とFisherのPLSD法（p＜0.05）を用いて統計学的に比較した。さらに、すべての破壊面はSEMによって観察され、破壊様式の面積比はSEM画像上におけるデジタルアナライザーによって算出された。平均値範囲28.3 +/- 11.3 MPa（対照）、15.2 +/- 4.4 MPa（1～2年）、9.1 +/- 5.1 MPa（2～3年）を示す全3群間の引張接着強さに有意差（p＜0.05）が認められた。さらに破壊画像解析によると、口腔内環境下で時間経過した試料の破断面における脱灰象牙質の割合は、対照試料の値に比較して大きかった。加えて、コンポジットレジンの劣化とコラーゲン線維の消失が口腔内環境下における時間経過した試料間で観察された。本研究の結果解析は、レジン-象牙質間接着構造体の劣化が口腔内窩洞における時間経過後に生じることを示した。

（J Dent Res 2000 ; 79(6) : 1385-1391.）

The longevity of resin restorations is currently an area of great interest in adhesive dentistry. However, no work has been conducted to investigate the durability of resin-dentin bond structures using human substrate in vivo. The purpose of this study was to investigate the degradation of the resin-dentin bond structures aged in an oral environment for 1, 2, or 3 years. Cavities were prepared in primary molars, and an adhesive resin system (Scotchbond Multi-Purpose) was applied to the cavity. After 1 to 3 years, following the eruption of the succedaneous permanent teeth, the resin-restored teeth were extracted. Immediately after extraction, those teeth were sectioned perpendicular to the adhesive interface and trimmed to produce an hourglass-shaped specimen. Then, a micro-tensile test was performed at a crosshead speed of 1.0 mm/min. The mean bond strengths were statistically compared with one-way ANOVA and Fisher's PLSD test (p < 0.05). Further, all fractured surfaces were observed by SEM, and the area fraction of failure mode was calculated by means of a digital analyzer on SEM photomicrographs. There were significant differences in tensile-bond strength among all 3 groups (p < 0.05), with mean values ranging from 28.3 +/- 11.3 MPa (control), to 15.2 +/- 4.4 MPa (1 to 2 years), to 9.1 +/- 5.1 MPa (2 to 3 years). Moreover, under fractographic analysis, the proportion of demineralized dentin at the fractured surface in specimens aged in an oral environment was greater than that in control specimens. Furthermore, degradation of resin composite and the depletion of collagen fibrils was observed among the specimens aged in an oral environment. Analysis of the results of this study indicated that the degradation of resin-dentin bond structures occurs after aging in the oral cavity.

Resin Composite Restoration

Review of the clinical survival of direct and indirect restorations in posterior teeth of the permanent dentition.

永久歯列の臼歯における直接・間接修復に関する臨床的生存に係わる論評

Manhart J, Chen H, Hamm G, Hickel R.

　この論評は、ストレスを受けた臼歯部窩洞における修復寿命に係わる調査を提供し、起こり得る臨床的失敗に対する考え得る原因を評価する。臼歯部修復の縦断的臨床研究試験ならびに後ろ向き横断研究に対する主に1990年以降の歯科文献のレビューが行われた。永久歯における修復の臨床的性能を検討する研究のみが含まれていた。1級および2級窩洞に対する、アマルガム、直接コンポジットレジン修復、コンポマー、グラスアイオノマーセメントならびに関連製品、コンポジットおよびセラミックインレーならびに鋳造金修復の寿命と年間失敗率が検討された。ストレスを受けた臼歯部窩洞における平均年間失敗率は、アマルガム修復では3.0 (1.9)％、直接コンポジットレジン修復では2.2 (2.0)％、メガフィラー併用直接コンポジットレジン修復では3.6 (4.2)％、コンポマー修復では1.1 (1.2)％、通常のグラスアイオノマーセメント修復では7.2 (5.6)％、トンネル窩洞グラスアイオノマーセメント修復では7.1 (2.8)％、ART グラスアイオノマーセメント修復では6.0 (4.6)％、コンポジットレジンインレーでは2.9 (2.6)％、セラミックインレー修復では1.9 (1.8)％、CAD / CAM セラミック修復では1.7 (1.6)％、鋳造金合金インレーおよびアンレー修復では1.4 (1.4)％であった。1990年以降の文献がより良い結果を示していた。間接修復は、直接修復に比較して有意に小さな平均年間失敗率を示した（$p = 0.0031$）。修復の寿命は、材料、患者、歯科医師を含めた多くの異なる要因に影響を受ける。失敗の主要な理由は、二次う蝕、破折、辺縁破折、摩耗および術後知覚過敏であった。われわれは、早期失敗の理由と、数年後の修復損失に対する原因とを区別することを学ぶ必要がある。

（Oper Dent 2004 ; 29(5) : 481-508.）

This review provides a survey on the longevity of restorations in stress-bearing posterior cavities and assesses possible reasons for clinical failure. The dental literature, predominantly since 1990, was reviewed for longitudinal, controlled clinical studies and retrospective cross-sectional studies of posterior restorations. Only studies investigating the clinical performance of restorations in permanent teeth were included. Longevity and annual failure rates of amalgam, direct composite restorations, compomers, glass ionomers and derivative products, composite and ceramic inlays and cast gold restorations were determined for Class I and II cavities. Mean (SD) annual failure rates in posterior stress-bearing cavities are: 3.0% (1.9) for amalgam restorations, 2.2% (2.0) for direct composites, 3.6% (4.2) for direct composites with inserts, 1.1% (1.2) for compomer restorations, 7.2% (5.6) for regular glass ionomer restorations, 7.1% (2.8) for tunnel glass ionomers, 6.0% (4.6) for ART glass ionomers, 2.9% (2.6) for composite inlays, 1.9% (1.8) for ceramic restorations, 1.7% (1.6) for CAD/CAM ceramic restorations and 1.4% (1.4) for cast gold inlays and onlays. Publications from 1990 forward showed better results. Indirect restorations exhibited a significantly lower mean annual failure rate than direct techniques (p=0.0031). Longevity of dental restorations is dependent upon many different factors, including material, patient- and dentist-related. Principal reasons for failure were secondary caries, fracture, marginal deficiencies, wear and postoperative sensitivity. We need to learn to distinguish between reasons that cause early failures and those that are responsible for restoration loss after several years of service.

コンポジットレジン ―その技術

　歯科用コンポジットレジン材料の技術現状のレビューを目的としている。歯科用コンポジットレジンのもっとも重要な特色の概要が作成され、また、それらの組成、特性および臨床的留意点に関連する文献に対しての文献検索は、関連文献からの引用検索を経て、PubMedを用いて行われた。歯科用コンポジットレジンの技術現状は、機械的性質、取り扱い特性、審美的可能性についての幅広さを有する多様な材料を含んでいる。非常に激しい市場競争は、過去における十分な強度、優れた耐摩耗性および研磨保持性を有する材料を製造することを主要重点項目として進化し続けている。直近の研究開発の努力は、コンポジットレジンと歯との界面接着に有害な影響を及ぼす、重合収縮とそれにともなう応力の問題に対処している。現在の試みは、潜在的な治療上の利益と自己接着性を有する材料の供与に焦点を当てており、後者は口腔内におけるまさに簡素化された填塞を導いている。臨床家にとって理想的な材料は一つも存在しない。しかし、最近の製品を構成する市販材料は高品質であり、適切に用いた場合には、十分な長期安定性を導く優れた臨床成果をもたらすことが証明されている。

（Ferracane JL. Dent Mater 2011 ; 27(1) : 29-38.）

歯科用コンポジットレジン材料の劣化、疲労および破損

　この論文の意図は、粒子あるいはファイバーフィラー含有歯科用間接コンポジットレジン材料の機械的性質に影響する多数の因子についてレビューを行うことである。主に水および水とエタノールによる媒体の違いによる経年変化、繰り返し負荷、曲げ強さと破壊強度に対する複合負荷による劣化への影響について焦点を絞る。選択されたいくつかの論文は、混合ならびに繰り返し負荷、多軸圧縮試料を用いた三次元断層撮影によって詳細に検討している。大多数の歯科用コンポジットレジンにおける破損の主たる原因は、レジンマトリックスあるいはフィラーとレジンマトリックス間の界面またはその両方による破壊であった。臨床研究においては、最初の5年間における破損は修復要因（技術または材料選択）により生じ、その後の期間においては、破損の多くは二次う蝕により生じている。

（Drummond JL. J Dent Res 2008 ; 87(8) : 710-719.）

臼歯部コンポジットレジン修復の寿命：
材料の問題に留まらず

　コンポジットレジンは臼歯部直接修復の第一選択となり、臨床医および患者の間でますます一般的なものになっている。一方、文献中の多くの臨床報告は、長期にわたるこれらの修復の耐久性について議論している。この論評では、少なくとも5年間以上フォローアップされ、1996年から2011年の間に公表された臼歯部コンポジットレジン修復について検討した臨床試験に対する歯科文献を検索した。34論文が検索結果となった。臨床研究の90％は、歯種と部位、術者、社会経済的、人口統計的ならびに行動的要素などのいくつかの要因によって影響を受ける1級および2級の臼歯部コンポジットレジン修復において、年間1～3％の失敗率を示した。材料学的性質は寿命に対する軽微な影響を示した。長期における失敗の主たる理由は、個人のカリエスリスクに関係した二次う蝕、ブラキシズムのような患者因子と同様に、裏装の有無あるいは使用材料の強度に関係した破折である。補修は再修復の代替となりえ、修復の寿命を有意に増大させることができる。レビュー論文において認められたように、修復がなされた際に患者、術者および材料学的要因が考慮された場合には、臼歯部コンポジットレジン修復の長い生存率が期待できる。

（Demarco FF, et al. Dent Mater 2012 ; 28(1): 87-101.）

歯科用コンポジットレジン修復材料における
最近の進歩と発展

　歯科コンポジットレジン修復は、生体親和性に対する厳しい制約、重合挙動、審美性、そして究極の材料特性を兼備した、他に類をみない生体材料を代表している。現在、これらの材料は収縮および収縮応力を生じさせる重合、強度の限界、重合後の未反応モノマーの存在、そしていくつかのその他の因子によって制限を受けている。幸いなことに、これらの材料は、重合開始システム、モノマー、フィラーおよびフィラー表面処理剤の変更、さらに革新的な重合方式の開発を通じて、修復性能の向上を目的とする最近の優れた研究成果の焦点となっている。ここに、重合反応の一般的特性と、コンポジットレジン修復材料の性能を向上させた最近の取り組みについてレビューする。

（Cramer NB, et al. J Dent Res 2011 ; 90(4) : 402-416.）

接着歯学のための重要キーワード13

11 *Laminate Veneer*
ラミネートベニア

ラミネートベニアは、前歯部など審美領域の唇頬側面に応用する薄いシェルのことを示し、接着性レジンを用いて歯質に接着させる歯冠修復法である。シェル材料によりセラミックを応用したポーセレンラミネートベニアとレジンを応用したレジンラミネートベニアに大別される。クラウンにくらべ、形成量は少なく原則としてエナメル質に限局するため、健全歯質を可及的に保存できる大きな利点がある。MIの概念が進む昨今において、ラミネートベニアは、審美歯科治療の中心的な役割を担っている。

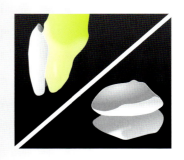

（日本補綴歯科学会（編）．歯科補綴学専門用語集 第4版．東京：医歯薬出版，2015．）
（會田雅啓ほか（編）．冠橋義歯補綴学テキスト．京都：永末書店，2015．）

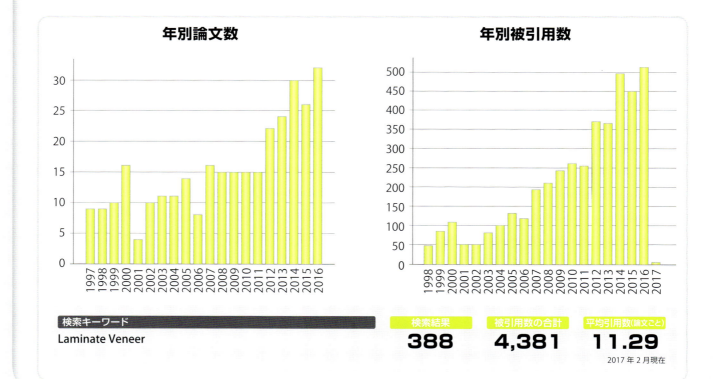

検索キーワード: Laminate Veneer

検索結果 **388** 被引用数の合計 **4,381** 平均引用数(論文ごと) **11.29**

2017年2月現在

⑪ Laminate Veneer

トムソン・ロイターが選んだベスト**20**論文

引用数	タイトル・和訳	2013年	2014年	2015年	2016年	2013年～2016年引用数	合計引用数
1位	Peumans M, Van Meerbeek B, Lambrechts P, Vanherle G. Porcelain veneers: a review of the literature. J Dent 2000; 28(3): 163-177. ポーセレンベニア　文献レビュー	12	19	20	12	63	175
2位	Aida M, Hayakawa T, Mizukawa K. Adhesion of composite to porcelain with various surface conditions. J Prosthet Dent 1995; 73(5): 464-470. さまざまな表面性状を有するポーセレンとコンポジットとの接着	5	4	6	2	17	113
3位	Edelhoff D, Sorensen JA. Tooth structure removal associated with various preparation designs for anterior teeth. J Prosthet Dent 2002 ; 87(5): 503-509. 前歯部におけるさまざまな形成デザインと歯質削除との関連性について	10	13	11	20	54	110
4位	Dumfahrt H, Schäffer H. Porcelain laminate veneers. A retrospective evaluation after 1 to 10 years of service: Part II–Clinical results. Int J Prosthodont 2000; 13(1): 9 - 18. ポーセレンラミネートベニア、1～10年後の後ろ向き評価：Part II―臨床結果	9	9	3	3	24	87
5位	Jokstad A, Bayne S, Blunck U, Tyas M, Wilson N. Quality of dental restorations. FDI Commission Project 2 -95. Int Dent J 2001; 51(3): 117-158. 歯冠修復の品質 ― FDI 委員会プロジェクト 2 -95	10	6	5	5	26	80
6位	Peumans M, De Munck J, Fieuws S, Lambrechts P, Vanherle G, Van Meerbeek B. A prospective ten-year clinical trial of porcelain veneers. J Adhes Dent 2004; 6 (1): 65-76. ポーセレンベニアの10年前向き臨床試験　P.77に和訳あり	12	10	9	7	38	79
7位	Fradeani M, Redemagni M, Corrado M. Porcelain laminate veneers: 6 - to 12-year clinical evaluation–a retrospective study. Int J Periodontics Restorative Dent 2005; 25(1): 9 -17. ポーセレンラミネートベニア：6～12年の臨床評価―後ろ向き研究　P.80に和訳あり	16	10	6	6	38	63

接着歯学のための重要キーワード13（関連性の高い論文和訳）

トムソン・ロイターが選んだベスト20論文

	タイトル・和訳	2013年	2014年	2015年	2016年	2013年～2016年引用数	合計引用数
引用数 8位	Sadowsky SJ. An overview of treatment considerations for esthetic restorations: a review of the literature. J Prosthet Dent 2006; 96(6): 433-442. 審美修復における治療上の考慮点：文献レビュー	6	8	12	11	37	61
引用数 9位	Beier US, Kapferer I, Burtscher D, Dumfahrt H. Clinical performance of porcelain laminate veneers for up to 20 years. Int J Prosthodont 2012; 25(1): 79-85. 最長20年のポーセレンラミネートベニアの臨床効果	5	16	12	10	43	47
引用数 10位	Usumez A, Aykent F. Bond strengths of porcelain laminate veneers to tooth surfaces prepared with acid and Er,Cr:YSGG laser etching. J Prosthet Dent 2003; 90(1): 24-30. 酸とEr,Cr：YSGGで処理された歯の表面とポーセレンラミネートベニアとの接着強さ	3	2	6	3	14	45
引用数 11位	Ibarra G, Johnson GH, Geurtsen W, Vargas MA. Microleakage of porcelain veneer restorations bonded to enamel and dentin with a new self-adhesive resin-based dental cement. Dent Mater 2007; 23(2): 218-225. 新しいセルフアドヒーシブレジンセメントを用いてエナメル質と象牙質に接着したポーセレンベニア修復の微小漏洩	1	6	2	4	13	45
引用数 12位	Layton D, Walton T. An up to 16-year prospective study of 304 porcelain veneers. Int J Prosthodont 2007; 20(4): 389-396. 304ポーセレンベニアの最長16年の前向き研究	6	3	6	8	23	43
引用数 13位	Chaiyabutr Y, McGowan S, Phillips KM, Kois JC, Giordano RA. The effect of hydrofluoric acid surface treatment and bond strength of a zirconia veneering ceramic. J Prosthet Dent 2008; 100(3): 194-202. ジルコニアベニアセラミックのフッ化水素酸処理の効果と接着強さ	4	3	12	5	24	42
引用数 14位	Guess PC, Stappert CF. Midterm results of a 5-year prospective clinical investigation of extended ceramic veneers. Dent Mater 2008; 24(6): 804-813. 延長セラミックベニアの5年前向き臨床調査の中間報告	9	8	3	4	24	39

Laminate Veneer

トムソン・ロイターが選んだベスト20論文

論文	2013年	2014年	2015年	2016年		
Addison O, Marquis PM, Fleming GJ. The impact of hydrofluoric acid surface treatments on the performance of a porcelain laminate restorative material. Dent Mater 2007; 23(4): 461-468. ポーセレンラミネート修復材料に対するフッ化水素酸による表面処理の影響	5	5	7	5	22	38
Chen JH, Shi CX, Wang M, Zhao SJ, Wang H. Clinical evaluation of 546 tetracycline-stained teeth treated with porcelain laminate veneers. J Dent 2005; 33(1): 3 -8. ポーセレンラミネートベニアにて治療を行った546のテトラサイクリン着色歯の臨床評価	2	1	5	4	12	36
Burke FJ, Lucarotti PS. Ten-year outcome of porcelain laminate veneers placed within the general dental services in England and Wales. J Dent 2009 ; 37(1): 31-38. イングランドとウエールズ地区における一般歯科治療で行われたポーセレンラミネートベニアの10年予後	4	4	2	4	14	25
Aykor A, Ozel E. Five-year clinical evaluation of 300 teeth restored with porcelain laminate veneers using total-etch and a modified self-etch adhesive system. Oper Dent 2009; 34(5): 516-523. トータルエッチングとセルフエッチング法を用いた300症例のポーセレンラミネートベニア修復の 5 年臨床評価	6	4	4	5	19	24
Layton DM, Walton TR. The up to 21-year clinical outcome and survival of feldspathic porcelain veneers: accounting for clustering. Int J Prosthodont 2012; 25(6): 604-612. 長石系ポーセレンベニアの最長21年の臨床成績と生存率：集団成績の集計	2	4	8	7	21	22
Oztürk E, Hickel R, Bolay S, Ilie N. Micromechanical properties of veneer luting resins after curing through ceramics. Clin Oral Investig 2012; 16(1): 139-146. セラミック修復後のベニア接着レジンの微小な機械的特性	6	5	3	5	19	19

Adhesion of composite to porcelain with various conditions

さまざまな表面性状を有するポーセレンとコンポジットとの接着

Aida M, Hayakawa T, Mizukawa K.

　本研究は、3種類のシランカップリング剤で処理された5つの異なる表面性状を有するポーセレン試料に対するコンポジットレジンとの接着性を評価した。使用されたシランカップリング剤のうち、2つは、市販されているポーセレンライナーMとトクソー セラミックプライマーであり、もう一つは、実験的なシランカップリング剤（γ-MPTS/EtOH）を使用した。市販されている2つのシランカップリング剤は、ポーセレン表面をもっとも粗造にするフッ化水素酸処理を行わなくても高い接着力を示した。シランカップリング剤の成分は、一つは、γ-methacryloxypropyl trimethoxysilane、もう一つは、カルボン酸である。それらの成分は酸溶液と混ぜることによってシランの効果的な構造が形成されることから、ポーセレンの表面性状は、接着強さに影響しなくなった。

(J Prosthet Dent 1995; 73(5): 464-470.)

This study evaluated the adhesion of composite resin to five different surface conditions of porcelain samples that were treated with three kinds of silane agents. Two of these were commercially available Porcelain Liner M and Tokuso Ceramic Primer, and one was an experimental agent. The commercially available silane agents gave high bond strengths without hydrofluoric acid etching, which gave the greatest roughness on the porcelain surface. One component of these commercially available silane agents was gamma-methacryloxypropyl trimethoxysilane, and the other was the carboxylic acid. As a result of the effective formation of siloxane bonds by mixing with acid solution, porcelain surface conditions did not affect the bond strengths.

Laminate Veneer

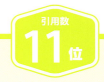

Microleakage of porcelain veneer restorations bonded to enamel and dentin with a new self-adhesive resin-based dental cement.

新しいセルフアドヒーシブレジンセメントを用いて
エナメル質と象牙質に接着したポーセレンベニア修復の微小漏洩

Ibarra G, Johnson GH, Geurtsen W, Vargas MA.

　セラミック修復法における接着テクニックは、多くの時間を要し、またテクニックセンシティブであり、その後の長期予後に大きく影響する。

目的：セラミックベニア修復の装着において、歯面への前処理なしとそれに対してワンボトルアドヒーシブとセルフエッチングアドヒーシブで処理した時のセルフアドヒーシブセメントの効果を評価する。

方法：36本の小臼歯に対し、象牙質に達するベニア形成が行われた。Empress 1は、以下の接着システムを用いて接着された。（1）Variolink–Excite Ivoclar–Vivadent（V＋E、コントロール）、（2）Unicem＋Single Bond 3M-ESPE（U＋SB）、（3）Unicem＋Adper Prompt L-Pop 3M-ESPE（U＋AP）、（4）Unicem 3M-ESPE（U）。37℃で24時間浸漬後、歯は5℃と55℃の条件下で2,000回のサーマルサイクルを受け、24時間アンモニウム硝酸銀の溶液に浸漬された。低速切断機を用いて3部位の1mm幅の切片は各々の歯より製作し、マイクロスコープにて漏洩を観察した。画像ソフトは、象牙質とエナメル質の表面に沿って侵入する着色度の計測に用いた。

結果：統計解析の結果、象牙質に対して、Uは、U＋SBとU＋APにくらべて有意に漏洩が少なかったのに対して、V＋Eでは差は認められなかった。一方、エナメル質に対しては、Uは、他の接着システムにくらべて漏洩が多く観察された。

臨床上の重要な点：セルフアドヒーシブセメントUは、象牙質を封鎖するのに使用されるセメントと同等の漏洩の少なさであった。ところが、エナメル質と接着させる際は、接着材の使用が必要である。

（Dent Mater 2007 Feb; 23(2): 218-225.）

Cementation technique of bonded ceramic restorations is a time-consuming and technique-sensitive procedure critical to long-term success.
OBJECTIVE: Evaluate the performance of a self-adhesive, modified-resin dental cement (Rely-X UniCem, 3M-ESPE) for the cementation of ceramic veneer restorations without previous conditioning of the tooth surface, and in combination with a one-bottle adhesive and a self-etching adhesive.
METHODS: Thirty-six premolars received a veneer preparation that extended into dentin. Leucite-reinforced pressed glass ceramic (Empress 1) veneers were cemented following manufacturers' instructions, according to the following treatment groups (n=9): (1) Variolink-Excite Ivoclar-Vivadent (V+E control), (2) Unicem+Single Bond 3M-ESPE (U+SB), (3) Unicem+Adper Prompt L-Pop 3M-ESPE (U+AP), (4) Unicem 3M-ESPE (U). After 24h storage at 37 degrees C, teeth were thermocycled (2000 cycles) at 5 and 55 degrees C, immersed in ammoniacal silver nitrate for 24h, placed in a developer solution overnight and sectioned using a slow-speed saw. Three 1mm longitudinal sections were obtained from each tooth and evaluated for leakage with a microscope (1x to 4x). Imaging software was used to measure stain penetration along the dentin and enamel surfaces.
RESULTS: ANOVA with SNK (alpha=0.05) revealed that on dentin, U had significantly less leakage than U+SB and U+AP, but no different than V+E; on enamel U had leakage values that were significantly greater than the groups with adhesives.
SIGNIFICANCE: The self-adhesive cement U gave low leakage on dentin that was comparable to the cement that employed an adhesive for sealing dentin, whereas this cement benefits from use of an adhesive when cementing to enamel.

The effect of hydrofluoric acid surface treatment and bond strength of a zirconia veneering ceramic

ジルコニアベニアセラミックのフッ化水素酸処理の効果と接着強さ

Chaiyabutr Y, McGowan S, Phillips KM, Kois JC, Giordano RA.

現状の問題点：臨床医は、隣接歯の修復材料について、しばしば難しい選択に迫られることがある。とくに1本の歯がジルコニアセラミックスで修復され、その隣の歯にベニア修復を新たに求められた時である。隣接歯に同じ材料のベニアセラミックを使用することは望ましいが、ジルコニアフレームに盛り付けるベニア用セラミックスの臨床応用の可能性については、多くの情報がない状況である。

目的：本研究の目的は、（1）ジルコニア用ベニアセラミックの表面形状に対するフッ化水素酸処理の影響について調べる、（2）ジルコニア用ベニアセラミックとエナメル質との接着強さを調べる、（3）セラミックベニアの曲げ強さと元素成分を調べる。

方法：3種類のジルコニア用ベニアセラミックス（Cerabien CZR（CZ）、Lava Ceram（L）、Zirox（Z））と、4種類の従来のベニアセラミックス（Creation（C）、IPS d.Sign（D）、Noritake EX-3（E）、Reflex（R））が評価された。各々のセラミック材料に対して、20本のセラミック棒を製作し、マニュアルに従いフッ化水素酸を用いて表面処理を行った。その内10本の試料は、プロフィロメータを用いて表面性状を計測し、定性評価のためSEM観察を行った。この試料は、シラン処理後レジンセメント（Variolink II）でエナメル表面に装着し、その後、クロスヘッドスピード0.05mm/minで破壊されるまで荷重する剪断試験を行った。データは、一元配置分散分析後、テューキーの多重比較検定を行った。また、残りの10試料は、曲げ強さと元素組成を評価した。各試料の曲げ強さ（MPa）は、4点曲げ試験により決定された。ワイブル統計は、物性データの信頼性を調べ、7グループ間のばらつきは、95%信頼区間（CI）にて評価した。各試料の元素組成は、EDSにより決定した。

結果：すべてのグループにおいて表面粗さに有意な違いが認められた。従来のベニアセラミック（グループCとR）は、ジルコニア用ベニアセラミックスのグループよりも表面粗さは大きかった（P <.001）。グループDは、ジルコニア用ベニアセラミックスと比較しても表面粗さに違いは認められなかった。SEM観察において、セラミックの酸処理表面に違いが認められた。ジルコニア用ベニアセラミックスは、いくつかのグループ形成をともなうスムーズな表面に対して、従来のベニアセラミックスは、多孔性を示した。ジルコニア用ベニアセラミックスのエナメル質に対する接着強さは、有意な違いが認められた。グループRおよびCは、ジルコニア用ベニアセラミックスのグループよりも有意に高い接着強さを示した。それに対してグループDとEには、違いは認められなかった。グループLだけは、従来のジルコニアベニアセラミックスとくらべて、有意に低い接着力を示した。曲げ強さにおいては、グループCZは、他のすべてのグループよりも有意に低い曲げ強さであった。

結論：酸処理やエナメルへ接着させるための効果的なセラミック内面の処理は、セラミックラミネートベニア修復を成功させるに不可欠である。オールジルコニア用ベニアセラミックスは、かならずしもフッ化水素酸処理後の表面粗さとエナメル質への接着強さにおいて従来のラミネートベニア材料を使用した時と同じような特性を示さなかった。

臨床への提言：臨床医は、酸処理により最大の粗面を形成し、エナメル質への高い接着強さと充分な物性（強度）が明らかになったとき、ジルコニア用ベニアセラミックを選択するべきである。

(J Prosthet Dent 2008; 100(3): 194-202.)

STATEMENT OF PROBLEM: Clinicians are frequently faced with a challenge in selecting materials for adjacent restorations, particularly when one tooth requires a zirconia-based restoration and the next requires a veneer. While it may be desirable to use the same veneering ceramic on adjacent teeth, little information is available about the use of veneering ceramics over a zirconia-based material.

PURPOSE: The purpose of this study was threefold: (1) to study the influence of hydrofluoric acid-etched treatment on the surface topography of the zirconia veneering ceramic, (2) to test the bond strength of zirconia veneering ceramic to enamel, and (3) to evaluate the flexural strength and the elemental composition of ceramic veneers.

MATERIAL AND METHODS: Three zirconia veneering ceramics (Cerabien CZR (CZ), Lava Ceram (L), and Zirox (Z)) and 4 conventional veneering ceramics (Creation (C), IPS d.Sign (D), Noritake EX-3 (E), and Reflex (R)) were evaluated. Twenty ceramic bars of each material were fabricated and surface treated with hydrofluoric acid according to the manufacturer's recommendations. Ten specimens from each group of materials were examined with a profilometer, and a sample of this group was selected for quantitative evaluation using a scanning electron microscope (SEM). Another 10 acid-etched specimens from each group of materials were treated with silane prior to cementing with resin cement (Variolink II) on enamel surfaces. These luted specimens were loaded to failure in a universal testing machine in the shear mode with a crosshead speed of 0.05 mm/min. The data were analyzed with a 1-way ANOVA, followed by Tukey's HSD test (alpha=.05). An additional 10 ceramic bars from each material group were fabricated to evaluate flexural strength and elemental composition. The flexural strength (MPa) of each specimen was determined by using a 4-point-1/4-point flexure test. A Weibull statistic tested the reliability of the strength data; pairwise differences among the 7 groups were evaluated at confidence intervals of 95%. The chemical composition of each bar was determined by energy dispersive spectroscopy (EDS).

RESULTS: There was a significant difference in the surface roughness in all testing groups. Conventional veneering ceramics (groups C and R) had a mean surface roughness higher than the groups of zirconia veneering ceramics (P<.001). Group D showed no difference in surface roughness compared with the groups of zirconia veneering ceramics. The SEM micrographs revealed differences in the acid-etched surfaces of ceramics. Zirconia veneering ceramics were smooth, with some groove formations, while conventional veneering ceramics had an amorphous, spongy-like structure with numerous microporosites. The mean bond strength (SD) of zirconia veneering ceramics to enamel revealed a significant difference. Group R (25.16 (3.40) MPa) followed by group C (22.51 (2.82) MPa) had significantly higher mean bond strength than the groups of zirconia veneering ceramics (P<.001, P=.009 respectively). Groups D (16.54 (2.73) MPa) and E (17.92 (3.39) MPa) showed no differences. Only group L (9.45 (1.62) MPa) exhibited significantly lower mean bond strength when compared with conventional veneering ceramics (P<.001). For flexural strength, only 1 group, group CZ, had a significantly lower flexural strength than all other groups (P<.001).

CONCLUSIONS: Effective ceramic interface management, such as acid etching and enamel bonding, is essential for successful ceramic laminate veneer restorations. Not all zirconia veneering ceramics display the same quality of surface roughness after hydrofluoric acid etching and the same bond strength to enamel when used as laminate veneer materials.

The impact of hydrofluoric acid surface treatments on the performance of a porcelain laminate restorative material.

ポーセレンラミネート修復材料に対する
フッ化水素酸による表面処理の影響

Addison O, Marquis PM, Fleming GJ.

目的：フッ化水素酸処理は、コンポジットレジンとポーセレン表面との接着強さを増加させ、セラミック修復における装着前の術式として提唱されている。セラミック修復において早期の失敗に関係する内部表面の（セメント）欠陥分布は、酸処理によって修正されることから、その有効性は、研究者間で少なからず同意が得られている。本研究の目的は、長石系ポーセレンにおける有効なフッ化水素酸濃度と処理時間を調べることである。

方法：30個の Vitadur-Alpha デンティン用ポーセレンディスク（直径15mm、厚さ0.9mm）は、3つの異なった濃度（5％、10％、20％）と4つの異なった処理時間にてフッ化水素酸処理を行った。曲げ強さの平均値と標準偏差、それらに関係するワイブル率（m）と特徴的なストレスは、2軸曲げ試験（リング上のボール）にて算出された。接触型のプロフィロメトリーは、酸処理されたポーセレン表面粗さの計測に用いた。

結果：単変量の線形解析により、フッ化水素酸処理しないグループの曲げ強さは、処理したグループに比べて有意に減少し、その濃度が関連していた（$P<0.05$）。また、処理時間の変化も破壊強さに影響していた。表面性状は、フッ化水素酸処理により粗造な状態になり、フッ化水素酸の濃度に相関して、粗造さは増加した。

結論：長石系ポーセレンに対する酸処理は有効な方法であり、その効果は母材の組成、表面形状、酸濃度、処理時間に依存していた。低温焼結の長石系ポーセレンの有意な曲げ強さの減少は酸処理の結果から証明され、そして表面欠陥の修復は、フッ化水素酸の濃度と処理時間が関連していることが明らかとなった。臨床技術の変動は、機能時のポーセレンラミネートベニア修復の信頼性を低下させるが、フッ化水素酸の濃度と処理時間の適正な組み合わせによって、その信頼性を向上させることが確認された。

（Dent Mater 2007; 23(4): 461-468.）

OBJECTIVES: Hydrofluoric (HF) acid etching increases the bond strength between composite resin and porcelain surfaces and has been advocated as a pre-cementation technique for ceramic restorations. The internal surface flaw distribution which is implicated in the premature failure of ceramic restorations is modified by the etching process and little agreement exists amongst researchers as to the appropriate etching regime. The purpose of the current study was to examine the impact of HF acid concentration and etching time on the performance of a low fusing feldspathic porcelain.
METHODS: Sets of 30 Vitadur-Alpha dentin porcelain discs (15 mm diameter, 0.9 mm thickness) were etched with HF acid of three different concentrations (5, 10 and 20%) and for three different etching periods (45, 90 and 180s). Mean flexure strengths, standard deviations and the associated Weibull moduli (m) and characteristic stress (sigma(0)) were determined using bi-axial flexure (ball on ring). Contact profilometry was utilised to characterise the roughness of the etched porcelain surfaces.
RESULTS: A univariate general linear analysis of means revealed a significant reduction in the mean strength values of the as-fired control compared with groups subjected to HF acid etching. Further significance (P<0.05) was discovered with the impact of acid concentration. Altering etching time also resulted in changes in the reliability of the fracture strength data. Contact profilometry demonstrated an increase in surface roughness following HF acid etching and an increase in roughness associated with increasing HF concentration.
CONCLUSIONS: Etching of feldspathic porcelain is a dynamic process and the impact is dependent on substrate constitution, surface topography, acid concentration and etching time. A significant reduction of the flexural strength of a low fusing feldspathic porcelain has been demonstrated to result from etching and clear evidence exists that the nature of surface flaw modification is a function of etching time and HF acid concentration. Favourable combinations of HF acid concentration and etching time have been identified which enhance the reliability of the porcelain utilised although variability in clinical technique will result in the reduced reliability of porcelain laminate restorations in function.

イングランドとウエールズ地区における一般歯科治療で行われたポーセレンラミネートベニアの10年予後

目的：本研究の目的は、ポーセレンベニア修復された歯に対する再介入（再治療）の必要性とそれらに関連する因子を検討することである。
方法：本データは、1本あるいは2本の少数症例も含めたポーセレンラミネートベニアを装着した成人（18歳以上）を対象とした。ポーセレンベニアが施された各歯に対して介入した過去の記録は調査された。また、新たなデータが見つけられた場合、介入の次の日付が与えられた。このように、ポーセレンベニアの装着と介入（もしあれば）を記録したデータサンプルは作成された。
結果：8万人以上の成人患者（男性46％、女性54％）のデータが分析対象とされた。その結果、11年以上経過したデータの中から1,177名の患者と2,562本のポーセレンベニア修復された記録が得られた。その結果、ポーセレンベニアの生存に影響する要因は、性別、年齢、歯科医師の変更、患者の治療の必要性、患者の経済状況と地域性であった。
結論：術者側の要因は、ほとんど見つけられなかったのに対して、患者側におけるさまざまな要因がベニアの生存や再治療に影響していることが分かった。本研究より、ポーセレンラミネートの53％は、10年以内であれば再治療なしで生存していた。

（Burke FJ, et al. J Dent 2009; 37(1): 31-38.）

トータルエッチングとセルエッチングシステムを用いた300症例のポーセレンラミネートベニア修復の5年臨床評価

　本研究は、トータルエッチングとセルフエッチングシステムを用いてハイブリッドコンポジットで接着したポーセレンラミネートベニアの長期の臨床効果を評価する。この研究では、28歳から54歳までの30名の患者が参加した。患者1人当たり10枚のベニアは、上顎歯列に装着された。グループ1において、150歯はトータルエッチングシステム（Scotchbond Multi-Purpose Plus, 3M ESPE）を用いてポーセレンベニアの治療が行われた。グループ2において、150歯はセルフエッチングシステム（AdheSE, Ivoclar Vivadent）を用いて治療が行われた。すべてのベニアは、光重合型ハイブリッドコンポジット（Z100, 3M ESPE）にて接着された。患者は、1、2、5年後にリコールされ、装着されたポーセレンラミネートベニアのマージンの適合、窩縁斜面辺縁の変色、二次う蝕、修復物の色調に対する満足度と歯周組織の反応など USPHS 基準を用いて評価された。データは、カイ二乗検定を用いて解析し、その結果、トータルエッチングとセルフエッチングシステムの間で統計的に有意な差は認められなかった（$p > 0.05$）。
　ポーセレンベニアは、5年の期間であれば、トータルエッチングと2ステップセルフエッチングのどちらのシステムにおいても、有効な臨床効果を示した。

（Aykor A, et al. Oper Dent 2009;34(5):516-523.）

Laminate Veneer

長石系ポーセレンベニアの最長21年の臨床成績と生存率：集団成績の集計

目的： 本研究は、最長21年間の長石系ポーセレンベニアの累積生存率と臨床成績を評価し、集団成績についても集計を行った。

方法： 1990年から2010年の21年間、1人の補綴専門医によって155人の患者に装着した499本のラミネートベニアを対象とした。その内訳は、2001年以前は、239本（88人）、それ以降は260本（67人）である。失活歯、臼歯、歯周疾患に罹患している歯は除外した。支台歯形成は、マージンはシャンファー、切縁は削合し口蓋まで覆い、最低でも80％のエナメル質を残した。耐火歯型からの長石系ラミネートベニアは、酸処理（フッ化水素酸）・シラン処理後接着された。多くの患者は、1本以上のベニア治療を受けていることから（平均5.8±4.3本）、集団成績は、患者一人当たり1本のベニアをランダムに抽出した。臨床成績（成功・生存・不明・死亡・修復・失敗）とカプランマイヤーの生存曲線を評価し、生存の違いは、ログランク検定を用いた。

結果： 集団成績（155人）においては、推測された累積生存率は、96％±2％（10年間）、96％±2％（20年間）であった。全サンプル（499本）においては、生存率は、96％±1％（10年間）、91％±2％（20年間）であった。生存率は、10年後と20年後の間で統計的な差は認められなかった（P=0.65）。患者8名の17ベニアは失敗し、患者30名の75ベニアは、不明として分類された。そして、患者130名の407ベニアは生存した。同じ口腔内の複数のベニアは、集団成績から同じ結果を示した。

結論： 同一口腔内の複数のベニアは、集団成績から同じ局所的・全身的な要因を受けていることがわかった。集団成績は、調査中に集計すべきである。形成されたエナメル質に接着したポーセレンベニアは、失敗率は低く優れた長期生存率を有していた。形成されたエナメル質に接着した長石系ポーセレンベニアの21年間の累積生存率は、96％±2％であった。

（Layton DM, et al. Int J Prosthodont 2012; 25(6): 604-612.）

セラミック修復後のベニア接着レジンの微小な機械的特性

　本研究の目的は、セラミック修復治療時における重合後のデュアルキュア型と光重合型の接着性レジンセメントについて微小な機械的特性からその性能を比較し評価することである。厚さ約170μmの270の薄い合着用コンポジットフィルムが2種類の光重合型レジンセメント（Variolink Veneer, Ivoclar Vivadent と RelyX Veneer, 3 M ESPE）とデュアルキュア型（Variolink II, Ivoclar Vivadent）によって準備された。コンポジットは、厚さの異なった（0 mm、0.75mm、2 mm）、2種類のセラミックス（IPS e.max Press, Ivoclar Vivadent と IPS Empress® CAD, Ivoclar Vivadent）を用いて、重合時間を振り分けて（10秒、20秒、30秒）、LED光重合器にて重合を行った。その結果、すべてのパラメーターにより45のグループに分けられ、各グループには6つの薄いフィルムが割り当てられた。

　試料は、蒸留水にて湿潤状態を保つことによって、重合後37℃で24時間の間、水中保管された。コンポジットの微小な機械的特性は、自動微小硬度計によって計測された。各試料には、10の刻みが入れられ、これにより1グループあたり計60回の計測が行われた。合着用セメントの微小な機械的特性は統計学的に分析され、グループ間で有意な差が認められた。Variolink II は、弾性係数とビッカース硬度でもっとも高い値を示した。それに対して、クリープ値と弾性-塑性変形はもっとも低い値を示し、RelyX と Variolink はそれに続いた。デュアルキュア型は、光重合型よりも微小な機械的特性において高い値を示した。合着用セメントの微小な機械的特性において、合着用セメントの種類は、重合時間、セラミックの種類、セラミックの厚さよりも効果が大きかった。

（Oztürk E, et al. Clin Oral Investig 2012; 16(1): 139-146.）

接着歯学のための重要キーワード13

12 Resin-bonded Fixed Partial Denture
接着ブリッジ

接着ブリッジは1973年にRochetteが発表してから、使用材料、支台歯デザインや接着方法などについて研究報告がなされ、わが国では2008年に保険導入され、その後臼歯まで適応が拡大されてきた背景からも研究と臨床面から報告が上がるようになってきている。しかし、その成功のためにはさまざまな注意点があり、日本補綴歯科学会ではエビデンスに基づくガイドラインを作成している。その内容には、適応や診察・検査から接着および脱離に対する事項が記載されているので参考にされたい。

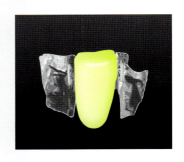

（接着ブリッジのガイドライン．日本補綴歯科学会，2007．）

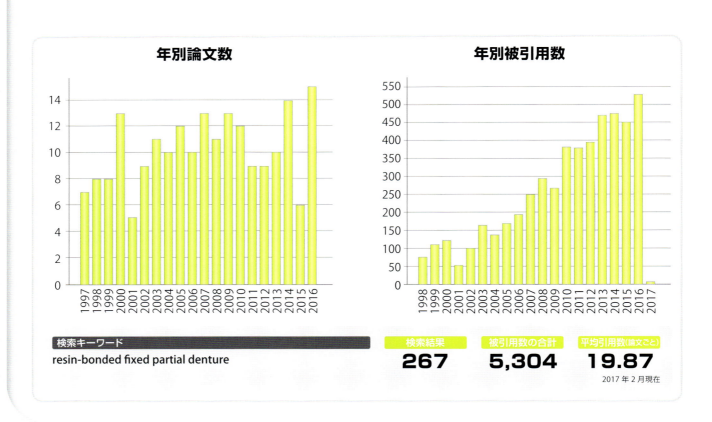

検索キーワード: resin-bonded fixed partial denture

検索結果 **267** 　被引用数の合計 **5,304** 　平均引用数(論文ごと) **19.87**

2017年2月現在

12 Resin-bonded Fixed Partial Denture

トムソン・ロイターが選んだベスト20論文

順位	タイトル・和訳	2013年	2014年	2015年	2016年	2013年～2016年引用数	合計引用数
引用数1位	Blatz MB, Sadan A, Kern M. Resin-ceramic bonding: a review of the literature. J Prosthet Dent 2003；89（3）：268-274. レジンとセラミックスの結合：文献的レビュー	26	44	47	37	154	353
引用数2位	Goodacre CJ, Bernal G, Rungcharassaeng K, Kan JY. Clinical complications in fixed prosthodontics. J Prosthet Dent 2003；90（1）：31-41. 固定性補綴装置の臨床的な合併症	27	24	12	13	76	192
引用数3位	Vallittu PK, Sevelius C. Resin-bonded, glass fiber-reinforced composite fixed partial dentures：a clinical study. J Prosthet Dent 2000；84（4）：413-418. ガラス繊維強化接着ブリッジ：臨床研究	9	7	5	5	26	120
引用数4位	Ozcan M, Pfeiffer P, Nergiz I. A brief history and current status of metal-and ceramic surface-conditioning concepts for resin bonding in dentistry. Quintessence Int 1998；29(11)：713-724. 歯科におけるレジン接着のための金属およびセラミック表面コンディショニングの概念の簡潔な歴史と現状	8	3	3	2	16	93
引用数5位	Pjetursson BE, Lang NP. Prosthetic treatment planning on the basis of scientific evidence. J Oral Rehabil 2008；35 Suppl 1：72-79. 科学的根拠に基づいた補綴治療計画の立案	14	9	13	8	44	87
引用数6位	Kern M. Clinical long-term survival of two-retainer and single-retainer all-ceramic resin-bonded fixed partial dentures. Quintessence Int 2005；36（2）：141-147. ２リテーナーとシングルリテーナーのオールセラミック接着ブリッジの長期臨床生存　P.80に和訳あり	7	14	3	9	33	85
引用数7位	Vallittu PK. Survival rates of resin-bonded, glass fiber-reinforced composite fixed partial dentures with a mean follow-up of 42 months：a pilot study. J Prosthet Dent 2004；91（3）：241-246. 平均42ヵ月の追跡調査によるガラス繊維強化接着ブリッジの生存率：パイロット（予備）研究	7	8	6	3	24	83

接着歯学のための重要キーワード13（関連性の高い論文和訳）

トムソン・ロイターが選んだベスト**20**論文

論文	2013年	2014年	2015年	2016年		
Rammelsberg P, Pospiech P, Gernet W. Clinical factors affecting adhesive fixed partial dentures : a 6-year study. J Prosthet Dent 1993 ; 70(4) : 300-307. 固定性補綴装置の接着に影響する臨床因子：6年の研究	3	6	1	2	12	72
Pjetursson BE, Tan WC, Tan K, Brägger U, Zwahlen M, Lang NP. A systematic review of the survival and complication rates of resin-bonded bridges after an observation period of at least 5 years. Clin Oral Implants Res 2008 ; 19(2) : 131-141. 最低5年以上の観察期間における接着ブリッジの生存率と合併症の発生率のシステマティックレビュー	11	11	6	13	41	65
Salinas TJ, Eckert SE. In patients requiring single-tooth replacement, what are the outcomes of implant- as compared to tooth-supported restorations? Int J Oral Maxillofac Implants 2007 ; 22 Suppl : 71-95. 1歯の補綴治療が必要な患者で、歯牙支持による補綴装置とインプラント支持による補綴装置の比較結果はどうか？	9	4	6	4	23	48
Edelhoff D, Ozcan M. To what extent does the longevity of fixed dental prostheses depend on the function of the cement? Working Group 4 materials : cementation. Clin Oral Implants Res 2007 ; 18 Suppl 3 : 193-204. 固定性補綴装置の寿命はセメントの機能にどれくらい依存しているか？　4つの材料グループの作業：セメント接着	9	4	6	5	24	45
Kern M, Sasse M. Ten-year survival of anterior all-ceramic resin-bonded fixed dental prostheses. J Adhes Dent 2011 ; 13(5) : 407-410. 前歯部オールセラミック接着ブリッジの10年生存率	8	12	8	13	41	44
Wassermann A, Kaiser M, Strub JR. Clinical long-term results of VITA In-Ceram Classic crowns and fixed partial dentures : A systematic literature review. Int J Prosthodont 2006 ; 19(4) : 355-363. **VITA In-Ceram Classic** 冠と固定性補綴装置の臨床的長期結果：システマティック文献レビュー	3	4	4	3	14	42
van Heumen CC, Kreulen CM, Creugers NH. Clinical studies of fiber-reinforced resin-bonded fixed partial dentures : a systematic review. Eur J Oral Sci 2009 ; 117(1) : 1-6. ガラス繊維強化接着ブリッジの臨床研究：システマティックレビュー	6	6	8	2	22	34

12 Resin-bonded Fixed Partial Denture

トムソン・ロイターが選んだベスト20論文

引用数	タイトル・和訳	2013年	2014年	2015年	2016年	2013年〜2016年引用数	合計引用数
15位	Kern M. Bonding to oxide ceramics — laboratory testing versus clinical outcome. Dent Mater 2015；31(1)：8-14. 酸化セラミックスの結合―実験的結果と臨床的結果	0	0	12	18	30	30
16位	van Heumen CC, van Dijken JW, Tanner J, Pikaar R, Lassila LV, Creugers NH, Vallittu PK, Kreulen CM. Five-year survival of 3-unit fiber-reinforced composite fixed partial dentures in the anterior area. Dent Mater 2009；25(6)：820-827. 前歯部における3ユニットのガラス繊維強化接着ブリッジの5年生存率	5	4	2	3	14	29
17位	Botelho MG, Leung KC, Ng H, Chan K. A retrospective clinical evaluation of two-unit cantilevered resin-bonded fixed partial dentures. J Am Dent Assoc 2006；137(6)：783-788. 2ユニットのシングルリテーナー（カンチレバー）接着ブリッジの後ろ向き臨床評価	4	4	1	3	12	25
18位	Sasse M, Eschbach S, Kern M. Randomized clinical trial on single retainer all-ceramic resin-bonded fixed partial dentures：Influence of the bonding system after up to 55 months. J Dent 2012；40(9)：783-786. シングルリテーナーのオールセラミック接着ブリッジのランダム化比較試験：最大55ヵ月後の接着システムの影響	4	9	3	8	24	24
19位	van Heumen CC, Tanner J, van Dijken JW, Pikaar R, Lassila LV, Creugers NH, Vallittu PK, Kreulen CM. Five-year survival of 3-unit fiber-reinforced composite fixed partial dentures in the posterior area. Dent Mater 2010；26(10)：954-960. 臼歯部における3ユニットのガラス繊維強化接着ブリッジの5年生存率	2	3	8	3	16	22
20位	Aggstaller H, Beuer F, Edelhoff D, Rammelsberg P, Gernet W. Long-term clinical performance of resin-bonded fixed partial dentures with retentive preparation geometry in anterior and posterior areas. J Adhes Dent 2008；10(4)：301-306. 前歯部および臼歯部における保持形態を付与した接着ブリッジの長期臨床的成績	4	3	0	4	11	18

Clinical factors affecting adhesive fixed partial dentures : a 6-year study

固定性補綴装置の接着に影響する臨床因子：6年の研究

Rammelsberg P, Pospiech P, Gernet W.

　141の接着固定性義歯が6年間の縦断研究のためコントロールした条件下に装着された。位置の影響（前歯／臼歯、上顎／下顎）、歯の切削方法（保持型／低侵襲型）、そして金属のコンディショニングの異なる4つの方法（サンドブラスト／電解エッチング、および／または、熱分解／トライボケミカルシランコーティング）の生存率について検討した。失敗（24件のうち23件）は、金属とセメント界面での接着の消失により生じた。保持型の歯の形成は、失敗のリスクを約20分の1に減少させたが、口腔内での位置は生存時間に影響しなかった。シランコーティングによる効果は寿命に対してたいへん有益であり、維持部の成功には反映しなかった。

（J Prosthet Dent 1993；70（4）：300-307.）

One hundred forty-one adhesive fixed partial dentures were placed under controlled conditions for a 6-year longitudinal study. The influence of location(anterior/posterior, maxilla/mandible), tooth preparation techniques(retentive/less invasive), and four different methods of metal conditioning(sandblasting/electrolytic etching and/or pyrolytic/tribochemical silane coating)on the survival rate was investigated. Failures(23 of 24) were caused by loss of adhesion at the metal-cement interface. The retentive tooth preparation reduced the risk of failure to almost one twentieth, but the intraoral location did not influence survival time. The effect of silane-coating on longevity was extremely positive and was not reflected by successful retainers.

Resin-bonded Fixed Partial Denture

A systematic review of the survival and complication rates of resin-bonded bridges after an observation period of at least 5 years

最低5年以上の観察期間における接着ブリッジの生存率と合併症の発生率のシステマティックレビュー

Pjetursson BE, Tan WC, Tan K, Brägger U, Zwahlen M, Lang NP.

目的：このシステマティックレビューの目的は、接着ブリッジ（RBB）の5年生存率を評価し、技術的および生物学的な合併症の発生率を述べることである。

方法：ハンドサーチにより補完した電子 Medline 検索を実施し、少なくとも5年間の平均追跡期間を有する前向きおよび後ろ向きコホート研究を抽出した。患者は追跡期間受診時に臨床的検査がなされなければならなかった。特定された研究とデータ抽出の評価は、2名の査読者により独立して実施された。失敗と合併症の発生率は、ランダム効果ポアソン回帰モデルを用いて解析し、5年間での概略推定値を得た。

結果：この検索では、6,110のタイトルと214の抄録が提供された。93の論文で全文分析を行い、その結果、包含基準を満たした17の研究が得られた。これらの研究のメタ分析は、5年後のRBBの推定生存率が87.7%（95%信頼区間（CI）：81.6〜91.9%）であることを示した。最も頻繁に生じた合併症は、5年の観察期間にRBBの19.2%（95% CI：13.8〜26.3%）に発生した脱離（保持の消失）であった。臼歯部に行われたRBB（5.03%）の年間脱離率は、前歯部RBB（3.05%）よりも高い傾向であった。しかしこの差は、統計学的に有意ではなかった（p=0.157）。生物学的合併症（支台歯のう蝕や歯周炎のために失われるRBBなど）は、支台歯の1.5%、RBBの2.1%に発生した。

結論：RBBの高い生存率にもかかわらず、脱離のような技術的な合併症は高頻度に生じる。これは、RBBを装着した後に相当量の余計なチェアタイムを必要とする可能性を示唆する。したがって、長期的なアウトカムを評価するため、10年以上の追跡期間のある研究が急務である。

（Clin Oral Implants Res 2008；19（2）：131-141.）

OBJECTIVES: The objectives of this systematic review were to assess the 5-year survival of resin-bonded bridges(RBBs)and to describe the incidence of technical and biological complications. METHODS: An electronic Medline search complemented by manual searching was conducted to identify prospective and retrospective cohort studies on RBBs with a mean follow-up time of at least 5 years. Patients had to have been examined clinically at the follow-up visit. Assessment of the identified studies and data extraction were performed independently by two reviewers. Failure and complication rates were analyzed using random-effects Poissons regression models to obtain summary estimates of 5-year proportions. RESULTS: The search provided 6110 titles and 214 abstracts. Full-text analysis was performed for 93 articles, resulting in 17 studies that met the inclusion criteria. Meta-analysis of these studies indicated an estimated survival of RBBs of 87.7%(95% confidence interval(CI): 81.6-91.9%)after 5 years. The most frequent complication was debonding(loss of retention), which occurred in 19.2%(95% CI: 13.8-26.3%)of RBBs over an observation period of 5 years. The annual debonding rate for RBBs placed on posterior teeth(5.03%) tended to be higher than that for anterior-placed RBBs(3.05%). This difference, however, did not reach statistical significance(P=0.157). Biological complications, like caries on abutments and RBBs lost due to periodontitis, occurred in 1.5% of abutments and 2.1% of RBBs, respectively. CONCLUSION: Despite the high survival rate of RBBs, technical complications like debonding are frequent. This in turn means that a substantial amount of extra chair time may be needed following the incorporation of RBBs. There is thus an urgent need for studies with a follow-up time of 10 years or more, to evaluate the long-term outcomes.

To what extent does the longevity of fixed dental prostheses depend on the function of the cement? Working Group 4 materials : cementation

固定性補綴装置の寿命はセメントの機能にどれくらい依存しているか？
4つの材料グループの作業：セメント接着

Edelhoff D, Ozcan M.

目的／背景： このレビューの目的は、さまざまなタイプの単独歯修復物と固定性義歯（FDP）の寿命にセメント方法が影響するかを明確にすることである。

方法： 主要なデータベースとして PubMed による文献検索が、用語（接着技法、オールセラミッククラウン、鋳造金属、セメント、セメンテーション、セラミックインレー、ゴールドインレー、金属セラミックス、非固定性部分床義歯、接着ブリッジ、陶材焼付金属そしてインプラント支持修復物）と牽引づけされていない文献の手動検索とで一緒に利用した。根管のポストとコアのセメンテーションについては除外した。セメンテーションのいくつかの分野ではランダム化前向き比較試験が不足しているため、現在のセメントの特殊用途についての低いエビデンスレベル（Centre of Evidence Based Medicine, Oxford）を基準として推奨する必要があった。

結果： このレビューのために215の論文が選ばれた。セメントの主な機能は、確実な維持力の確立、歯と修復物との間の耐久性のある封鎖、そして適切な光学特性である。歯科で使用されているさまざまな種類のセメントは、主に水性セメントと重合セメントの2つのグループに分けられる。水性セメントは、微小保持形成デザインと適切なマージン適合をもつ1歯欠損陶材焼付FDPと複数歯欠損のFDPおよび鋳造金属（インレー、アンレー、部分被覆冠）に関して満足のいく長期臨床性能を示した。水性セメントで装着された高強度オールセラック修復物の初期の短期臨床結果も良好であった。現在の重合セメントは、水性セメントのほとんどすべての分野をカバーしており、それに加え非保持型の修復物に適応している。それらはハイブリッド層を形成することにより歯面を完全に封鎖することができる。さらに、接着能力の重合性のセメントは修復物の接着と同時に歯牙組織の保存を促す効果がある。

（Clin Oral Implants Res 2007；18 Suppl 3：193-204.）

AIMS/BACKGROUND: The objective of this review was to define the impact of cementation mode on the longevity of different types of single tooth restorations and fixed dental prostheses (FDP). METHODS: Literature search by PubMed as the major database was used utilizing the terms namely, adhesive techniques, all-ceramic crowns, cast-metal, cement, cementation, ceramic inlays, gold inlays, metal-ceramic, non-bonded fixed-partial-dentures, porcelain veneers, resin-bonded fixed-partial-dentures, porcelain-fused-to-metal, and implant-supported-restorations together with manual search of non-indexed literature. Cementation of root canal posts and cores were excluded. Due to lack of randomized prospective clinical studies in some fields of cementation, recommendations had to be based on lower evidence level (Centre of Evidence Based Medicine, Oxford) for special applications of current cements. RESULTS: One-hundred-and-twenty-five articles were selected for the review. The primary function of the cementation is to establish reliable retention, a durable seal of the space between the tooth and the restoration, and to provide adequate optical properties. The various types of cements used in dentistry could be mainly divided into two groups: Water-based cements and polymerizing cements. Water-based cements exhibited satisfying long-term clinical performance associated with cast metal (inlays, onlays, partial crowns) as well as single unit metal-ceramic FDPs and multiple unit FDPs with macroretentive preparation designs and adequate marginal fit. Early short-term clinical results with high-strength all-ceramic restorations luted with water-based cements are also promising. Current polymerizing cements cover almost all fields of water-based cements and in addition to that they are mainly indicated for non-retentive restorations. They are able to seal the tooth completely creating hybrid layer formation. Furthermore, adhesive capabilities of polymerizing cements allowed for bonded restorations, promoting at the same time the preservation of dental tissues.

Resin-bonded Fixed Partial Denture

Ten-year survival of anterior all-ceramic resin-bonded fixed dental prostheses

前歯部オールセラミック接着ブリッジの10年生存率

Kern M, Sasse M.

目的：2リテーナーまたはシングルリテーナーカンチレバーの維持装置設計で製造されたオールセラミック接着ブリッジ（RBFDP）の長期的なアウトカムを評価する。

材料と方法：全体としては、38個の前歯部 RBFDP をガラス浸潤アルミナセラミックス（In-Ceram）から製作した。16個の RBFDP は2リテーナー設計で、22個の RBFDP はシングルリテーナーカンチレバー維持装置設計であった。シリカコーティングおよびシラン処理の後、またはサンドブラスト処理後のいずれかで、リン酸モノマーを含有する接着材を使用した。2リテーナー設計群の平均観測時間は120.2ヵ月で、シングルリテーナー設計群では111.1ヵ月であった。

結果：脱離した修復物はなかった。2リテーナー設計群は、連結部の片側および両側で破折が生じた。片側破折の場合では、ポンティックは数年間に関してはカンチレバーの RBFDP として元の位置のままであった。シングルリテーナー設計群は、1つだけ FDP が破折し、装着48ヵ月後に喪失した。10年生存率は、2リテーナー設計群で73.9％、シングルリテーナー設計群で94.4％であった。FDP の片側破折を失敗の基準とすると、2リテーナー設計群の10年生存率は67.3％に減少した。

結論：カンチレバーのオールセラミック RBFDP は、2リテーナー設計 RBFDP に代わる適正な選択肢である。

（J Adhes Dent 2011；13（5）：407-410.）

PURPOSE: To evaluate the long-term outcome of all-ceramic resin-bonded fixed dental prostheses (RBFDPs) made with a two-retainer design or a cantilever single-retainer design. MATERIALS AND METHODS: Overall, 38 anterior RBFDPs were made from a glass-infiltrated alumina ceramic (In-Ceram). Sixteen RBFDPs had a two-retainer design, while 22 RBFDPs had a cantilever single-retainer design. Phosphate monomer containing luting agents were used either after silica coating and silanation or after air-abrasion only. The mean observation time in the two-retainer group was 120.2 months and in the single-retainer group 111.1 months. RESULTS: No restoration debonded. In the two-retainer group unilateral and bilateral fractures of the connectors occurred. In the case of unilateral fracture, the pontic remained in situ as a cantilever RBFDP for several years. In the single-retainer group, only one FDP fractured and was lost 48 months after insertion. The 10-year survival rate was 73.9% in the two-retainer group and 94.4% in the single-retainer group. When unilateral fracture of a FDP was taken as a criterion for failure, the 10-year survival rate decreased to 67.3% in the two-retainer group. CONCLUSION: Cantilever all-ceramic RBFDPs are an adequate alternative to two-retainer RBFDPs.

ガラス繊維強化接着ブリッジ：臨床研究

問題の陳述：ガラス繊維強化接着ブリッジ（FPD）は、しばらくの間開発中であった。このような補綴装置の臨床的有用性に関するデータが欠けている。

目的：31のガラス繊維強化接着ブリッジの臨床的性能を予備試験で評価した。

材料と方法：補綴装置は31名の患者それぞれに1～3本の上顎または下顎の欠損歯に装着された。補綴装置は、多相高分子マトリックスを有する一方向連続E-ガラス繊維材からなるフレームワークと光重合されたコンポジットレジンによるベニアリングであった。6～24ヵ月後まで調査した（追跡期間の平均は14ヵ月）。補綴装置の部分的または完全な剥離またはフレームワークの破折は治療の失敗と考えた。

結果：フォローアップ期間中に2つの補綴装置が脱離した。1つの脱離は不適切な咬合調整に起因し、他は理由不明であった。カプランマイヤー生存率は24ヵ月で93%であった。フレームワークの破折は観察されなかった。

結論：この予備研究の結果は、ガラス繊維強化接着ブリッジが鋳造金属フレームワークによる接着ブリッジの代わりになりうる可能性を示唆している。

（Vallittu PK, et al. J Prosthet Dent 2000；84（4）：413-418.）

平均42ヵ月の追跡調査によるガラス繊維強化接着ブリッジの生存率：パイロット（予備）研究

問題の陳述：ガラス繊維強化接着ブリッジ（FPD）の短期臨床データは存在するが、長期的なデータが必要である。

目的：29のガラス繊維強化接着ブリッジの生存率を、この臨床研究で42ヵ月まで評価した。

材料と方法：FPDは従来のFPDで治療ができない29名の患者の上顎または下顎の1～3歯の欠損歯に装着するために製作された。もともとは37名の患者がいた（ドロップアウト率は22%であった）。FPDはウイング、インレー、全部被覆冠、またはそれらの複合型で歯に接着された。FPDフレームワークは、多相高分子マトリックスと光重合レジンの前装からなる一方向連続E-ガラス繊維材でできていた。患者は、一般的歯科臨床検査を行うため、1年に1～3回、63ヵ月まで（最小24ヵ月、平均42ヵ月）呼び出された。FPDの部分的または完全な脱離やフレームワークの破折は治療の失敗と考えた。カプランマイヤー生存試験でデータを分析した（alpha=.05）。

結果：2つのレジンフレームワークが破折し、3つのフレームワークが脱離した。63ヵ月のカプランマイヤー生存率は75%であった。失敗であるFPDのうちの3つは再装着か修理され、再装着または修理後は93%の機能的生存率であった（平均生存期間は55ヵ月であった）。

結論：29の補綴装置の臨床研究結果は、ガラス繊維強化接着ブリッジが鋳造金属フレームワークによる接着ブリッジの代わりになる可能性を示唆している。

（Vallittu PK. J Prosthet Dent 2004；91（3）：241-246.）

Resin-bonded Fixed Partial Denture

ガラス繊維強化接着ブリッジの臨床研究：システマティックレビュー

この10年間、ガラス繊維強化接着ブリッジ（FRC FPD）に関する追跡調査が行われてきたが、これら研究結果の組み合わせから、FRC FPDの有効性に関する結論を導き出すことは難しい。

本システマティックレビューの目的は、FRC FPDの生存率を得ることと、報告されている生存率とリスク因子との関係を調査することである。FRC FPDの臨床成績に関する文献を選択し、13の患者群について報告している15研究を分析した。カプランマイヤーによる全体生存率は、全患者（n＝435）からのデータに基づき4.5年で73.4％（69.4〜77.4％）であった。2年追跡生存率は、研究間で大きな不均一性が示された。リスクファクターを示す信頼性の高い回帰モデルを構築することは不可能であった。最もよく記載された技術的な問題は、FPDの破損および前装材の剥離であった。

（van Heumen CC, et. al. Eur J Oral Sci 2009；117（1）：1-6.）

酸化セラミックスの結合―実験的結果と臨床的結果

目的：歯科用セラミックスに関する膨大な数の公表されている実験的接着研究があるにもかかわらず、セラミック接着ブリッジに関する臨床の長期研究は稀である。このレビューの目的は、歯科用セラミック修復物の接着を成功させるための最良の臨床的根拠を提示することである。

方法：PubMedデータベースの電子的検索を使用して、アルミナまたはジルコニアセラミックスから製作された接着ブリッジの機械的維持力がないか、わずかしかない臨床試験を確認した。全体として、臨床研究を含む10の刊行物を確認できた。それらの臨床転帰と実験的接着強度試験とを比較した。

結果：臨床データは、中程度の圧力によるサンドブラスト処理とリン酸モノマー含有プライマーおよび/またはレジン接着材との組み合わせが、湿潤でストレスの多い口腔内環境下でガラス浸潤アルミナとジルコニアセラミックスの耐久性のある接着となる強力な証拠を提供した。

有意性：セラミックスに対するシンプルで臨床的に信頼度の高い接着方法があるので、代わりの接着方法の開発がより時間を要したり、複雑かつ/または技術依存性が高い方法を必要としたりする場合には、その正当性は再考される必要がある。

（Kern M. Dent Mater 2015；31（1）：8-14.）

接着歯学のための重要キーワード13

13 Resin Core
レジンコア

根管処置歯の支台築造において、ケースに応じてメタルコア、あるいはレジンコアが選択される。両者はさまざまな長所や短所を有しているが、信頼性の高い象牙質接着を前提としたレジンコアは、メタルコアに比較して健全歯質の保存、残存歯質への応力集中が発生しにくい、審美性、経済性などの点が長所として挙げられる。とくに髄腔保持型でレジンコアは有用性が高い。一方、ポスト保持型の支台築造において、金属ポストに比較して象牙質の弾性係数に近似したファイバーポストを併用することにより、歯根破折の発生への対策となる。さらにファイバーポストレジンコアは、審美性の向上、メタルフリーの獲得など多くのメリットを有する。

(福島俊士(監修). MI時代の失活歯修復. 東京：クインテッセンス出版, 2004.)
(坪田有史. 支台築造とファイバーポストコアの現状. 日補綴会誌 2017; 9 (2): 94-100)

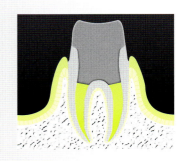

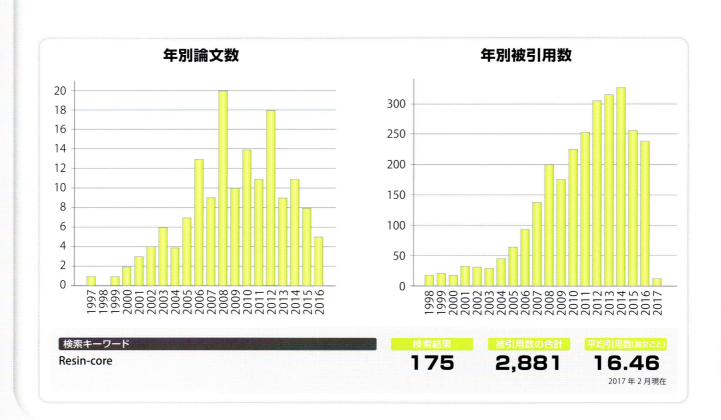

検索キーワード	検索結果	被引用数の合計	平均引用数(論文ごと)
Resin-core	175	2,881	16.46

2017年2月現在

トムソン・ロイターが選んだベスト20論文

		2013年	2014年	2015年	2016年	2013〜2016年引用	合計引用
1位	Asmussen E, Peutzfeldt A, Sahafi A. Finite element analysis of stresses in endodontically treated, dowel-restored teeth. J Prosthet Dent 2005; 94(4): 321-329. 根管処置歯の支台築造に関する有限要素法による応力解析	15	15	11	11	52	138
2位	Goracci C, Raffaelli O, Monticelli F, Balleri B, Bertelli E, Ferrari M. The adhesion between prefabricated FRC posts and composite resin cores: microtensile bond strength with and without post-silanization. Dent Mater 2005; 21(5): 437-444. 既製FRCポストとコア用コンポジットレジンとの接着：ポストへのシラン処理の有無による微小引張接着強さ	12	3	4	4	23	105
3位	Isidor F, Brøndum K, Ravnholt G. The influence of post length and crown ferrule length on the resistance to cyclic loading of bovine teeth with prefabricated titanium posts. Int J Prosthodont 1999; 12(1): 78-82. 既製チタンポストを使用したウシ歯への繰り返し荷重に対する抵抗性に及ぼすポスト長およびフェルールの長さの影響	5	8	8	3	24	99
4位	Aksornmuang J, Foxton RM, Nakajima M, Tagami J. Microtensile bond strength of a dual-cure resin core material to glass and quartz fibre posts. J Dent 2004; 32(6): 443-450. 石英ファイバーポストとデュアルキュア型コア用レジンにおける微小引張接着強さ	9	8	8	4	29	95
5位	Goracci C, Grandini S, Bossù M, Bertelli E, Ferrari M. Laboratory assessment of the retentive potential of adhesive posts: a review. J Dent 2007; 35(11): 827-835. 接着性ポストの保持力の実験的評価：レビュー	11	17	4	9	41	80
6位	Vano M, Goracci C, Monticelli F, Tognini F, Gabriele M, Tay FR, Ferrari M. The adhesion between fibre posts and composite resin cores: the evaluation of microtensile bond strength following various surface chemical treatments to posts. Int Endod J 2006; 39(1): 31-39. ファイバーポストとコンポジットレジンコア間の接着性：ポストへの各種表面への化学的処理による微小引張接着強さの評価	6	6	6	3	21	69
7位	Xible AA, de Jesus Tavarez RR, de Araujo Cdos R, Bonachela WC. Effect of silica coating and silanization on flexural and composite-resin bond strengths of zirconia posts: An *in vitro* study. J Prosthet Dent 2006; 95(3): 224-229. ジルコニアポストの曲げ強さおよびコンポジットレジンへの接着強さに及ぼすシリカコーティングおよびシラン処理の影響：*in vitro* 研究	8	7	8	3	26	64

トムソン・ロイターが選んだベスト20論文

	タイトル・和訳	2013年	2014年	2015年	2016年	2013年～2016年引用数	合計引用数
引用数 8位	Akgungor G, Sen D, Aydin M. Influence of different surface treatments on the short-term bond strength and durability between a zirconia post and a composite resin core material. J Prosthet Dent 2008; 99(5): 388-399. ジルコニアポストとコンポジットレジン間の短期間の接着強さおよび接着耐久性に及ぼす各種表面処理の影響	9	5	7	5	26	51
引用数 9位	Monticelli F, Ferrari M, Toledano M. Cement system and surface treatment selection for fiber post luting. Med Oral Patol Oral Cir Bucal 2008; 13(3): E214-21. ファイバーポストのセメントシステムと表面処理の選択	9	3	2	8	22	48
引用数 10位	Monticelli F, Toledano M, Osorio R, Ferrari M. Effect of temperature on the silane coupling agents when bonding core resin to quartz fiber posts. Dent Mater 2006; 22(11): 1024-1028. コア用レジンを石英ファイバーポストに接着する際のシランカップリング剤に対する温度の影響	7	9	5	5	26	47
引用数 11位	Santos-Filho PC, Castro CG, Silva GR, Campos RE, Soares CJ. Effects of post system and length on the strain and fracture resistance of root filled bovine teeth. Int Endod J 2008; 41(6): 493-501. ポストシステムと長径が根管充填したウシ歯の歪みおよび破折抵抗性に及ぼす影響	5	7	8	3	23	43
引用数 12位	Monticelli F, Osorio R, Sadek FT, Radovic I, Toledano M, Ferrari M. Surface treatments for improving bond strength to prefabricated fiber posts: a literature review. Oper Dent 2008; 33(3): 346-355. 既製ファイバーポストへの接着強さの向上のための表面処理：文献レビュー	6	8	5	5	24	42
引用数 13位	Naumann M, Koelpin M, Beuer F, Meyer-Lueckel H. 10-year survival evaluation for glass-fiber-supported postendodontic restoration: a prospective observational clinical study. J Endod 2012; 38(4): 432-435. グラスファイバーを用いた根管処置歯の修復における10年生存評価：前向き臨床研究	10	9	7	11	37	40
引用数 14位	Chuang SF, Yaman P, Herrero A, Dennison JB, Chang CH. Influence of post material and length on endodontically treated incisors: an in vitro and finite element study. J Prosthet Dent 2010; 104(6): 379-388. 根管処置後の切歯におけるポストの材料および長径の影響：in vitro および有限要素法による研究	9	6	10	6	31	40

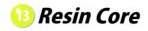

トムソン・ロイターが選んだベスト20論文

タイトル・和訳	2013年	2014年	2015年	2016年	2013年〜2016年引用数	合計引用数
引用数 15位 Signore A, Benedicenti S, Kaitsas V, Barone M, Angiero F, Ravera G. Long-term survival of endodontically treated, maxillary anterior teeth restored with either tapered or parallel-sided glass-fiber posts and full-ceramic crown coverage. J Dent 2009; 37(2): 115-121. テーパーまたはパラレルのグラスファイバーポストおよびオールセラミッククラウンで修復された根管処置後の上顎前歯の長期生存	4	3	6	2	15	33
引用数 16位 Azer SS, Ayash GM, Johnston WM, Khalil MF, Rosenstiel SF. Effect of esthetic core shades on the final color of IPS Empress all-ceramic crowns. J Prosthet Dent 2006; 96(6): 397-401. IPS Empress オールセラミッククラウンの色調に及ぼすコアの審美的シェードの影響	5	4	3	5	17	33
引用数 17位 Zicari F, De Munck J, Scotti R, Naert I, Van Meerbeek B. Factors affecting the cement-post interface. Dent Mater 2012; 28(3): 287-297. セメント - ポスト界面に影響を及ぼす因子	5	7	6	7	25	27
引用数 18位 Yenisey M, Kulunk S. Effects of chemical surface treatments of quartz and glass fiber posts on the retention of a composite resin. J Prosthet Dent 2008; 99(1): 38-45. 石英およびグラスファイバーポストへの化学的表面処理がコンポジットレジンの保持力に及ぼす影響	5	5	3	4	17	27
引用数 19位 da Silva NR, Raposo LH, Versluis A, Fernandes-Neto AJ, Soares CJ. The effect of post, core, crown type, and ferrule presence on the biomechanical behavior of endodontically treated bovine anterior teeth. J Prosthet Dent 2010; 104(5): 306-317. 根管処置後のウシ前歯の生体力学的挙動に対するポスト，コア，クラウンタイプおよびフェルールの存在の影響	5	6	2	1	14	24
引用数 20位 de Sousa Menezes M, Queiroz EC, Soares PV, Faria-e-Silva AL, Soares CJ, Martins LR. Fiber post etching with hydrogen peroxide: effect of concentration and application time. J Endod 2011; 37(3): 398-402. 過酸化水素を用いたファイバーポストのエッチング：濃度と塗布時間の影響	8	6	1	2	17	22

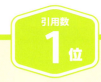

Finite element analysis of stresses in endodontically treated, dowel-restored teeth

根管処置歯の支台築造に関する有限要素法による応力解析

Asmussen E, Peutzfeldt A, Sahafi A.

問題点の記載：根管処置歯の支台築造を行い歯冠修復後、歯根破折が発生することがあるが、歯根破折の発生に関する変数を検討した研究において、その要因は明確とされていない。

目的：有限要素法を用いて、ポストを使用した支台築造を行った歯冠修復歯の応力解析を行った。研究に使用した変数は、材料、形状、接着、弾性係数、ポストの直径、ポストの長さとした。

材料と方法：ポストを使用した支台築造を行った歯冠修復歯のモデルには、象牙質、歯根膜、皮質骨、海綿骨、歯肉およびガッタパーチャを設定した。ポストの材料は、グラスファイバー、チタン、またはジルコニアで設定し、それぞれParaPost Fiber White、ParaPost XH、Cerapost の近似値を使用してモデル化した。ポストは、リン酸亜鉛セメント、または接着、非接着のレジン系材料の条件で装着した設定とし、これら2種類の材料特性の近似値をモデルに設定した。歯冠修復物には支台築造用コンポジットレジンと金合金によるクラウンを設定した。その他の変数は、テーパーとパラレルポスト、弾性係数、ポストの直径、およびポストの長さとした。モデルは三次元、軸対称で設定した。クラウンに対して45°の角度で100N荷重を負荷し、引張り、せん断、フォン・ミーゼス応力を計算した。

結果：発生した応力は、ポストの材料でガラスファイバー、チタン、ジルコニアの順に減少した、また、パラレルのポストより、テーパーがあるポストの方が発生応力は高かった。応力は、接着している設定、弾性係数の増加、ポストの直径の増加、およびポストの長さの増加により減少した。

結論：本研究内において、設定したすべてのポストに関連した因子が、ポストを使用した支台築造を行った歯冠修復歯における発生応力に影響を与えることが分かった。

（J Prosthet Dent 2005; 94(4): 321-329.）

STATEMENT OF PROBLEM: Endodontically-treated, dowel-restored teeth may experience fracture, but investigations of variables related to fracture are often inconclusive and occasionally contradictory. PURPOSE: The finite element method was used to analyze the stresses in dowel-restored teeth. The variables studied were material, shape, bonding, modulus of elasticity, diameter, and length of the dowel.
MATERIAL AND METHODS: The model of the dowel-restored tooth involved dentin, ligament, cortical and trabecular bone, gingiva, and gutta-percha. The dowels were made of glass fiber, titanium, or zirconia and modeled as an approximation of the brands ParaPost Fiber White, ParaPost XH, and Cerapost, respectively. The dowel was cemented with zinc-phosphate cement or with bonded or nonbonded resin luting agents, and an approximation of the material properties of these 2 materials were used in the modeling. The restoration included a composite resin core and a gold crown. Other variables included taper versus parallel-sided posts, modulus of elasticity, diameter, and length of post. The model was axisymmetrical in 3 dimensions. A load of 100 N was applied to the crown at an angle of 45 degrees, and tensile, shear, and von Mises stresses were calculated. RESULTS: The generated stresses decreased with respect to the dowel material in the following order: glass fiber, titanium, and zirconia. Stresses were in general higher with tapered than with parallel-sided dowels. Stresses were reduced by bonding and with an increasing modulus of elasticity, increasing diameter, and increasing length of the dowel. CONCLUSIONS: Within the limitations of this study, it was found that all investigated dowel-related factors influenced the stress field generated in dowel-restored teeth.

The adhesion between prefabricated FRC posts and composite resin cores: microtensile bond strength with and without post-silanization

既製 FRC ポストとコア用コンポジットレジンとの接着：
ポストへのシラン処理の有無による微小引張接着強さ

Goracci C, Raffaelli O, Monticelli F, Balleri B, Bertelli E, Ferrari M.

目的：本研究の目的は、2種類の半透明の既製 FRC ポスト（FRC Postec、Ivoclar-Vivadent、FRC；Light-Post、RTD、LP）とコア材として使用される2種類のフロアブルタイプのコンポジットレジン（UnifilFlow、GC、UF; Tetric Flow、Ivoclar-Vivadent、TF）を使用して、ポスト表面にシラン処理（Monobond-S、Ivoclar-Vivadent、S）が必要か不要かを測定することである。

方法：実験群は1.1 FRC+UF; 1.2 FRC+S+UF; 1.3 FRC+TF; 1.4 FRC+S+TF：2.1 LP+UF; 2.2 LP+S+UF; 2.3 LP+TF; 2.4 LP+S+TF。ポストとコアとの界面における接着強さを、微小引張り非トリミングテクニックを用いて測定した。1グループで30～35の角柱状の試料を、ポスト周囲に少量ずつコンポジットレジンを築盛して、円柱状にした試料から得た。各試験片に存在する2つのポストとコアの界面のいずれか1つで破壊するまで各試験片に引張応力を負荷した。群間の界面における接着強さを、2元配置分散分析を用いて統計的処理を行った。

結果：MPa で測定した接着強さを本文に示す。統計的処理により、ポストへのシラン処理が接着性に有意な効果があることが明らかとなった（$p<0.05$）。試験したポストおよびコア材料の任意の組み合わせで、コアを築盛する前にポスト表面へのシラン処理を行うとポストとコアの接着強さが著しく増加した。

意義：既製 FRC ポストとコア用コンポジットレジンコアとの界面における接着性を向上させるためには、ポストにシラン処理を行うことが望ましい。

(Dent Mater 2005; 21(5): 437-444.)

OBJECTIVES: Aim of the study was to measure the adhesion between two types of translucent prefabricated FRC posts (FRC Postec, Ivoclar-Vivadent, FRC; Light-Post, RTD, LP), and two types of flowable composites used as core materials (UnifilFlow, GC, UF; Tetric Flow, Ivoclar-Vivadent, TF), with or without the application of a silane (Monobond-S, Ivoclar-Vivadent, S) on the post surface.

METHODS: The experimental groups were: 1.1 FRC+UF; 1.2 FRC+S+UF; 1.3 FRC+TF; 1.4 FRC+S+TF: 2.1 LP+UF; 2.2 LP+S+UF; 2.3 LP+TF; 1.4 LP+S+TF. The bond strength at the interface between post and core was measured with the microtensile non-trimming technique. Thirty to thirty-five beam-shaped specimens per group were obtained from cylinders of core material, which had been built up around the post by progressively adding small increments of composite resin. Each specimen was loaded in tension until failure at either one of the two post-core interfaces present in each stick. The differences in interfacial bond strength among the groups were tested for statistical significance with the two-way ANOVA.

RESULTS: The measured bond strengths in MPa were: [table: see text]. The statistical analysis revealed that post-silanization had a significant effect on adhesion ($p<0.05$). With any combination of post and core materials tested, the application of a silane onto the post surface prior to building up the core significantly increased the post-core bond strength.

SIGNIFICANCE: For improved adhesion at the interface between prefabricated FRC posts and composite resin cores, post-silanization is advisable.

Microtensile bond strength of a dual-cure resin core material to glass and quartz fibre posts

石英ファイバーポストとデュアルキュア型コア用レジンにおける微小引張接着強さ

Aksornmuang J, Foxton RM, Nakajima M, Tagami J.

目的：異なる表面処理を用いて、ファイバーポストの異なる部分に対するデュアルキュア型コア用レジンの微小引張接着強さ（micro TBS）を評価する。

材料および方法：25本のシリカ・ジルコニウム・グラスファイバーポスト（Snowpost）と25本の石英ファイバーポスト（Aestheti-Plus）をランダムに、（1）表面処理なし（コントロール）、（2）デュアルキュア型ボンディング材、Clearfil Liner Bond 2 V（LB）、（3）LB処理後、光照射20秒（LB and C）、（4）シランカップリング剤、Clearfil Photobond with Porcelain Bond Activator（PB + PBA）、（5）PB + PBAの処理後、光照射20秒（PB+PBA and LC）の5グループの表面処理群に分けた。表面処理後のポストをデュアルキュア型コア用レジン（Clearfil DC Core）を用いて人工的ポスト孔に植立して、上部から60秒間光照射して硬化させた。水中で24時間保存後、各試料をmicro TBS試験のために0.6×0.6mm²の試験片に連続スライスした。得られたデータは3領域（上／中／下）に分け、三元配置分散分析およびDunnetのT3多重比較（α = 0.05）を用いて分析した。

結果：3領域間の接着強さに有意差はなかった（p> 0.05）。接着強さは、シランカップリング剤の適用によって向上した。Snowpostの場合、ポスト表面に塗布したデュアルキュア型ボンディング材への光照射は、接着強さ（p<0.05）を有意に向上させたが、Aestheti-Plusポストの接着強さには影響しなかった（p> 0.05）。

結論：ファイバーポストとデュアルキュア型コア用レジン間の接着強さは、ポストの種類と表面処理に依存する。接着したポストのmicroTBSは、領域による差が認められなかった。

（J Dent. 2004 Aug;32(6):443-50.）

OBJECTIVES: To evaluate the microtensile bond strength (microTBS) of a dual-cure resin core material to different regions of fibre posts using different surface treatments. MATERIALS AND METHODS: Twenty-five silica zirconium glass fibre posts (Snowpost) and 25 quartz fibre posts (Aestheti-Plus) were used and randomly divided into five groups according to the surface treatments: (1) no surface treatment (Control) (2) dual-cure bonding agent, Clearfil Liner Bond 2V (LB) (3) LB followed by light curing for 20 s (LB and C) (4) silane coupling bonding agent agent, Clearfil Photobond with Porcelain Bond Activator (PB+PBA) (5) PB+PBA followed by light curing for 20 s (PB+PBA and LC). Treated posts were cemented into artificial post cavities using a dual-cure composite core material (Clearfil DC Core) and cured for 60 s from the top of the cavity. After 24 h storage in water, each specimen was serially sliced into 8, 0.6 x 0.6 mm2-thick beams for the microTBS test. The data were divided into three regions (upper/middle/bottom) and analyzed using three-way ANOVA and Dunnet's T3 multiple comparisons (alpha=0.05). RESULTS: There were no significant differences in bond strength between the three regions (p>0.05). The bond strengths were enhanced by the application of a silane coupling agent. For Snowpost, photoirradiation of the dual-cure bonding agent applied to the post surface significantly improved the bond strength (p<0.05) whereas it did not affect the bond strength of Aestheti-Plus post (p>0.05). CONCLUSION: The bond strength between fibre post and dual-cure resin core material depends upon the type of post and surface treatment. There were no regional differences in microTBS of the bonded post.

Laboratory assessment of the retentive potential of adhesive posts: a review

接着性ポストの保持力の実験的評価：レビュー

Goracci C, Grandini S, Boss M, Bertelli E, Ferrari M.

目的：本レビューは、歯科医院で臨床応用されている接着性ポストの保持力に関して行われた実験室でのデータを要約することを目的としている。

データ：データは、MEDLINE に掲載された査読のあるジャーナルの出版物の中から検索した。

ソース：論文は、PubMed によって検索した。

研究の選択：対象となるエビデンスを収集するため、以下の検索語を使用した。接着 AND ファイバーポスト AND 実験的研究；合着 AND ファイバーポスト AND 実験的研究；プッシュアウト AND ファイバーポスト；引き抜き AND ファイバーポスト；微小引張り AND ファイバーポスト。「関連リンク」も検討し、最初に検索した論文に引用された論文が関連した場合は対象とした。クエリーに時間制限を設定しなかった。

結論：70の関連論文がレビューされた。接着性ポストの保持力は、微小引張り試験、引き抜きおよびプッシュアウト試験で検討されている。微小引張りおよび薄切片のプッシュアウト試験での小さいサイズの試験片で実験が行われている場合、応力値の均一性に有利であり、接着性の局所的違いを識別でき、試験に必要な歯数を減らすことができる。象牙質への接着は、クラウンへの接着よりも困難であるが、接着後の修復物の臨床的な成功を確実にするためには、現在の合着システムおよび技術によってポストの保持力は適切に得られる。ポストコアおよびポストセメント界面における接着性を向上させるため、ポスト表面への複数の化学的な前処理が試験され、肯定的な結果が得られていた。最近使用されているセルフアドヒーシブレジンセメントについては、その耐久性に関してさらに検討されるべきである。

（J Dent 2007; 35(11): 827-835.）

OBJECTIVES: This review aimed at summarizing the laboratory evidence collected on the retentive ability of adhesive posts since their introduction in dentistry. DATA: Data were searched in articles published or in press in peer-review journals listed in MEDLINE. SOURCES: Papers were retrieved through PubMed. STUDY SELECTION: To collect the evidence of interest, the following search terms were used: bond* AND fiber post AND in vitro; lut* AND fiber post AND in vitro; push-out AND fiber post; pull-out AND fiber post; microtensile AND fiber post. "Related Links" were also considered and articles cited in the initially retrieved papers were included if relevant. No time limit was given to the query. CONCLUSIONS: Seventy relevant papers were reviewed. The retentive ability of adhesive posts has been tested with the microtensile technique, post-pull-out and push-out tests. If small-sized specimens are obtained, such as in microtensile and thin-slice push-out, stress uniformity is favoured, local differences in bonding conditions can be discerned, and the number of teeth needed for the test can be reduced. Although adhesion to intraradicular dentin is more challenging to achieve than bonding to crown tissues, the post-retention achieved with current luting systems and techniques is adequate to ensure the clinical success of adhesive post-retained restorations. To enhance the bond at the post-core and post-cement interfaces, several chemical pre-treatments of the post-surface have been tested with positive results. Self-adhesive resin cements, recently proposed to simplify the post-luting procedure, should be investigated further with regard to durability.

ファイバーポストとコンポジットレジンコア間の接着性：ポストへの各種表面への化学的処理による微小引張接着強さの評価

目的：異なるコンポジットレジンを用いてファイバーポストへの各種表面処理による影響を微小引張接着強さを測定して評価する。

方法：設定した表面前処理によって、合計110本のファイバーポストを5グループにランダムに分けた。グループ1：10分間の24% H_2O_2 中への浸漬と60秒間のシラン処理、グループ2：20分間の10% H_2O_2 中への浸漬と60秒間のシラン処理、グループ3：4%フッ化水素酸ゲルに60秒間浸漬し、シラン処理を60秒間、グループ4：60秒間のポスト表面のシラン処理と接着材G-Bondによる処理、グループ5：ポスト表面の60秒間のシラン処理（コントロール群）。各処理後、走査型電子顕微鏡でポスト表面の形態学的状態を評価するため、2本のポストを各グループからランダムに選択した。各グループの残りのポストは、5本ずつ5つのサブグループに分け、コアビルドアップに使用した各種コンポジットレジンに分類した。ポストとコアの間の接着強さを計算し、実験群間の差異を2元配置分散分析とTukey test（$α = 0.05$）を用いて検定した。

結果：グループ1およびグループ2で得られた達成されたポストとコアの間の接着強さは、グループ3、4および5より有意に高かった（$P<0.05$）。コントロール群のポストとコアの間の接着強さは、他のグループよりも有意に低かった（$P<0.05$）。

結論：過酸化水素およびフッ化水素酸は、共にファイバーポストの表面形態を改質し、シラン処理によって、ポストとコアの界面における接着強さを有意に向上させた。

（Vano M, et al. Int Endod J 2006; 39(1): 31-39.）

既製ファイバーポストへの接着強さの向上のための表面処理：文献レビュー

　本文献レビューは、ファイバーポストの表面処理に関する研究を要約し、PubMedに掲載された査読済のジャーナルから、科学論文本文の結果に基づいて、コンポジットレジンに対する接着強さを高めることの情報を提供する。検索は、用語「ファイバーポスト」、「表面処理」、「表面調整」、「エッチング」および「サンドブラスト」の用語を使用した。接着強さを向上させる方法は、ファイバーポストの表面処理を調査した複数のin vitroによる試験が発表されている。それらの結果は、以下のカテゴリーにまとめられる：化学的処理およびファイバーポスト表面のマイクロメカニカル処理（または両方の組み合わせ）。入手可能な文献データの大部分はさまざまな「チェアサイド」の治療を想定した研究に基づいている。in vitroの結果によれば、表面処理は、ファイバーポストの接着性を改善し、修復材料に対するファイバーポストの表面前処理によって得られる接着強さとして十分である。長期的な臨床研究は、それらを一般的な勧告とするために必要である。

（Monticelli F, et al. Oper Dent 2008; 33(3): 346-345.）

グラスファイバーを用いた根管処置歯の修復における10年生存評価：前向き臨床研究

目的：グラスファイバー強化ポスト（GFRP）は、コア用コンポジットレジンと併用して、根管処置歯の歯質欠損部に対して支台築造を行うため一般的に使用される。しかし、長期的な臨床データは十分ではない。したがって、この調査の目的は、いくつかの他の関連因子を考慮に入れて、3種類の異なるGFRPシステムの生存を評価することである。

方法：122人の患者に対して、1,991のGFRPが行われ、120ヵ月間追跡した。GFRPは、エッチングとリンスする方法により接着した。コアは、化学重合型コンポジットレジンを使用して、特定の補綴治療計画に従って支台築造した。臨床での変数と失敗までの期間との関連性を評価するために、Cox比例ハザードモデルを使用した。

結果：10年以内に55の失敗が観察された（年ごとの失敗率 =4.6%）、もっとも頻度が多かったのはポストの破折、ポストの脱落（n= 17）、再根管治療（n= 7）と抜歯（n = 10）であった。60本のポストを105〜120ヵ月間フォローアップできた（フォローアップに失敗したのは34本、生存期間の平均は74ヵ月（標準偏差43ヵ月）。分析では、前歯と比較して臼歯のほうが良いことと、残存壁数（壁なしと比較して≧1が良い）のみが失敗率と有意に関連していた。Cox回帰分析では、臼歯に有意なハザード比2.0（95%信頼区間、1.1-3.5; P =.021）であった。

結論：GFRPの比較的高い失敗率から、治療方法の決定には、歯の種類および残存壁数が最も関連する因子であることを考慮に入れなければならないことが強調された。

（Naumann M, et al. J Endod 2012; 38(4): 432-435.）

根管処置後の切歯におけるポストの材料および長径の影響： *in vitro* および有限要素法による研究

問題点の記載：鋳造ポストは、補綴装置の保持および歯根の強度のために十分な長さを必要とする。既製金属ポストおよびファイバーポストの場合、歯根の強度および内部応力に対して、異なるポスト長の影響について評価が必要である。

目的：本研究の目的は、実験的および有限要素法（FE）の両方を用いて、ポストの材料および長径が根管処置歯の機械的応答に及ぼす影響を調べることである。

材料および方法：60本の抜歯された切歯は、根管処置され、長径5または10 mm（n= 10）のステンレス鋼（SS）、カーボンファイバー（CF）およびグラスファイバー（GF）の3種類の既製ポストの1種類を使用した。コンポジットレジンコアとクラウンで歯冠補綴後、これらの歯はサーマルサイクリングしたのちに斜め方向から破断するまで荷重をかけた。統計解析は、2元配置分散分析（α =.05）を使用して、破折した荷重に対して、材料と長径の影響について実施した。さらに、ポストで修復した切歯のFEモデルを機械的応答を調べるために製作した。シミュレートした歯に対して、歯根象牙質における応力を分析するため、100Nの斜めの力を負荷した。

結果：SS / 5 mm群と全ファイバーポスト群において、平均破折荷重は、1247〜1339（SD：53〜121）Nで統計学的な有意差は認められなかった。SS / 10mm群において、破折荷重が973（115）Nで重篤な歯根破折の発生率が高かった（P <.05）。FE解析では、長いSSポストの先端部付近で高い応力を示し、ファイバーポストのグループでは、クラウンマージン付近に応力が集中していた。

結論：長いファイバーポストと短いファイバーポストの両方が、SSポストと同等の耐破折性を示した。金属ポストの場合、ポストの長径を延長しても、修復歯の歯根破折を効果的に防ぐことはできない。

（Chuang SF, et al. J Prosthet Dent 2010; 104(6): 379-388.）

講演や雑誌でよく見る、あの分類および文献

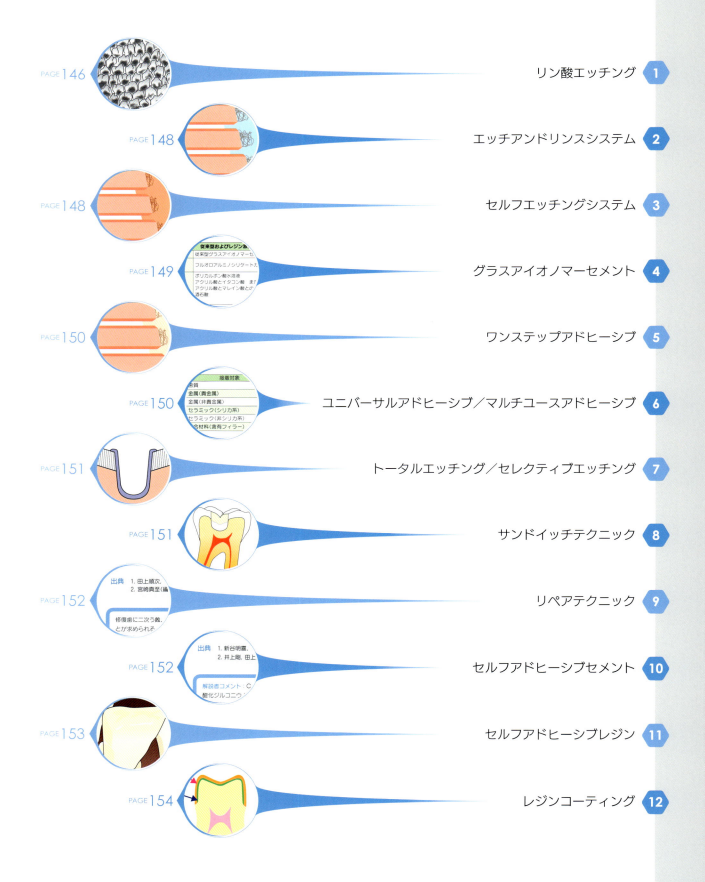

1. リン酸エッチング — PAGE 146
2. エッチアンドリンスシステム — PAGE 148
3. セルフエッチングシステム — PAGE 148
4. グラスアイオノマーセメント — PAGE 149
5. ワンステップアドヒーシブ — PAGE 150
6. ユニバーサルアドヒーシブ／マルチユースアドヒーシブ — PAGE 150
7. トータルエッチング／セレクティブエッチング — PAGE 151
8. サンドイッチテクニック — PAGE 151
9. リペアテクニック — PAGE 152
10. セルフアドヒーシブセメント — PAGE 152
11. セルフアドヒーシブレジン — PAGE 153
12. レジンコーティング — PAGE 154

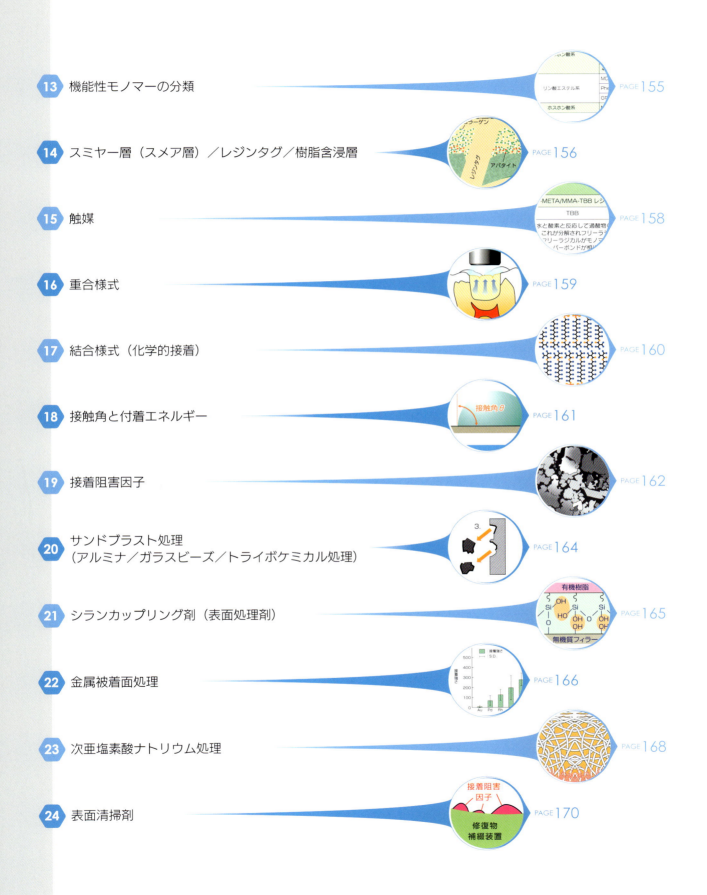

- 13 機能性モノマーの分類 — PAGE 155
- 14 スミヤー層（スメア層）／レジンタグ／樹脂含浸層 — PAGE 156
- 15 触媒 — PAGE 158
- 16 重合様式 — PAGE 159
- 17 結合様式（化学的接着） — PAGE 160
- 18 接触角と付着エネルギー — PAGE 161
- 19 接着阻害因子 — PAGE 162
- 20 サンドブラスト処理（アルミナ／ガラスビーズ／トライボケミカル処理） — PAGE 164
- 21 シランカップリング剤（表面処理剤） — PAGE 165
- 22 金属被着面処理 — PAGE 166
- 23 次亜塩素酸ナトリウム処理 — PAGE 168
- 24 表面清掃剤 — PAGE 170

講演や雑誌でよく見る、あの分類および文献

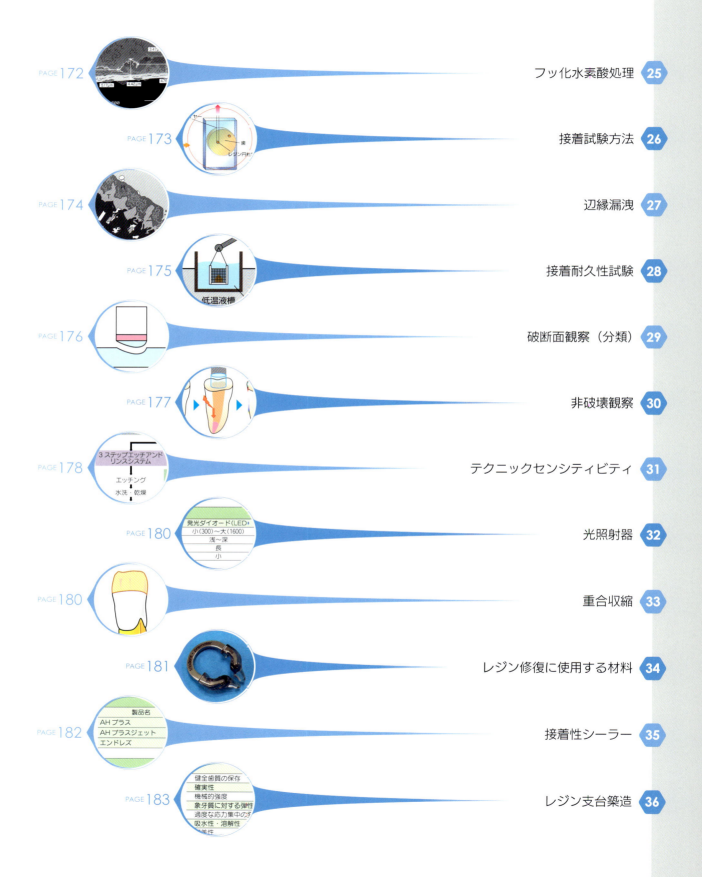

- PAGE 172 — フッ化水素酸処理 25
- PAGE 173 — 接着試験方法 26
- PAGE 174 — 辺縁漏洩 27
- PAGE 175 — 接着耐久性試験 28
- PAGE 176 — 破断面観察（分類） 29
- PAGE 177 — 非破壊観察 30
- PAGE 178 — テクニックセンシティビティ 31
- PAGE 180 — 光照射器 32
- PAGE 180 — 重合収縮 33
- PAGE 181 — レジン修復に使用する材料 34
- PAGE 182 — 接着性シーラー 35
- PAGE 183 — レジン支台築造 36

37 エンドクラウン — PAGE 184

38 CAD/CAM 冠 — PAGE 184

39 接着ブリッジ／ジルコニア接着ブリッジ — PAGE 185

40 デジタルデンティストリーと接着 — PAGE 186

41 環境ホルモン／レジンアレルギー — PAGE 186

42 接着歯学の未来 — PAGE 187

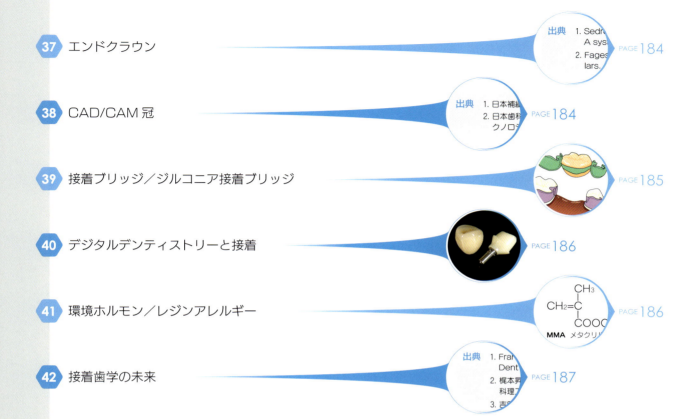

講演や雑誌でよく見る、あの分類および文献

System & Technic

リン酸エッチング

出典
1. Buonocore MG. A simple method of increasing the adhesion of acrylic filling materials to enamel surfaces. J Dent Res 1955;34(6):849-853.
2. 宗近忠,鈴木一臣,堀江港三.歯質と修復用レジンと接着に関する研究(その1) 酸エッチングエナメル質表面の微細構造とコンポジットレジンの接着性について.歯材器 1980;37(2):200-216.
3. 宗近忠,鈴木一臣,安田清次郎,他.歯質と修復用レジンと接着に関する研究(その2) リン酸濃度、エッチング時間およびボンディング材塗布方法がコンポジットレジンの接着強さにおよぼす影響.歯材器 1981;37(4):392-403.

Buonocore[1]は、工業界において塗料やレジンコーティングを金属によく接着させるためにリン酸が用いられていることにヒントを得て、アクリリックレジン充填の前処置としてエナメル質をリン酸でエッチングする方法を考案した。彼は、まずリン酸エッチングの効果を抜去歯で確認後、さらにヒト口腔内でその効果を確認した。すなわち、リン酸がエナメル質表面を脱灰し、アクリリックレジンの接着に有利な表面に改質されることを期待して、上下顎前歯唇面のエナメル質に85%リン酸を滴下して30秒間エッチングした後に水洗し、アクリリックレジンを直径5mmの半球状に築盛して経過を観察した。その結果、リン酸の代わりに水を用いたコントロール群(10名)は平均11.2時間でレジンが脱落したのに対し、リン酸エッチング群(10名)は平均1,070時間もレジンが維持されていた。その半数の5名は論文執筆時も依然としてレジンは脱落していなかったという。

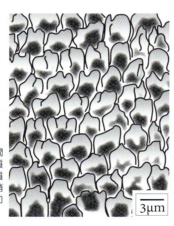

40%リン酸水溶液で30秒間エッチングされたエナメル質表面のSEM像。エナメル質表面が脱灰され、エナメル鞘が魚鱗のように見える微細凹凸構造が形成される。

3μm

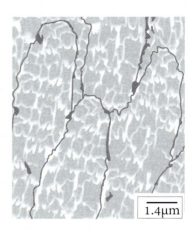

セルフエッチングプライマーを塗布20秒後に乾燥したエナメル質表面のSEM像。リン酸エッチングよりはるかに脱灰量は少ないものの微細な凹凸構造が観察される。

1.4μm

解説者コメント:Buonocoreが出典1の論文を発表してからすでに60年以上が経過しているが、いまだにリン酸エッチングを超えるエナメル質被着面処理法は出現していない。エナメルエッチングにより脱灰された微細凹凸にレジンが浸透硬化することにより強い機械的結合力が得られる。

講演や雑誌でよく見る、あの分類および文献

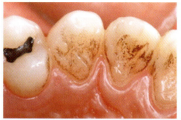
リン酸エッチング前。

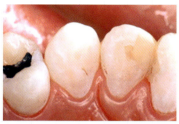
着色除去後にリン酸エッチングしたエナメル質表面。

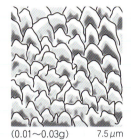
(0.01～0.03g)　7.5μm

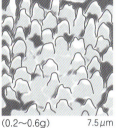
(0.2～0.6g)　7.5μm

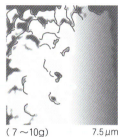
(7～10g)　7.5μm

解説者コメント：エナメル質が適切にリン酸エッチングされて接着に有効な微細凹凸構造が付与されると、乾燥したエナメル質表面は微細凹凸によって光が乱反射するため、左図右のような光沢のないマットな表面となる。このような表面は霜が降りたように見えることから、'Frosty White' と表現される。リン酸エッチングの良否を可視的に確認できることは本処理法の利点のひとつである。

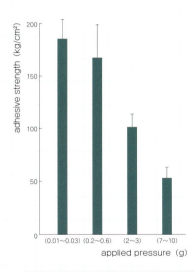

宗近ら[2,3]は、エナメル質とコンポジットレジンの接着にはリン酸エッチング処理が最適であることを示すとともに、エッチングされたエナメル質表面の微細凹凸構造はきわめて脆く、ボンディング材の塗布時に凹凸構造を壊すと接着強さが著明に減少することから、ボンディング材の塗布により微細凹凸構造を壊さないよう十分に気をつける必要があるとの注意喚起を行った。

解説者コメント：スポンジでボンディング材を塗布する際には、スポンジにボンディング材をたっぷりと含ませ、エッチング面を強くこすらないようそっと塗布するようにする。固い筆を塗布に使用するなどの乱暴な操作はもってのほかである。

解説者コメント：接着性レジンとエッチングされたエナメル質との微細な接合状況をSEMおよびTEMを用いて観察した結果、SEMにおいても、TEMにおいてもレジンとエナメル質との間に気泡などの接合欠陥は一切観察されず、エッチング処理により形成されたエナメル質表面の微細凹凸構造にレジンが侵入して重合し、ミクロおよびマクロなレジンタグが形成されている様相が確認されている。このようにレジンとエナメル質の界面に一切気泡が観察されないのは、エッチングにより得られたエナメル質表面はきわめてクリーンで表面自由エネルギーが高く、エッチングされたエナメル質に対する接着性レジンの「ぬれ」がきわめて良いためである。レジン成分が毛細管現象により微細凹凸の隅々まで浸透するといわれている。

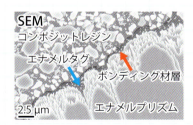
SEM　コンポジットレジン／エナメルタグ／ボンディング材層／エナメルプリズム　2.5μm

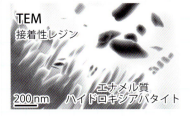
TEM　接着性レジン／エナメル質 ハイドロキシアパタイト　200nm

147

講演や雑誌でよく見る、あの分類および文献

System & Technic

エッチアンドリンスシステム

出典　1. 田上順次, 奈良陽一郎, 山本一世, 斎藤隆史(監修). 第五版 保存修復学 21. 京都：永末書店, 2017.

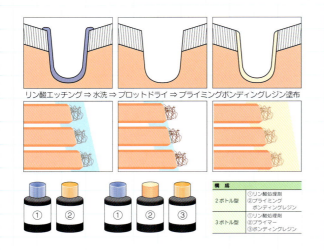

リン酸エッチングによって歯面の脱灰・コラーゲンの露出を行い、歯面に適度な水分を残すブロットドライを経て、プライミングボンディングレジンを浸透させるシステムである。2ボトルまたは3ボトルで構成され、3ボトルタイプにはリン酸処理の後に露出コラーゲンに対して使用するプライマーが含まれる。5〜10μmの厚い樹脂含浸層の形成が特徴であるが、残留水分によってレジンの浸透や硬化が影響を受けるため、接着耐久性に対する影響も指摘されている。

System & Technic

セルフエッチングシステム

出典　1. 田上順次, 奈良陽一郎, 山本一世, 斎藤隆史(監修). 第五版 保存修復学 21. 京都：永末書店, 2017.

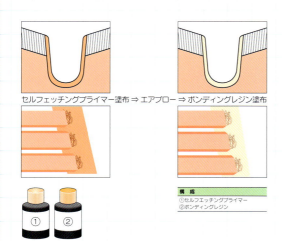

確実な樹脂含浸層の形成のため、酸性機能性モノマーを主成分とするセルフエッチングプライマーで歯面処理を行い、次いでボンディングレジンを含浸させるセルフエッチングシステムが開発された。その背景には、ブロットドライによる歯面への水分の残余量に、形成される樹脂含浸層の質が左右されるエッチアンドリンスシステムの問題点が存在する。また、用いられるセルフエッチングプライマーはpH2前後であり、形成される樹脂含浸層はエッチアンドリンスシステムと比較して薄層（1μm前後）となる（本書156ページ参照）。

講演や雑誌でよく見る、あの分類および文献

System & Technic

グラスアイオノマーセメント

出典 1. 田上順次, 奈良陽一郎, 山本一世, 斎藤隆史(監修). 第五版 保存修復学 21. 京都：永末書店, 2017.

従来型およびレジン添加型グラスアイオノマーセメントの成分と硬化機構		
区分	従来型グラスアイオノマーセメント	レジン添加型グラスアイオノマーセメント
粉末成分	フルオロアルミノシリケートガラス	フルオロアルミノシリケートガラス 重合促進材
液成分	ポリカルボン酸水溶液 アクリル酸とイタコン酸　または アクリル酸とマレイン酸との共重合体水溶液 酒石酸 水	ポリカルボン酸水溶液 酒石酸 水溶性メタクリレートモノマー(HEMAなど) 重合開始材(光・化学方式)
硬化機構	酸-塩基反応	酸-塩基反応＋ラジカル反応

グラスアイオノマーセメントは、①材料自体に接着性がある、②審美性修復材料である、③フッ化物イオンを徐放することによって抗う蝕性を示し、脱灰象牙質の再石灰化を促進する、④フッ化物イオンの取り込みがある、⑤熱膨張係数が歯質と近似している、⑥感水性がある、⑦歯髄刺激性が少ないなどの特徴を有している。これら特徴に基づき成形歯冠修復材、合着材、小窩裂溝填塞材(フィッシャーシーラント)、裏層材として、広く臨床で用いられている。また、本セメントは、従来型グラスアイオノマーセメントとレジン添加型グラスアイオノマーセメントに大別できる。さらに、WHOは診療設備の乏しい開発途上国における対応を踏まえ、スプーンエキスカベーターなどで軟化象牙質の可及的除去を経て、窩洞に対し高強度の従来型グラスアイオノマーセメントを填塞する緊急避難的修復法としてART (atraumatic restorative treatment：非侵襲的修復技法)を提唱し、MIコンセプトを具現化する代表的治療法となっている。
以下に、本セメントの各特徴について解説する。

1) 接着性
本セメントは、材料自体が化学的接着性を有しており、歯質および金属に接着する。しかし、その接着強さはコンポジットレジン修復に比べて低い。

2) 審美性
本セメントは、審美性修復材料のひとつであり、天然歯に近い色調・透明感・光沢を有している。特にレジン添加型グラスアイオノマーセメントは、従来型に比較して審美性に優れている。

3) フッ化物イオン徐放性(抗う蝕性)
本セメントから溶出するフッ化物イオンは、粉成分中のフッ化アルミニウム(AlF_3)やフッ化カルシウム(CaF_2)などから溶出し、その徐放性は酸-塩基反応で硬化する化学反応進行中に、水の存在下でイオン反応が生じている際の現象である。徐放されたフッ化物イオンは、唾液やセメントに接した歯質中に取り込まれることによって歯表面に耐酸性の高いフルオロアパタイトが形成され、脱灰歯質は再石灰化すると考えられている。また、歯表面には耐酸性層が生成され、細菌の発育抑制を促し抗う蝕性が獲得される。

4) フッ化物イオンの取り込み(リチャージ)
本セメントから溶出するフッ化物イオンは、填塞直後に多量の溶出を認めるが、経時的にセメント内部のフッ素濃度が低下し、長期にわたる溶出は期待できない。しかし、歯磨剤、洗口剤、局所塗布材のフッ化物からイオンの取り込み(リチャージ)がなされ、再びフッ化物イオンが溶出する。

5) 物理・機械的性質
熱膨張係数は$13×10^{-6}$/℃と歯質に近似し、優れた接着性の一因となっている。また、従来型グラスアイオノマーセメントは、象牙質と同等の圧縮強さを示し、無機セメント中で最も優れた強度を有する。一方、レジン添加型グラスアイオノマーセメントの強度は、コンポジットレジンと従来型との中間に位置する。したがって、本セメントは脆性材料に属し、大きな外力が加わる部位への応用は原則的に不適である。

6) 感水性
本セメントは初期硬化(凝結反応)直後に水と接触すると硬化阻害が生じ、溶解率も大きくなり、白濁する。感水による劣化は、この修復の予後を不良にする大きな要因となる。また、硬化後は乾燥に弱く、離水によってひび割れや亀裂を生じ白濁することから、口呼吸患者には不適である。

7) 歯髄刺激性
液の主成分であるポリカルボン酸のpHは1～2と低い。しかし、分子量が大きい有機酸であること、硬化によってpHが急激に上昇することなどから、象牙細管経由による歯髄刺激は少なく、また優れた歯質接着性によって細菌侵入や象牙質歯髄複合体への刺激リスクは非常に低い。

講演や雑誌でよく見る、あの分類および文献

System & Technic

5 ワンステップアドヒーシブ

出典　1. 田上順次, 奈良陽一郎, 山本一世, 斎藤隆史(監修). 第五版 保存修復学 21. 京都：永末書店, 2017.

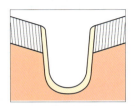

オールインワンアドヒーシブ塗布 ⇒ エアブロー

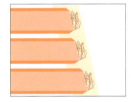

エッチング、プライミング、ボンディングの3機能を1液に集約化したのがオールインワンアドヒーシブと呼ばれるシステムである。本システムのエッチング機能は含有される酸性機能性モノマーが担っており、極めて薄い樹脂含浸層（1μm以下）を形成する。操作ステップの大幅な簡略化が可能であり、臨床における有用性は大きい。しかし、1液中にレジン成分と溶媒成分（水、エタノール、アセトン等）とを含むため、光照射に先立つエアブロー操作においては、溶媒成分の蒸散に細心の注意を払うことが肝要である。

System & Technic

6 ユニバーサルアドヒーシブ / マルチユースアドヒーシブ

出典　1. 小峰太, 松村英雄. 歯冠修復物と固定性補綴装置の接着と合着. 日補綴会誌 2012; 4 (4):343-352.

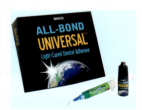
All-Bond Universal (BISCO)

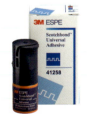
Scotchbond Universal Adhesive (3 M ESPE)

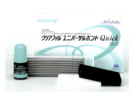
Universal Bond Quick (Kuraray Noritake Dental)

接着対象	有効成分
歯質	酸性機能性モノマー
金属(貴金属)	有機硫黄化合物
金属(非貴金属)	酸性機能性モノマー
セラミック(シリカ系)	シラン処理剤
セラミック(非シリカ系)	酸性機能性モノマー
複合材料(含有フィラー)	シラン処理剤

歯科診療に使用される種々の材料を用いて、適切に接着修復処置を行うためには、被着体の性質に応じた適切な前処理が必要となる。従前は個々の被着体に対して個別の処理剤を用いて処理が行われていたが、近年、技術の進歩によって複数の被着体を一括で処理可能な処理剤が開発され、臨床で用いられている。それらの処理剤は表に示す「有効成分」の一部または全部を含有している。

講演や雑誌でよく見る、あの分類および文献

System & Technic 7 トータルエッチング / セレクティブエッチング

出典　1. 田上順次，奈良陽一郎，山本一世，斎藤隆史(監修). 第五版 保存修復学21. 京都：永末書店, 2017.

リン酸エッチングの効果
1：スミヤー層の除去
2：表面の清浄化
3：表面積の増加
4：歯面の極性化（濡れ性向上）

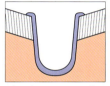
トータルエッチング

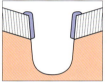
セレクティブエッチング

エナメル質に対する歯面処理剤としては、リン酸が広く用いられている。エナメル質に対するリン酸エッチングは表に示すようなさまざまな効果をもたらし、特に接着では微小な凹凸構造の形成にともなう表面積の増加・機械的嵌合が重要となる。エッチアンドリンスシステムを用いた、エナメル質と象牙質とを一括してリン酸処理する手法を「トータルエッチング」と呼称する。一方、マイルドなpHの処理剤を用いるセルフエッチングシステムおよびワンステップアドヒーシブシステムでは、トータルエッチングと比較して、エナメル質に生じる凹凸構造は小さい。したがって、エナメル質に対する接着の向上を図るため、両システムの応用に先立ち、エナメル質のみに酸処理を行う「セレクティブエッチング」と呼ばれる手技が用いられる。しかし、象牙質に対するリン酸の付着は接着強さと接着信頼性の低下を招くことが知られているため、エナメル質に限局した操作を行うことが肝要である。

System & Technic 8 サンドイッチテクニック

出典　1. 田上順次，奈良陽一郎，山本一世，斎藤隆史(監修). 第五版 保存修復学21. 京都：永末書店, 2017.
　　　2. 千田彰，寺下正道，寺中敏夫，宮崎真至(編). 保存修復学 第6版. 東京：医歯薬出版, 2013.

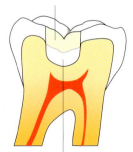
コンポジットレジン
（エナメル質の代替材料として）
グラスアイオノマーセメント
（象牙質の代替材料として）
サンドイッチテクニックの模式図

歯冠部の修復に際し、グラスアイオノマーセメントが有する歯質接着性や生体親和性を活用することによって「象牙質代替材料」として使用し、エナメル質に相当する表層をコンポジットレジンで修復することによって耐久性や審美性を高める手法である。グラスアイオノマーセメントが歯質とコンポジットレジンによって挟まれる状態になることからこのように呼ばれる。
術式としては、う窩の開拡、う蝕象牙質外層の除去を経て、象牙質相当部分にグラスアイオノマーセメントを用いてベース（補強裏装）またはライニング（塗布裏装）を行う。次いで填入したグラスアイオノマーセメントの表面と窩縁部のエナメル質に対し、リン酸ゲルなどを用いて酸処理を行い、水洗、乾燥を経てボンディング材併用によってエナメル質相当部へのコンポジットレジン填塞、光照射重合、形態修正を経て、次回来院時に仕上げ研磨を行い修復とする。
欧米では今日も実施されているようであるが、レジン添加型グラスアイオノマーセメントの登場や高性能のレジン接着システムの普及によって、次第に応用例は減少している。

講演や雑誌でよく見る、あの分類および文献

System & Technic

9 リペアテクニック

出典
1. 田上順次, 奈良陽一郎, 山本一世, 斎藤隆史(監修). 第五版 保存修復学 21. 京都：永末書店, 2017.
2. 宮崎真至(編). コンポジットレジン修復のベーシック＆トレンド. 東京：デンタルダイヤモンド社, 2015.

修復歯に二次う蝕、破折、亀裂、変色・着色などが生じた場合、それ以上の破局的な状況を招かないように補修を図ることが求められる。従前は、これら症例に対する補修方法(Repair technique)としては再修復(Replacement)が一般的であったが、近年では問題となる歯質・修復物の局所的かつ必要最小限の削除を経て、接着性材料を用いた補修修復を行うことが推奨されている。この対応の背景には、1990年代以降のコンポジットレジンを主体とする接着性修復の顕著な進歩を基盤とした歯質ならびに異種材料間での接着一体化や材料の機械的性質の向上によって、最小限の侵襲(MI)に基づく審美的な補修修復が可能となっていることが挙げられる。

補修修復に先立ち、確実な修復範囲の判定を下すために、事前の適切な医療面接と各種検査を行い、補修修復の利点(最小限侵襲による修復)＞欠点(修復範囲の過小評価など)となるように、確認して対応を図る。

補修修復では、歯質ならびに被補修材料面双方への接着が重要であることから、被補修材料面と歯面それぞれに対する的確な前処理が肝要であり、被着面の種類(エナメル質、象牙質、金属、セラミックス、コンポジットレジンなど)によって、エッチング材、象牙質・金属プライマー、シランカップリング材などを適正に使い分ける。

System & Technic

10 セルフアドヒーシブセメント

出典
1. 新谷明喜, 林捷. セルフアドヒーシブレジンセメントの有効性. 日歯理工誌 2011;30(3):141-145.
2. 井上剛, 田上順次. 接着性材料としてのセルフアドヒーシブレジンセメントの効果. 日歯理工誌 2011;30(3):150-153.

解説者コメント：CAD/CAMの普及などにより、従来の金属材料に加え、セラミックス、ハイブリッドレジンブロック、酸化ジルコニウムなどさまざまな材料を扱う頻度が増加している。接着性レジンセメントは、前処理を必要とし各種材質に最適な前処理材を選択しなければならず、術者の取り扱いによる誤操作や、各種前処理材の使用期限の管理等複雑であった。これらを簡略化しチェアタイムの短縮を目的とし、近年では前処理材を必要としないセルフアドヒーシブセメントが開発されている。セルフアドヒーシブセメントは、多官能性モノマー(BIS-GMA、UDMA、TEGDMAなど)や接着性レジンモノマー(4-MET、MDP)、光重合触媒などから構成されている。メカニズムは、使用されている接着性レジンモノマーが酸性であり、象牙質の脱灰を行い、樹脂含浸層を形成すると考えられている。さらに酸性基は歯質のカルシウムイオンと化学的に結合することにより強固に接着すると考えられている。

使用方法としては、歯質ではエナメル質に対してエッチングを行い、水洗・乾燥を行う製品が多く、象牙質に対しては水洗・乾燥のみ行う。ただし、メーカーによっては乾燥させすぎないことと注意があるため、各メーカーの添付文書を確認する必要がある。補綴装置に対しては、セラミックスではセラミックプライマーの前処置を必要とする製品がほとんどである。

System & Technic

11 セルフアドヒーシブレジン

出典
1. Poitevin A, De Munck J, Van Ende A, Suyama Y, Mine A, Peumans M, Van Meerbeek B. Bonding effectiveness of self-adhesive composites to dentin and enamel. Dent Mater 2013;29(2):221-230.
2. Mine A, De Munck J, Van Ende A, Poitevin A, Matsumoto M, Yoshida Y, Kuboki T, Van Landuyt KL, Yatani H, Van Meerbeek B. Limited interaction of a self-adhesive flowable composite with dentin/enamel characterized by TEM. Dent Mater 2017;33(2):209-217.
3. Hanabusa M, Mine A, Kuboki T, Momoi Y, Van Landuyt KL, Van Meerbeek B, De Munck J. TEM interfacial characterization of an experimental self-adhesive filling material bonded to enamel/dentin. Dent Mater 2011;27(8):818-824.

セルフアドヒーシブレジンは接着材を使用せず、レジンの充填のみで修復を完了するものであるが、その接着能に関しては不明な点が多い。Poitevinら[1]は2種のセルフアドヒーシブレジン(Fusio Liquid Dentin, Pentron, Vertise Flow, Kerr)を用いて象牙質およびエナメル質への接着強さを評価した。その結果、セルフアドヒーシブレジンは1ステップセルフエッチングシステムや3ステップエッチ＆リンスシステムを併用した修復と比べて劣ることが明らかとなった。臨床においてセルフアドヒーシブレジンをルーティンに使用することには注意深くあるべきである。
Mineら[2]ではセルフアドヒーシブタイプのフロアブルレジン(Vertise Flow, Kerr)と3種の象牙質(バー切削面、#600研磨面、割断面)および3種のエナメル質(バー切削面、#600研磨面、非切削面)との界面をナノサイズ微細構造観察を行い、その接着能を評価した。象牙質 - レジン界面においてはスメア層がない割断面で100～200 nmのレジンの侵入が観察され、バー切削面および#600研磨面ではスメア層の残存が確認された。エナメル質 - レジン界面は弱い接合状態であり、試料作成時に多くの界面が破壊された。エナメル質内へのレジンの浸透はスメア層の厚みが不均質であるバー切削面の「スメア層がない部分」で認められたのみであった。
Hanabusaら[3]は、以下のとおり報告している。「試作型セルフアドヒーシブコンポジット(Exp. 564, 3 M ESPE)と象牙質およびエナメル質との界面を透過電子顕微鏡で観察したところ、スメア層が残存しているものの界面の剥離は認められなかった。セルフアドヒーシブレジンは早く簡便な処置が必要な老人や小児の治療に適しているかもしれない」。

解説者コメント：歯面処理(リン酸処理、プライミング、ボンディング)をまったく行わないセルフアドヒーシブレジンはゼロステップボンディングと呼ばれることもあり、修復充填処置として最も新しいカテゴリーのシステムである。使いやすさ(ease-of-use)の点において大きな挑戦であるが、その接着能は接着材を用いるシステムより劣ることが基礎研究で明らかとなっている。臨床研究としては5級窩洞の予後調査が行われており、右図のような完全脱落や早期の脱離が認められている。このことは1ステップセルフエッチングシステムを含めたすべての修復充填処置で確認されない結果である。
したがって現状では修復充填処置において常に本材料を使用することは良策とはいえない。一方、「セルフアドヒーシブレジン」はもはや夢のような話ではなく、今後の改良が期待される。

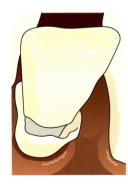

セルフアドヒーシブレジンの脱落

12 レジンコーティング

出典
1. 二階堂徹, 田上順次. レジンコーティングの役割と臨床的意義. 日歯理工誌 2013;32(1): 1-4.
2. 佐藤暢昭, 後藤洋, 稲井紀通, 二階堂徹, 田上順次, 猪越重久, 山田敏元, 高津寿夫. 低粘性コンポジットレジンによる象牙質面接着保護法の実際. 接着歯学 1994;12(1):41-48.

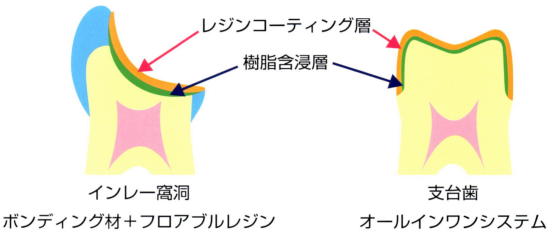

インレー窩洞とクラウン支台歯に対するレジンコーティング（出典1より引用）。インレー窩洞に対しては、ボンディングシステムとフロアブルコンポジットでコーティングする。クラウンの支台歯に対しては、薄いコーティング材料でコーティングする。

解説者コメント：間接修復の場合、窩洞形成後に露出した象牙質に補綴装置が装着されるまでの期間にテンポラリーセメントや仮封材による仮封が行われるが、封鎖性や仮封材の脱離によるトラブル、また象牙質切削面および歯髄保護の面で十分ではない。そこで窩洞形成後の象牙質・歯髄を保護するために考案されたのがレジンコーティング法である。窩洞形成が終了した窩洞内面を直ちにボンディングシステムとフロアブルレジンを用いてコーティングして封鎖し、象牙質・歯髄の保護に加えて、接着強さや辺縁封鎖性、窩洞適合性などの向上が期待できる。

Basics 13 機能性モノマーの分類

出典　1. 日本接着歯学会. 接着歯学 第2版. 東京：医歯薬出版, 2015.

歯質接着性モノマー	カルボン酸系	MAC-10
		4-META
		4-MET
		4-AET
	リン酸エステル系	MDP
		Phenyl-P
		GPDM
	ホスホン酸系	MHPA
金属接着性モノマー	貴金属接着性モノマー	VBATDT（トリアジンジチオン系）
		MUT-6（チオウラシル系）
		10-MDDT（オクト酸系）
	非貴金属接着性モノマー	MAC-10（カルボン酸系）
		4-META（カルボン酸系）
		4-MET（カルボン酸系）
		4-AET（カルボン酸系）
		MDP（リン酸エステル系）
セラミック接着性モノマー	シリカ系ガラスセラミック	γ-MPTS
	非シリカ系セラミック	4-META（カルボン酸系）
		MDP（リン酸エステル系）

（出典1より引用）

解説者コメント：歯質接着性モノマーはカルボキシル基、または無水のカルボキシル基、リン酸基を有し、酸性モノマーと分類されており、脱灰能を有する。脱灰した部分に侵入した酸性モノマーが接着性モノマーとして、アパタイトやコラーゲンと化学結合が期待できる。金属接着性モノマーは金属の種類によって使い分けが必要である。
セラミック接着性モノマーは、シリカ系にはシランカップリング剤の一種であるγ-MPTSが使用されている。アルミナやジルコニアなどの非シリカ系は、非貴金属酸化物の一種であるため酸性モノマーが有効とされている。

講演や雑誌でよく見る、あの分類および文献

Basics
14 スミヤー層（スメア層）／レジンタグ／樹脂含浸層

出典
1. Van Meerbeek B, Van Landuyt K, De Munck J, Hashimoto M, Peumans M, Lambrechts P, Yoshida Y, Inoue S, Suzuki K. Technique-sensitivity of contemporary adhesives. Dent Mater J 2005;24(1):1-13.
2. Mine A, De Munck J, Cardoso MV, Van Landuyt KL, Poitevin A, Van Ende A, Matsumoto M, Yoshida Y, Kuboki T, Yatani H, Van Meerbeek B. Dentin-smear remains at self-etch adhesive interface. Dent Mater 2014;30(10):1147-1153.
3. Mine A, De Munck J, Vivan Cardoso M, Van Landuyt KL, Poitevin A, Kuboki T, Yoshida Y, Suzuki K, Van Meerbeek B. Enamel-smear compromises bonding by mild self-etch adhesives. J Dent Res 2010;89(12):1505-1509.

出典1においてアドヒーシブ - 象牙質界面は以下のように解説されている。

セルフエッチアドヒーシブと象牙質界面の模式図（左のバーは5μm〔1μm×5〕）〔出典1より引用改変して作成〕。

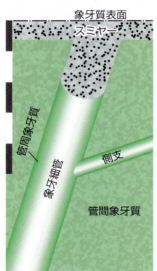
接着処理前の象牙質はスミヤー層で覆われている。

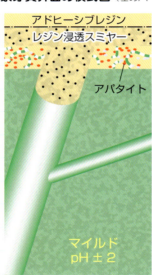
マイルドなセルフエッチアドヒーシブではスミヤー層を完全には除去しない。比較的薄いミクロンレベル未満の樹脂含浸層が形成され、レジンタグはない。

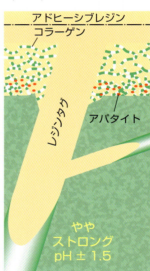
中間的な酸性度のセルフエッチアドヒーシブはスミヤー層を取り除き、その下の象牙質を少量脱灰する。短いレジンタグ（約10μm）が形成され、象牙細管の側枝にも部分的にレジンが侵入する。樹脂含浸層の底部1/3ではハイドロキシアパタイトが残っている。

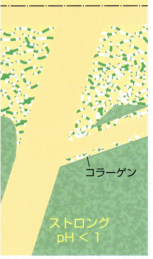
酸性度の高いセルフエッチアドヒーシブの場合はエッチ＆リンスアドヒーシブと同様、樹脂含浸層が3～5μmになる。象牙細管は漏斗状に開きレジンタグが形成されており、レジンの侵入は広範囲に広がり、細管壁部や側枝もレジンが認められる。

Mine ら[2]は、（ウルトラ）マイルドタイプのセルフエッチアドヒーシブ（クリアフィルトライエスボンド，クラレノリタケデンタル、pH 2.7）と3種の象牙質（バー切削面：厚いスミヤー層、600番耐水ペーパ研磨面：薄い均質なスミヤー層、破断面：スミヤー層なし）との界面を透過電子顕微鏡で観察した。その結果、バー切削面においても研磨面においてもスミヤー層は残存していたが、その中にアドヒーシブが浸潤していた。この部位はレジン・スミヤー複合体となり、ハイドロキシアパタイトは大量に認められた。アドヒーシブ - 破断面界面においてはレジン・スミヤー複合体は存在せず、レジンの浸透は100 nmにとどまっていた。

講演や雑誌でよく見る、あの分類および文献

酸性度の低いアドヒーシブと3種のエナメル質との界面（出典3より引用改変して作成）。

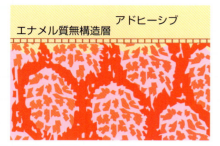

非切削エナメル質
表面の耐酸性が高いことからマイルドな酸では脱灰が不十分であり、接着材の浸透は300 nm程度である。

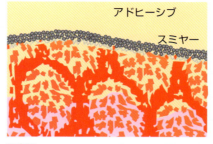

研磨面
スミヤーの粒子は20 nmと小さく、スミヤー層の厚みは均質である。接着材の浸透は少なくても500 nmあり、1 μm以上浸透している部分もある。

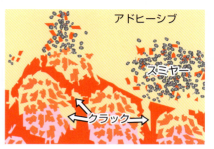

バー切削面
スミヤーは粒子径においても厚みにおいてもバラエティーに富んでいる。レジンの浸透も1部位による差があり、100 nmから1 μmである。エナメル質内にクラック（白矢印）が認められ、その中に接着材が浸透している。

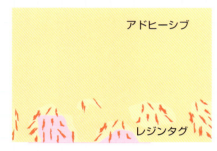

リン酸処理エナメル質
リン酸処理によりスミヤーとエナメル小柱間質が脱灰され、スミヤーやバー切削面のクラックも確認されなくなる。その結果、非切削面、研磨面、バー切削面の違いはなくなる。脱灰されにくいエナメル結晶も外周が脱灰され、残存エナメル結晶の形態は変化し細くなる。

ウルトラマイルドと呼ばれている酸性度の低いアドヒーシブが普及していることにより、エナメル質接着はよりクリティカルになっている。Mineら[3]によると、クリアフィル トライエスボンド（クラレノリタケデンタル、pH 2.7）と3種のエナメル質（非切削面、研磨面、バー切削面）との界面を高分解能の透過電子顕微鏡により観察した結果、エナメルスミヤーは厚みだけでなく、その粒子の大きさも表面調整法により異なることが明らかとなった。脱灰切片観察により、アドヒーシブの浸透はバー切削エナメル質に存在するマイクロクラックにより浸透することが明らかとなった。形成方法はスミヤー層の質に確実に影響し、臨床で用いられるバー切削面と比べて実験で用いられる研磨面は均質で高密度である。

> **解説者コメント：**象牙質接着能向上のため、近年の接着材は酸性度が低くなっている。このことにより脱灰した象牙質（コラーゲン）へのレジン浸透部位（樹脂含浸層）は以前に比べて非常に薄く、ナノレベルになっている。また、スミヤー層も残存しており、残存スミヤーにレジンが浸透し"レジン・スミヤー複合体"を形成している。エナメル質接着は接着材のマイルド化の影響を受け、エナメル小柱間質へのレジン浸透（レジンタグ）の量は減少しており、レジン・スミヤー複合体も確認される。
> 歯質表面にスミヤー層が残っていても、レジン・スミヤー複合体が形成され、その下層の歯質へレジンが浸透していれば臨床的に問題がないと考えられている。しかしながら、間接法における仮封材や仮着材のような接着阻害因子（本書162ページ参照）が存在する場合は、大きな問題となり得る。したがって、現代のマイルドタイプ接着材は、接着阻害因子の影響を強く受けるため、可及的に取り除く必要性が高くなっていることを念頭に置く必要がある。

講演や雑誌でよく見る、あの分類および文献

Basics

15 触媒

出典　1. 中嶌裕, 西山典宏, 宮﨑隆, 米山隆之（編集幹事）. スタンダード歯科理工学 第6版—生体材料と歯科材料—東京: 学建書院, 2016.

重合開始剤	BPO（過酸化ベンゾイル）
	CQ（カンファーキノン）
	TBB（トリブチルボラン）
	バルビツール酸
重合促進剤	第3級アミン
	N, N-ジメチル-p-トルイジン（DMPT）

（出典1より引用）

	化学重合型レジン	
	4-META/MMA-TBBレジン	MMA-TBB系レジン
重合開始剤	TBB	BPO
重合方法	空気中の水と酸素と反応して過酸物（TBB-O）を生成し、これが分解されフリーラジカルを生成し、このフリーラジカルがモノマーの重合を開始する。スーパーボンドが相当する。	第3級アミンと接触してBPOが分解しフリーラジカルを生成し、このフリーラジカルがモノマーの重合を開始する。

	光重合型レジン	デュアルキュア型レジン
重合開始剤	CQ	BPO/CQ
重合方法	第3級アミンを共存させた条件下で可視光線を照射することによりCQが励起しフリーラジカルを生成し、このフリーラジカルがモノマーの重合を開始する。	可視光線が到達する部分は光重合し、到達しない部分は化学重合で硬化する。

（出典1より引用）

解説者コメント：コンポジットレジンの組成は、マトリックスレジン、フィラー、シランカップリング、重合開始剤、重合促進剤、重合禁止剤、色素（顔料）からなっており、触媒である重合開始剤の種類により、化学重合、光重合あるいは両者の重合形式を併せもつデュアルキュアと、レジンの重合方法が変わってくる。この触媒によりコンポジットレジンの色調が変化するといわれた時期もあるが、現在は第4級アミンを用いることで改善が図られている。

講演や雑誌でよく見る、あの分類および文献

Basics
16 重合様式

出典
1. 田上順次, 奈良陽一郎, 山本一世, 斎藤隆史(監修). 第五版 保存修復学 21. 京都：永末書店, 2017.
2. 中嶌裕, 西山典宏, 宮﨑隆, 米山隆之(編集幹事). スタンダード歯科理工学 第6版—生体材料と歯科材料—. 東京：学建書院, 2016.

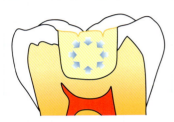

化学重合型コンポジットレジン

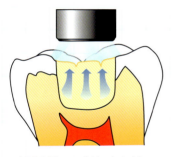

光重合型コンポジットレジン

化学重合型と光重合型コンポジットレジンの重合収縮様式の違い

コンポジットレジンの特徴		
	利　点	欠　点
化学重合型	深い窩洞やアンダーカット内でも均一に重合する	BPOの影響で変色しやすい
化学重合型	光照射器のような特殊な器械が不要である	光重合型と比べ機械的強度が劣る
化学重合型		練和による気泡混入により、気泡周囲のレジン重合が阻害される
化学重合型		操作時間に制限が生じる
光重合型	気泡混入が少ない	光照射器が必要である
光重合型	操作時間に余裕があり、光照射によって急速に重合硬化する	照射光未到達の部分では重合しない
光重合型	化学重合型と比べ機械的強度が高い	深い窩洞では積層充填の必要がある
光重合型	修復後の変色が少ない	保存には遮光が必要である
光重合型	積層充填に有利である	窩底部にギャップを生じやすい
光重合型	同時に多数歯を修復できる	
光重合型	色調の種類が豊富で、自然観あふれる修復ができる	
光重合型	材料の無駄が少ない	

（出典1より引用・改変）

コンポジットレジンは、重合様式によって化学重合型と光重合型、両者の重合様式を兼備したデュアルキュア型とに類別される。
化学重合型は2成分から構成される。重合開始剤として過酸化ベンゾイル（BPO）、重合促進剤として3級（第3）アミンを用いている。
光重合型は1ペーストの製品である。重合様式は、重合開始剤（光増感剤）として光吸収ピークを473 nm付近にもつカンファーキノン、還元剤として3級（第3）アミンを用いている。
図に示すように、化学重合型は窩洞内で均一に重合収縮し硬化する一方で、光重合型は光照射側に向かって重合収縮する。
デュアルキュア型は2ペーストの製品であり、化学重合型と光重合型の重合様式を兼備する。照射光が到達しにくい支台築造用などに用いられる。

講演や雑誌でよく見る、あの分類および文献

Basics
17 結合様式（化学的接着）

出典　1. 吉田靖弘. 接着と合着を再考する―歯質接着のためのナノ界面分析―. 日補綴会誌 2012; 4 (4):353-363.

歯質への接着
歯質への接着は、その対象となるエナメル質と象牙質で変わる。
エナメル質には30〜60％のリン酸によるエッチング処理でのレジンタグを介して接着する。象牙質には、現在では機能性モノマーである4-MET、Phenyl-P、MDPなどを用いるが、HApへの化学的吸着力が強いのがMDPであり、安定性にも優れると言われている。

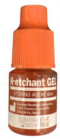
エッチング剤

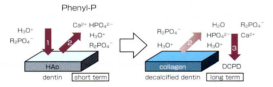
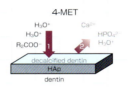
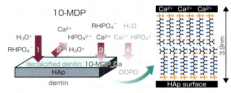

機能性モノマーと象牙質との反応のメカニズム。Phenyl-P。　4-MET。　MDP（すべて出典1より引用して作成）。

金属への接着
金属に対する接着は、金属表面の酸化被膜がポイントとなる。酸化被膜への水分吸着が生じて接着が生じるためである。したがって、大気中で酸化被膜を生成しにくい貴金属にはさまざまな方法で酸化被膜を付与する方法が開発された（スズのメッキなど）。また、現在は貴金属用にはその接着性と保存安定性に優れるMEPS（チオリン酸系メタクリレート）や含イオウのプライマーMTU-6（チオウラシル）やVBATDTモノマーなどを用いている。

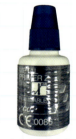
イオウ含有貴金属プライマー剤。

セラミックスへの接着
セラミックスのような無機質への接着を担うのが、シランカップリング剤（γ-MPTS〔γ-マテクリロキシプロピルトリメトキシシラン〕）によるシラン処理である。これは疎水性のメタクリルレジンと親水性であるフィラーをなじませ接着させる役割をもち、セラミックスとシランカップリング剤は両方に含まれるSi（ケイ素）を介したシロキサン結合を、レジンセメントとシランカップリング剤はメタクリロイル基とレジン内モノマーが共重合することで化学的結合がなされる。一般に酸や加熱により活性が高まると言われている。

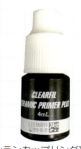
シランカップリング剤。

講演や雑誌でよく見る、あの分類および文献

Basics 18 接触角と付着エネルギー

出典
1. FIA. 界面化学の基礎. http://www.fia-sims.com/p40-interface-science.html
2. 福山紅陽. 撥水性の評価法. 表面技術 2009;60(1):21-26.

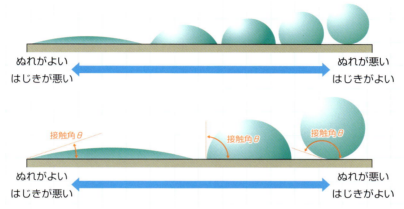

ぬれと接触角の関係（出典1より引用して作成）

滑落法による撥水性の評価例

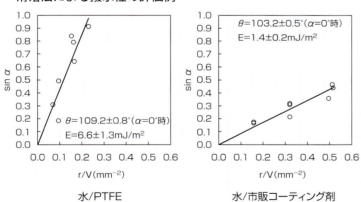

水/PTFE　　　水/市販コーティング剤

付着エネルギー（E）と接触角。接触角はあまり差がなくても付着力は大きく異なる（出典2より引用して作成）。

液体と固体の界面で見られる代表的な現象が「ぬれ」である。これは液体と固体の性質が反映しており、ぬれの良否は固体表面の付着性に関係する。ぬれが良いとは弾きが悪いということで固体表面に液体が広がる状態を示す。このぬれを定量的に表したのが「接触角」であり、図のような角度 θ で0〜180°で表す。濡れが良いほど接触角は小さくなる。一般に、90°以下を親水性、以上を撥水性とし、さらに5°以下を超親水性、150〜160°以上で超撥水性としている。また、液成分の除去性をより詳しく表すものに滑落角がある。しかし、液量により影響を受けるため、固体と液体の組み合わせによる付着性を純粋に表す指標として付着エネルギーがある。こちらは大きいほど「付着性が高い」となる。

Basics 19 接着阻害因子

出典
1. Watanabe EK, Yamashita A, Imai M, Yatani H, Suzuki K. Temporary cement remnants as an adhesion inhibiting factor in the interface between resin cements and bovine dentin. Int J Prosthodont 1997;10(5):440-452.
2. 布施究．酸処理法によるエナメル質とコンポジットレジンの接着性に及ぼす影響について．日歯保誌 1978;21(2):326-349.
3. Kaneshima T, Yatani H, Kasai T, Watanabe EK, Yamashita A. The influence of blood contamination on bond strengths between dentin and an adhesive resin cement. Oper Dent 2000;25(3):195-201.
4. 吉田秀和．酸処理エナメル質表面の環境温度湿度がコンポジットレジンの接着性に及ぼす影響について．日歯保誌 1983;26(4):412-426.
5. 永木孝典，赤瀬公計，矢谷博文，山下敦．環境湿度，温度および被着面乾燥方法の違いが歯科接着性レジン，パナビアの接着強さに及ぼす影響について．補綴誌 1987;31(2):316-328.

接着阻害因子	
1. 呼気中の水分	5. う蝕
2. 唾液	6. 仮着材・仮封材残留物
3. 血液	7. 保存修復・補綴装置被着面の汚れ
4. 歯肉溝滲出液	8. エアー中の水分とオイルミスト

接着阻害因子には表に挙げたように多くのものがあることが知られている。これらの中で仮着材や仮封材の残留物は案外見過ごされている接着阻害因子である。保存修復治療や補綴歯科治療においては、最終印象を行った後に仮封や暫間補綴装置の仮着が行われることがほとんどであり、最終の保存・補綴装置の装着に先立って仮封の除去や暫間補綴装置の撤去をまず行わなければならない。さらに仮封材や仮着材の取り残しがないようにエキスカベータ、超音波スケーラー、エアースケーラー等を用いて丁寧にそれらを除去した後に装置の装着が行われている。このような機械的除去によって仮封材や仮着材は完全に除去できているのであろうか？

Watanabeらは、平面に研磨した牛歯象牙質にアクリリックレジンプレートを2種類の仮着材（ハイボンドテンポラリーセメント：松風、フリージノールテンポラリーパック：ジーシー）を用いて仮着し、37℃水中に1週間浸漬後、レジンプレートを除去し、さらにエキスカベータを用いて可視的にまったく仮着材残留が見えなくなるまで徹底的に除去した。その表面をSEM観察およびEDX表面分析を行うとともに、3種類の接着性レジン（パナビア21：クラレノリタケデンタル、スーパーボンドC&B：サンメディカル、ビスタイト：トクヤマデンタル）を用いてSUS304ステンレス棒を接着し、引張接着強さを調べた。

研究結果：SEM観察、EDX分析ともに徹底的に機械的に仮着材を除去しても表面には仮着材成分が依然として残留していることを示す結果となり、そのため接着強さはコントロールと比較して有意に低下することが明らかにされた。接着材付属のデンチンプライマーやコンディショナーを塗布しても仮着材成分は完全には除去されておらず、結果は同じであった。この研究結果は、スケーラー等による仮着材成分の機械的除去に加えて別の方法による残留物除去（ブラシの使用、酸処理など）が必要であることを意味している（出典1より）。

講演や雑誌でよく見る、あの分類および文献

唾液や血液汚染されたエナメル質および象牙質表面に対する接着強さの検討（出典2、3より）

リン酸エッチング処理を行ったエナメル質がいったん唾液で汚染されると、十分に水洗・乾燥を行っても接着強さが低下する。また、血液は凝固して歯質被着面にへばりつき、水洗を行って血液が洗い流せたように見えても実際には血液成分は除去できておらず、強い接着阻害因子となる。

＜対策＞エッチング酸処理後にエナメル質の汚染が起こった場合には、不適合とならない程度にカーバイドバーなどでほんの一層被着面表層を削除後、酸処理を最初からやり直す。リン酸エッチング処理あるいはセルフエッチングプライマー塗布によりコラーゲン線維が露出した後に象牙質の汚染が起こった場合には、次亜塩素酸処理により露出コラーゲンを溶解させるか、汚染を水洗した後にセルフエッチングプライマーを追加塗布することにより接着強さを回復させる。

高温多湿な口腔内の湿度や温度が接着強さに及ぼす影響の検討（出典4、5より）

結果：口腔内は、平均で温度30℃以上、湿度81％以上と高温多湿で、特に大臼歯部咬合面と下顎前歯舌面部は温度32℃、湿度90％ともっとも高く、接着強さに大きく影響する。環境温度と湿度はそれぞれ単独では接着強さに影響を及ぼさないが、環境が高温かつ多湿になるにつれて、すなわち口腔内の空気中に含まれる絶対的な水分量が増えるにつれて、酸処理エナメル質に対する接着性レジンの接着強さは有意に低下する。

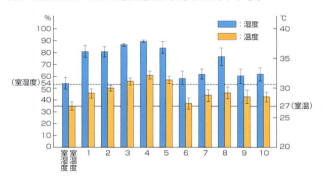

各種防湿法が口腔内温度および湿度に及ぼす影響
1：口腔外（上顎前歯切縁部）
2：上顎前歯舌面
3：下顎前歯舌面
4：大臼歯咬合面
5：呼気（上顎前歯切縁部）
6：簡易防湿＋バキューム吸引時の上顎前歯舌面
7：簡易防湿＋バキューム吸引時の大臼歯咬合面
8：ラバーダム防湿時の大臼歯咬合面
9：ラバーダム防湿＋バキューム吸引時の大臼歯咬合面
10：ミニダム防湿＋バキューム吸引時の大臼歯咬合面

＜対策＞ラバーダム防湿は、支台歯と補綴装置の被着面の汚染を防ぐとともに口腔内の温度と湿度を下げて空気中の水分による接着阻害を防止するためにきわめて有効である。ただラバーダムを使用すると咬合や隣接歯とのコンタクトのチェックが困難で、またブリッジが浮き上がる原因にもなりやすい。それを嫌う場合には、ロールワッテによる簡易防湿を行うとともに、修復・補綴部位の近傍を装置の接着直前までバキュームで吸引しながら、スリーウェイシリンジによるエアーの噴射を行うことにより、支台歯の乾燥と汚染防止を確実にすることができる。

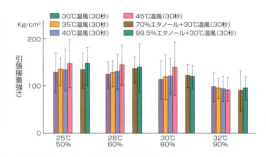

解説者コメント：右に示した「Zoo」(APT)は、バキュームに接続して歯の周囲の唾液や呼気を吸引し、乾燥・防湿状態を維持できる歯科用防湿器具である。装着後すぐにラバーダムと同等の湿度50〜55％まで口腔内湿度を低下させることができ、冷却効果もある。また、バネが開口状態を維持するので患者の開口維持の負担も軽減され、さらに患歯を唾液・頬粘膜、舌から隔離することができるため、防湿効果だけでなく、舌や頬粘膜の保護という副次的効果も期待できる。ラバーダム防湿の困難な接着ブリッジの症例などでの使用が薦められる。

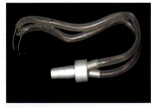

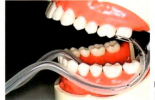

歯科用防湿器具「Zoo」(APT)

講演や雑誌でよく見る、あの分類および文献

Surface treatment

20 サンドブラスト処理
（アルミナ／ガラスビーズ／トライボケミカル処理）

出典
1. 山下敦, 山見俊明. 架工義歯における接着性レジンの応用 その1 歯科用非貴金属合金の種類と金属被着面処理が接着力に及ぼす影響. 補綴誌 1982;26(3):584-591.
2. 山下敦. 第6章 金属被着面処理と接着. In 山下敦. 歯科接着性レジンの基礎と臨床〔下巻〕. 東京：クインテッセンス出版, 1983:53-68.
3. 山下敦, 近藤康弘, 藤田元英. 歯科接着性レジン・パナビアEXの歯科用合金に対する接着強さ その2 貴金属合金郡の接着について. 補綴誌 1984;28(6):1023-1033.
4. 今井誠. 歯科用ポーセレンと接着性レジンの接着における被着面処理に関する研究. 歯科材料・器械 1990;9(2):301-313.
5. Swift EJ Jr, LeValley BD, Boyer DB. Evaluation of new methods for composite repair. Dent Mater 1992;8(6):362-365.

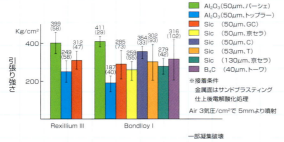

各種砥粒を用いたサンドブラスト処理の接着強さに及ぼす効果を調べた結果、平均粒径50μmのアルミナ（パーシェ社）がもっとも優れていた（出典2より引用して作成）。

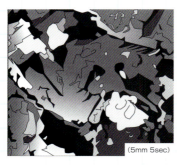

アルミナ（パーシェ社）を用いたサンドブラスト処理（3気圧、5mm、5秒）により、Ni-Cr合金表面に形成された微細凹凸構造（出典2より引用して作成）。

解説者コメント：被着体は何であっても、接着性レジンにより優れた接着強さを得るためには、必ず機械的結合力と化学的結合力の両方を利用することが大切である。サンドブラスト処理は、山下（1982）が機械的結合力を得るためにきわめて有効な金属被着面処理法として世界に先駆けて考案・発表し、現在でも世界標準となっている被着面処理法である。すなわち、細かい砥粒を金属被着面に吹き付けて微細凹凸構造を形成し、そこに接着性レジンを陥入させて重合硬化させることで高い接着強さが得られることを見出した。さらに山下らは、砥粒としては平均粒径50μmのアルミナ（パーシェ社）がもっとも優れていること、アルミナの噴射条件としては、噴射圧3気圧、距離5mm、時間5秒のときにもっともシャープな凹凸が得られることを明らかにしている。

サンドブラスト処理には被着面の清掃効果もあり、被着体表面をぬれ性の高い被着面へと改質することで接着性レジンは気泡を作らずに微細凹凸構造に間隙なく陥入して重合硬化する。

サンドブラスト処理の有効性は、後に貴金属合金（出典3）、ポーセレン（出典4）、コンポジットレジン重合体（出典5）でも確認されており、被着体を問わない優れた機械的被着面処理法である。

トライボケミカル処理（ロカテック処理）
表面にシリカコーティングされたアルミナ粒子をジルコニアなどのセラミックスの表面にブラストすると、表面に微細な凹凸が形成されるだけでなく、熱エネルギー反応でシリカがセラミックス表面に焼き付いて残り、シリケート層が形成される。この層にシランカップリング剤でシラン処理を行うことにより、通常はシラン処理の無効なセラミックスに対して化学的接着を達成することができる。

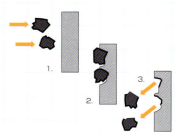

講演や雑誌でよく見る、あの分類および文献

Surface treatment

シランカップリング剤（表面処理剤）

出典
1. Plueddemann EP(Ed). Interfaces in Polymer Matrix Composites: Composite Materials, Vol. 6. New York: Academic Press, 1974:173-216.
2. Söderholm KJM. Filler system and resin interface; posterior composite resin dental restorative materials. Minnesota: 3 M Co. St Paul, 1985:139-159.

$$CH_2=CCOO(CH_2)_3Si(OCH_3)_3$$
（CH_3 側鎖）
[γ-MPTS]

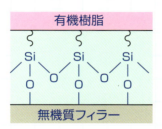

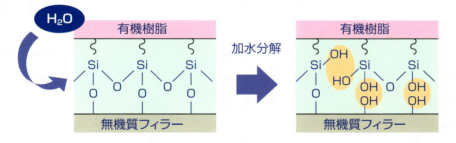

カップリング剤改質層の加水分解

解説者コメント：シリカを主成分とするセラミック修復装置の装着にはレジン系装着材料が用いられる。セラミックスは無機材料、レジン系装着材料は有機材料であるため、両材料を化学的に結合させるために用いる化合物をシランカップリング剤という。シリカを主成分とするセラミックスの接着には必須となり、歯科分野では、3-メタクリロイルオキシプロピルトリメトキシシラン（γ-MPTS）が使用されている。γ-MPTSが無機材料に接着性を発現させるためには、酸や加熱でメトキシ基を切断（加水分解）し、ケイ素酸化物との間に反応を生じさせ、シロキサン結合を形成、すなわちカップリングさせる。しかしながら、水中などではシロキサン結合が加水分解し、接着界面の劣化が生じる。

165

講演や雑誌でよく見る、あの分類および文献

Surface treatment

22 金属被着面処理

出典
1. 山下敦，近藤康弘，藤田元英．歯科接着性レジン・パナビアEXの歯科用合金に対する接着強さ　その2　貴金属合金との接着について．補綴誌 1984；28（6）：1023-1033．
2. 日本接着歯学会（編）．接着歯学 第2版．東京：医歯薬出版，2015．

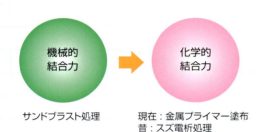

サンドブラスト処理　　現在：金属プライマー塗布
　　　　　　　　　　　昔：スズ電析処理

金属に対しては、機械的結合を得るための被着面処理を施したのちに化学的結合を得るための被着面処理を施さなければならない。機械的な金属被着面処理は、本書164ページで説明したように、サンドブラスト処理が標準である。化学的結合は金属表面の酸化不動態膜の原子あるいは原子団と接着性モノマーとの間の水素結合により達成される。Co-Cr合金などの非貴金属合金の場合は、空気中の酸素と結合して自然に酸化不動態膜が形成されるのでサンドブラスト処理のみを行うだけで機械的結合と化学的結合を得るための準備が整うことになる。一方、貴金属合金の場合は、サンドブラスト処理を施したのちに以前はスズ電析処理を施して化学的結合を得るための被着面処理としていた。スズは空気中の酸素と結合して容易に酸化膜を形成し、接着性モノマーとの間で水素結合を達成する。

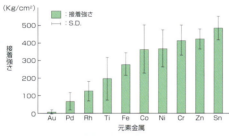

パナビアEXの各種元素金属への接着強さ（出典1より引用して作成）。スズがもっとも高い接着強さを示したことから、電析処理溶液としてスズ溶液が製作された。

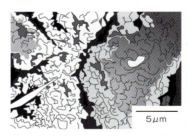

スズ電析処理後のタイプ4金合金のSEM像（出典1より引用して作成）。サンドブラスト処理により形成された微細凹凸構造が、スズ粒子により潰れることなく残っているのが観察される。

解説者コメント：金属被着面処理は、接着ブリッジの接着に必要な処理として発展してきた。もっとも早く考案されたのがメリーランドブリッジに用いられた電解エッチング処理であったが、最適エッチング条件が金属の種類により異なることや貴金属合金には用いることができないことから、広く用いられることはなかった。その後、Cu酸化被膜の生成を目的とした加熱酸化処理や薬液酸化処理が考案されたが、いずれも操作の煩雑さ、処理時間の長さ、安定した被着面の獲得の困難さなどの理由から一般的な金属被着面処理法として定着することはなかった。もっとも普及したのが、出典1で発表されたスズ電析処理である。本処理法のために歯科用電析装置（クラエース®など）が市販され、臨床で用いられることが多くなった。本装置を用いれば、スズがきれいに一層電着した金属被着面を安定して得ることができた。スズ電析がきちんと行われた被着面は白色の光沢のある表面となるため、スズ電析の良否を可視的に確認できることが大きい利点であった。しかしながら、電析装置を用いたスズ電析処理はやや操作が煩雑であることは否めず、のちに開発された金属接着プライマー塗布に取って代わられることとなった。

講演や雑誌でよく見る、あの分類および文献

金属接着プライマー(出典2より引用改変して作成)

対象金属	接着性モノマー	構造式	特徴
非貴金属	4-META (4-methacryloyloxyethyl trimellitic anhydride)		カルボン酸系 (無水物型)
	MAC-10 (11-methacryloyloxy-1,1-undecane dicarboxylicacid)		カルボン酸系
	4-AET (4-acryloyloxyethyl trimellitate)		カルボン酸系
	MDP (10-methacrylloyloxydecyl dihydrogen phosphate)		リン酸エステル系
貴金属	VBATDT (6-(4-vinylbenzyl-n-propyl)amino-1,3,5-triazine-2,4-dithione)		トリアジンジチオン系
	MTU-6 (6-methacryloyloxyhexyl 2-thiouracil-5-carboxylate)		チオウラシル系
貴金属・非貴金属両用	VBATDT + MDP		
	MEPS (2-methacryloyloxyethyl-thiophosphate?)		チリオン酸エステル系

解説者コメント：現在使用されている金属接着プライマーは、①非貴金属用、②貴金属用および③非貴金属・貴金属両用に分類され、上表に示すような接着性モノマーが有機溶媒に溶解されて製品化されている。臨床においては、装置試適後、サンドブラスト処理などの機械的結合を得るための処理を施したのち、化学的結合を得ることを目的として金属接着プライマーを一層被着面に塗布する。

化学的接着のメカニズム(出典2より引用改変して作成)

解説者コメント：化学的接着のメカニズムに関しては、非貴金属の場合、カルボン酸系あるいはリン酸エステル系の接着性モノマーと金属表面の酸化不動態膜との間に上図のように水素結合が形成され、化学的な接着が得られるとされている。一方、貴金属の場合は、接着性モノマーのイオウ原子を含む官能基が貴金属合金の金属元素との間で直接共有結合性の結合を形成していると考えられている。これら2つの結合様式は、貴金属・非貴金属両用の金属接着プライマーの場合も同様である。

講演や雑誌でよく見る、あの分類および文献

Surface treatment

23 次亜塩素酸ナトリウム処理

出典
1. 柏田聰明, 今井洋子, 安保祐子, 比嘉隆生, 神田明美. 次亜塩素酸ナトリウムの象牙質に対する接着効果と知覚過敏の抑制について. 接着歯学 1990; 8 (2):135-136.
2. 藤田栄伸, 髙田由紀, 加藤丈晴, 近藤康弘, 鈴木一臣, 山下敦. 象牙質の被着面処理が接着性レジンとの接着強さに及ぼす影響－特に有機質溶解剤の効果について－. 接着歯学 1990; 8 (3):227-235.
3. 小林國彦, 小玉尚伸, 内山洋一. 次亜塩素酸ナトリウム歯面処理法. In 柏田聰明, 真坂信夫 (編). 補綴臨床別冊「接着歯科の最前線」. 東京: 医歯薬出版, 1991:259-261.
4. 若林元. 増粘剤を添加した有機質溶解剤による新しい象牙質被着面処理ならびにボンディング材に関する研究. 歯材器 1993; 12 (2):279-294.
5. Wakabayashi Y, Kondou Y, Suzuki K, Yatani H, Yamashita A. Effect of dissolution of collagen on adhesion to dentin. Int J Prosthodont 1994; 7 (4):302-306.
6. Prati C, Chersoni S, Pashley DH. Effect of removal of surface collagen fibrils on resin-dentin bonding. Dent Mater 1999; 15 (5):323-331.
7. 中田貴, 李相紅, 西谷佳浩, 吉山昌宏. 次亜塩素酸ナトリウム処理した象牙質へのMMA系レジンセメント3種の接着強さ. 接着歯学 2009; 27 (3):135-140.
8. 武本真治, 春山亜貴子, 松本倫彦, 服部雅之, 吉成正雄, 河田英司, 小田豊. 次亜塩素酸ナトリウム処置した象牙質の接着に及ぼす還元剤の効果. 日歯理工誌 2011; 30 (1):41-46.

象牙質に対する次亜塩素酸ナトリウム処理は、柏田が接着性レジンを用いた直接覆髄法において露髄面の殺菌に次亜塩素酸ナトリウムを用いたことに端を発して生まれた。柏田は、臨床研究を通してリン酸により象牙質表面のスメアー層を除去後に次亜塩素酸ナトリウムを用いるとレジンが象牙質によく接着することに気づき、高い接着強さが得られることを発表したのが始まりである（出典1）。その後、藤田らや（出典2）や小林ら（出典3）が、相次いで柏田が提唱した次亜塩素酸ナトリウム処理法の効果を追試し、それらの研究によりリン酸処理後の次亜塩素酸ナトリウム処理が優れた象牙質被着面処理法であることが示された。

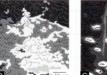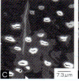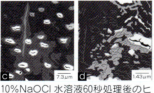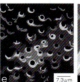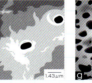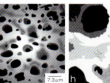

a, b 根管形成後のヒト歯根象牙質表面。
出典2より引用して作成

c, d 10%NaOCl水溶液60秒処理後のヒト歯根象牙質表面。

e, f 40%リン酸水溶液30秒処理後のヒト歯根象牙質表面。

g, h 40%リン酸水溶液30秒処理→10%NaOCl水溶液60秒処理後のヒト歯根象牙質表面。

解説者コメント：切削後の象牙質表面は粘着性が高く、厚いスメアー層に覆われており、この層が接着阻害層となることがよく知られている（図a, b）。この表面を10%NaOCl水溶液で60秒間処理してもスメアー層はほとんど除去されない（図c, d）。一方、40%リン酸水溶液で30秒間処理するとスメアー層は完全に除去されて象牙細管が開口するが、表面は非常に滑らかで、リン酸を水洗・乾燥することにより露出したコラーゲン層が潰れていることがわかる（図e, f）。このつぶれたコラーゲン層に接着性レジンを浸透させて樹脂含浸層を形成することは困難であるため、高い象牙質接着強さを得ることができない。そこで開発されたのがデンチンプライマーである。すなわち、デンチンプライマーは潰れたコラーゲン層の立体構造を回復させるとともに接着性モノマーに対する親和性を向上させ、そこに接着性レジンを浸透させると樹脂含浸層が形成されて高い接着強さが得られるのである。このデンチンプライミングとまったく逆の発想をしたのが次亜塩素酸ナトリウム処理である。すなわち、<u>まずリン酸処理によりスメアー層を除去し、さらに露出したコラーゲン層を次亜塩素酸ナトリウムにより溶解除去してハイドロキシアパタイトを露出させ（図g, h）、ここにレジンを浸透硬化させるという象牙質被着面処理法である</u>。いわば、**象牙質をエナメル質化する処理法である**といえる。

講演や雑誌でよく見る、あの分類および文献

象牙質垂直面

10% NaOCl 水溶液
30 sec / 60 sec / 120 sec

14% NaOCl ゲル
30 sec / 60 sec / 120 sec
2 μm

○：リン酸処理30秒後、NaOCl 処理60秒
●：リン酸処理30秒

> **解説者コメント**：若林らは、次亜塩素酸ナトリウムの水溶液は、水平面ではなく、たとえば支台歯の軸面などの垂直面に応用した場合は、液が流れてしまってコラーゲン線維が溶解されにくく、十分な接着強さが得られないことを明らかにした。その欠点を補うためアルミナを混和してゲル状にした次亜塩素酸ナトリウム（ADゲル®、上図）を開発し、垂直面においても高い接着強さが得られることを示した（出典4、5）。

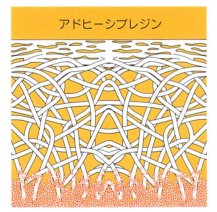

reverse hybrid layer

リン酸処理後に次亜塩素酸ナトリウム処理すると今までとは違うレジンと象牙質との接着層ができる。すなわち、コラーゲン線維が溶解してできたハイドロキシアパタイト中の隙間にレジンが浸潤して硬化するという結合様式は、酸処理→プライマー処理でできたコラーゲン線維網にレジンを浸潤させて樹脂含浸層を形成する結合様式のまったく逆であることから、Pratiらはこれを"reverse hybrid layer"とよんだ（出典6より改変して作成）。

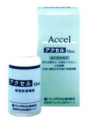

> **解説者コメント**：MMA系接着性レジンシステムには還元剤が含まれておらず、特に根管象牙質などでは洗浄を行っても次亜塩素酸成分が残留しやすく、次亜塩素酸の酸化作用によりレジンの重合が阻害されて、接着強さが著しく低下することが知られている。その場合には、次亜塩素酸処理後にスルフィン酸ナトリウムなどの還元剤（アクセル®、右）を適用して残留次亜塩素酸による重合阻害作用を打ち消すことが必要となる。

169

講演や雑誌でよく見る、あの分類および文献

Surface treatment

24 表面清掃剤

出典
1. 高垣智博．もう迷わない！ 修復物，補綴装置の「装着」徹底解説．the Quintessence 2017;36(2):50-73.
2. 長岡紀幸．ジルコニア・歯質接着界面における機能性モノマーの分枝制御．科研研究費事業研究報告書2015：1-6．
3. Nagaoka N, Yoshihara K, Feitosa VP, Tamada Y, Irie M, Yoshida Y, Van Meerbeek B, Hayakawa S. Author informationChemical interaction mechanism of 10-MDP with zirconia. Sci Rep 2017; 7 :45563.
4. 上村(川口)明日香，峯篤史，松本真理子，田尻裕子，萩野僚介，中谷早希，三浦治郎，矢谷博文．CAD/CAM冠用レジンに対する接着技法の探究―第六報　ヒト唾液汚染後の接着能評価と表面分析および唾液汚染除去法．接着歯学 第34回日本接着歯学会学術大会抄録集 2016;34(3):99.

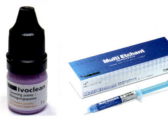
イボクリーン
(Ivoclar Vivadent)

マルチエッチャント
（山本貴金属地金）

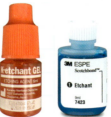
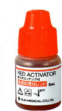
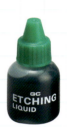

各社リン酸処理材

近年リン酸処理がジルコニアの接着性を阻害しているとの記事が多く出ているが、論文ではあまり評価が定まっていないところである。頻繁に目にするデータはあくまで1種類のセメント材料に対する評価でしかなく、多面的な評価としてはまだ不十分である（中略）。
筆者らが所属する教室でのジルコニアセラミックスの接着性能に関する評価では、
1. 唾液による汚染はリン酸エッチングでは除去されない
2. リン酸エッチングそのものは、10-MDPのジルコニアへの反応をわずかに阻害するが、セメントによってはほぼ影響を受けない

ことを示唆するデータが得られている。
10-MDPが強固にジルコニア表面に吸着することからも、唾液タンパクのリン酸が表面と反応して吸着するのは納得のいくことである。すなわち、ジルコニア表面においてはリン酸基による椅子取りゲームが発生しており、もっとも最初に吸着した層はそう簡単に分離できないと考えられる。結論を言えば、リン酸エッチングはジルコニアセラミックスの接着には必要ない。
そこで強固に吸着した唾液タンパク質を「イボクリーン」(Ivoclar Vivadent)を用いてクリーニングすることが推奨されている。本製品は現在、製品としてジルコニアセラミックスの試適後のクリーニング剤としては唯一のものであり（当時）、使用後に接着強さは改善される。しかしながら、唾液タンパク質のリン酸基のジルコニア表面の吸着を完全に除去することは難しい。
現状でもっとも信頼性が高いジルコニアセラミックスの前処理は、接着操作直前の適切な圧力でのアルミナブラストであると思われる。コンタミネーションはどのような要素であっても除去され、また、ジルコニアセラミックスの接着に必要なアルミナブラストを確実に実施することができる（出典1より）。

講演や雑誌でよく見る、あの分類および文献

唾液汚染されたジルコニア表面に対する10-MDPカップリング処理の検討（出典2、3より）

研究の方法：歯科臨床での試適を想定し、ジルコニア接着面が唾液で汚染された場合に唾液汚染の除去とカップリング処理が同時に行える手法を検討した。唾液汚染されたジルコニアを用いてカップリングして接着試験した。さらに、カップリング処理したジルコニア表面を洗浄し、XPS分析した。

研究成果：水洗だけで唾液汚染層の除去はできないが、10-MDPを含有する歯質接着材を塗布すること、または、10-MDP含有プライマーとレジンセメントの混合物を塗布することで、ジルコニア表面の唾液汚染層を除去しながら10-MDPによるカップリングができることが明らかになった。唾液汚染層の除去は、フィラーによる機械的な効果のほか、10-MDPの界面活性効果によるものと示唆された。

CAD/CAM冠用レジンに対するヒト唾液汚染の影響とその除去法（出典4より）

目的：本研究では、ヒト唾液汚染が接着に及ぼす影響を明らかにすることを目的とし、接着能評価および表面分析を行った。さらに唾液汚染除去法についても検討した。

結果：接着強さはヒト唾液汚染により有意に低下し、各唾液除去法（リン酸エッチング、イボクリーン、サンドブラスト処理）で接着強さは回復したが、サンドブラスト処理のみがコントロール（唾液汚染なし）と同等の接着強さを示した。

結論：CAD/CAM冠用レジンに対するヒト唾液汚染により表面特性は変化し、接着強さが著しく低下する。また、唾液汚染除去の方法により接着能の回復程度に差が認められた。

ジルコニアと10-MDPのインターラクション
（出典3より引用改変して作成）

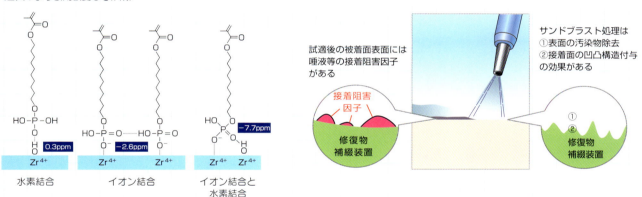

解説者コメント：接着阻害因子（本書162ページ）のひとつとして、口腔内での試適後に修復物・補綴装置表面に付着する唾液等の汚染物が挙げられている。これまで接着阻害因子の除去法として、リン酸が一般的に使用されてきた。イボクリーンは強アルカリでタンパクを分解し、ジルコニア微粒子で表面に吸着したリン酸基を除去すると紹介されている。また、マルチエッチャントは、接着性リン酸モノマーでクリーニングするユニークな処理材である。

特にジルコニアに関してはリン酸処理により接着阻害因子が除去されるのではなく、リン酸そのものが接着阻害因子となると解説されている。しかしながら、出典1に記されているとおり、「多面的な評価としてはまだ不十分である」。長岡らのグループはジルコニアに対する10-MDPの吸着様相（出典2）、さらにシランカップリング処理材であるγ-MPTSの吸着様相（第34回日本接着歯学会学術大会）を発表している。リン酸処理後のジルコニア表面、その後のMDPの吸着に関しても研究が進められており、今後の発表が大いに期待される。

表面清掃剤には処理材としての利便性向上のために、増粘材や色素が添加されている。また、水洗を行う必要があることから、これらの添加物や水分がその後の接着を阻害する可能性も否定できない。

一方、被着面に付着した接着阻害因子を除去する方法としてサンドブラストも有効である（出典4）。したがって、チェアサイド、つまり口腔内での試適後に修復物・補綴装置のサンドブラスト処理を行うことができれば、表面処理剤を用いる必要はない。接着技法として、装着直前のサンドブラスト処理が推奨されることをあらためて強調したい。

Surface treatment

25 フッ化水素酸処理

出典
1. Lung CY, Matinlinna JP. Aspects of silane coupling agents and surface conditioning in dentistry: an overview. Dent Mater 2012;28(5):467-477.
2. Ramakrishnaiah R, Alkheraif AA, Divakar DD, Matinlinna JP, Vallittu PK6. The Effect of Hydrofluoric Acid Etching Duration on the Surface Micromorphology, Roughness, and Wettability of Dental Ceramics. Int J Mol Sci 2016;17(6). pii: E822. doi: 10.3390/ijms17060822.

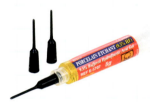

ビスコポーセレンエッチャント
(9.5% フッ化水素酸、モリムラ カタログより)

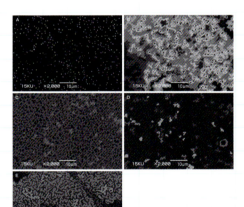

SEM photomicrographs of etched IPS e-max™ ceramic surfaces applied with different etching times. A: Control group; B: 20 s etching; C: 40 s etching; D: 80 s etching; E: 160 s etching. Original magnification:2000×;bar =10μm.

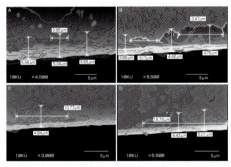

SEM photomicrographs of cross section showing width and pore pattern at different etching times. A: = 20 s; B: 40 s; C: 80 s; D: 160 s; original magnifications:4500×; 5500×; 3000×; and 5500×,respectively.

フッ化水素酸による
セラミックスの表面観察像
(出典2より引用して作成)

フッ化水素酸はフッ化水素の水溶液であり、ガラス(SiO_2、二酸化ケイ素)を溶解する。弱酸であるが強酸の硝酸や硫酸よりも腐食性が高く、皮膚や粘膜の透過性も高く、組織深部まで浸潤する。そのためフッ化水素酸は毒物および劇物取扱法の医薬用外毒物に指定されており、口腔内での使用は厳禁である。フッ化水素酸は、シリカを主成分とするセラミックスに触れることにより四フッ化ケイ素(SiF_4)を生成し、さらに反応が進むと水溶性のケイフッ化水素酸(H_2SiF_6)を生成し、基質が溶解して多孔性となり、微小嵌合が得られる表面になる。フッ化水素酸によるエッチングが有効なのは、シリカを含む長石系、リューサイト系および二ケイ酸リチウム系セラミックスである。

講演や雑誌でよく見る、あの分類および文献

Research
26 接着試験方法

出典
1. De Munck J, Mine A, Poitevin A, Van Ende A, Cardoso MV, Van Landuyt KL, Peumans M, Van Meerbeek B. Meta-analytical review of parameters involved in dentin bonding. J Dent Res 2012;91(4):351-357.
2. 日本接着歯学会(編). 接着歯学 第2版. 東京：医歯薬出版, 2015.

接着試験は歯質に対する接着性を評価する上で頻用される試験であり、さまざまな試験法が存在する。過去の298論文、2,157の接着試験より、象牙質に対する接着試験の傾向を明らかにしたところ、もっとも多く行われていた試験は微小引張接着試験であり、従来の引張接着試験より高い接着力を示していた。これらの多くの因子で統計学的に分析すると、研究グループと接着システムがもっとも影響を与える因子であり、接着システムの中でも特にワンステップの接着システムが長期耐水性に影響しやすいことが示唆された。

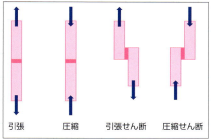

応力模式図(柵木寿男. 接着試験法概説・総論(歴史と分類). 接着歯学 2011;29(2):85-89より引用して作成).

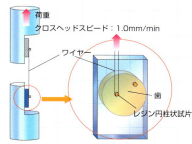

微小せん断接着試験の方法。直径0.2mmのワイヤーを用い、引張せん断力を負荷している(島田康史. 微小剪断接着試験の基礎理論と測定法. 接着歯学 2011;29(2):98-102. より引用)。

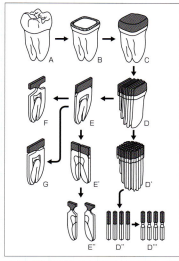

微小引張接着試験方法における試験片の形態(中島正俊. 各種接着試験法の比較. 接着歯学 2011;29(3):128-134, より引用〔原図はPashley DH, Carvalho RM, Sano H, Nakajima M, Yoshiyama M, Shono Y, Fernandes CA, Tay F. The micro-tensile bond test: a review. J Adhes Dent 1999; 1(4):299-309.〕)。

解説者コメント：臨床での接着修復物の予後は、その接着性に左右されると考えられている。そこで、接着性の評価方法がISO規格として規定され、利用されている。ISO 29022(Dentistry－Adhesion－Notched-edge shear bond strength test)は歯質に対する直接修復材料の接着性を測定する規格であり、せん断接着試験が定められている。また、技術仕様書であるISO/TR 11405(Dentistry－Testing of adhesion to tooth structure)では、引張接着試験やせん断接着試験、さらに微小引張接着試験や微小引張せん断接着試験の記載がある。接着試験のほかに間隙計測試験や辺縁漏洩試験、臨床使用試験についても記載があるのため参考にされたい。それぞれの接着試験方法は利点欠点があり、試験目的により使い分けるべきである。近年の接着材料は接着システムの確立によりある程度高い接着強さを有しており、接着試験方法の違いにより接着強さや接着試験後の破断面の破壊様式が異なる。現在では、微小引張接着試験法の確立により試験後の被着体の凝集破壊が少なくなり、接着界面における接着強さの評価が可能となっている。

Research 27 辺縁漏洩

出典
1. Sano H, Takatsu T, Ciucchi B, Horner JA, Matthews WG, Pashley DH. Nanoleakage: leakage within the hybrid layer. Oper Dent 1995;20(1):18-25.
2. Sano H, Yoshiyama M, Ebisu S, Burrow MF, Takatsu T, Ciucchi B, Carvalho R, Pashley DH. Comparative SEM and TEM observations of nanoleakage within the hybrid layer. Oper Dent 1995;20(4):160-167.

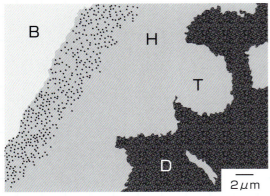
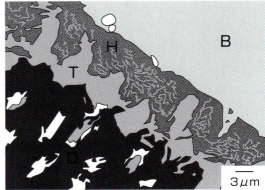

黒部分：硝酸銀
B：ボンディングレジン
D：象牙質
H：樹脂含浸層
T：レジンタグ

硝酸銀で染色した接着材／象牙質界面のTEM観察像のイメージ。左：3,000倍、右：2,000倍（日本接着歯学会（編）．接着歯学 第2版．東京：医歯薬出版，2015:167.より引用して作成）。

接着材と歯質との接着界面において明らかなギャップ形成がない場合でも、硝酸銀を用いて染色をすることにより微小な空隙（樹脂含浸層内の欠陥）に染色液が侵入し、電子顕微鏡によりその微小欠陥が染め出されて容易に観察が可能となる。これらを辺縁漏洩（Microleakage）と区別し、ナノリーケージ（Nanoleakage）とよぶ。ナノリーケージは接着の劣化を促進する因子として考えられている。図中の樹脂含浸層内の黒点が微小欠陥に侵入し染色された硝酸銀である。

解説者コメント：辺縁漏洩は接着強さが弱い場合に生じやすいと考えられている。さらにコンポジットレジンは重合収縮により辺縁部の接着が弱い部分または不良部分にギャップが形成され、辺縁漏洩が生じる。これにより漏洩部より象牙質への刺激が発生し、歯髄障害を引き起こす原因として考えられているが、過去にはレジンモノマーの歯髄為害作用として認識される時期もあった。この場合の辺縁漏洩は、象牙質接着の初期の時代で、トータルエッチングシステムでPhenyl-Pを接着性モノマーとして用いていた時に象牙質接着が十分でなく、コンポジットレジンの重合時にギャップが形成されることがわかった。その後、接着性モノマーの開発によりセルフエッチングシステムが普及し、象牙質接着も改善したため辺縁漏洩による歯髄障害の報告も少なくなっている。ただし、現在でも辺縁部の接着不良、たとえば出血、唾液または浸出液などが象牙質面を汚染した場合は容易に接着強さが低下し、辺縁漏洩が生じやすくなるので注意が必要である。またナノリーケージは樹脂含浸層内において不十分な浸透硬化により生じると考えられており、接着耐久性を低下させる因子として懸念されている。

Research 28 接着耐久性試験

出典　1. 日本接着歯学会〔編〕. 接着歯学 第2版. 東京：医歯薬出版, 2015:167.

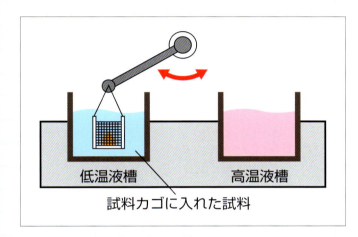

低温槽は5℃、高温槽は55℃で一定とし、それぞれの浴槽に少なくとも20秒間試料を入れたかごを浸漬させ、これを最低500サイクル繰り返す温度変化を負荷する試験をサーマルサイクル試験という。温度変化により熱収縮が生じ、接着界面に応力が発生しやすくなる。サーマルサイクル試験後に接着試験を行う。

熱サイクル試験の模式図。アームが回転して、試料かごを低温液槽⇔高温液槽に移動させる（日本接着歯学会〔編〕. 接着歯学 第2版. 東京：医歯薬出版, 2015:165. より引用して作成）。

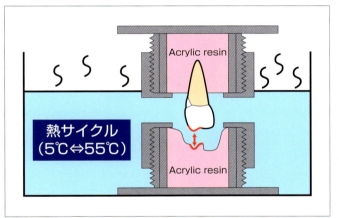

熱サイクル負荷と繰り返し負荷を同時に付与する複合試験（日本接着歯学会〔編〕. 接着歯学 第2版. 東京：医歯薬出版, 2015:165. より引用して作成）。

窩洞内に充填した修復物に一定の力を繰り返し加え、その後接着試験用の試験片を製作し、接着試験を行う。外力の方向を変化させたり、水中浸漬やサーマルサイクルを同時に行う方法もある。

解説者コメント：口腔内は常に唾液に晒され、さらに咬合力などによる外力や飲食にともなう温度変化や化学的な刺激が加わる過酷な環境の中で接着性能を維持する必要がある。このため、接着耐久性を評価することは重要である。耐久性試験には、水中に一定期間浸漬する水中浸漬試験が一般的に行われているが、水中に浸漬する期間が必要となるので、より過酷な環境を再現し短期間に耐久性を評価する加速試験が行われる。加速試験としては、加熱により沸騰水中に浸漬する煮沸試験や高温と低温の浴槽に一定時間交互に浸漬させこれを繰り返すサーマルサイクル試験などがある。また、咬合力による外力を再現し、これを繰り返すことで耐久性を評価する繰り返し負荷試験がある。単純な咬合力をシミュレートするだけでなく、繰り返し負荷試験を行いながら水中に浸漬したり、サーマルサイクル試験も負荷したりして、口腔内の環境をよりシミュレートするものもある。

講演や雑誌でよく見る、あの分類および文献

Research

29 破断面観察（分類）

出典　1．日本接着歯学会（編）．接着歯学 第2版．東京：医歯薬出版，2015．

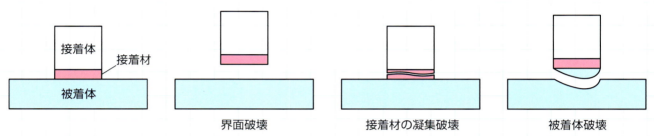

接着破壊様式（出典1より引用）。

解説者コメント：接着試験後の破断面を観察することにより、接着界面のどこで破壊が生じているのかを分析することが可能である。接着界面の構造として、「被着体－（界面）－接着材－（界面）－接着体」からなっている。破壊様式としては、被着体－接着材または接着材－接着体との界面で破壊が生じる「界面破壊」、被着体、接着材または接着体そのもので破壊が生じる「凝集破壊」、またこれらが複合的に生じる「混合破壊」に大別される。厳密に接着強さを見るためには、被着体－接着材の界面破壊が生じたときの接着強さが真の接着強さといえる。しかし、実際には接着強さが低い場合に生じるものであり、そのほとんどは凝集破壊または混合破壊が生じている。接着材の凝集破壊は、接着強さより接着材の強度が低い場合に生じやすく、従来型グラスアイオノマーセメントなどの引張強度が低いもので多い。被着体または接着体の凝集破壊は、接着材の接着強さより被着体または接着体の強度が低い場合に生じやすく、金属材料やジルコニアのような弾性率が高いものは起こりにくいが、弾性率の低い象牙質や引張強度が低いエナメル質などでは起こりやすい。これらの破壊様式を肉眼で見極めるのは難しく、光学顕微鏡や走査型電子顕微鏡により観察と分析を行う。特に微小引張接着試験などでは、走査型電子顕微鏡による破断面の観察が必要となる。接着試験後の破断面は、微小領域（樹脂含浸層内など）で生じていることが多く、さらに複合的な混合破壊を呈しており、一概に分類することは困難である。しかし、これらの破壊様相を分析することにより、破壊に至った原因が接着操作を含めて推察でき、臨床に結びつくさまざまな情報が得られる。また現在では、破断面の画像から異なる破壊様式を呈する領域の面積を解析ソフトにより定量することや、破断面の各領域の硬さ計測や化学的な表面分析を行い詳細に検討することもできるようになっている。

Research 30 非破壊観察

出典　1. Minamino T, Mine A, Matsumoto M, Sugawa Y, Kabetani T, Higashi M, Kawaguchi A, Ohmi M, Awazu K, Yatani H. Nondestructive observation of teeth post core-space using optical coherence tomography: comparison with microcomputed tomography and live images. J Biomed Opt 2015;20(10):107001.

これまで、同一試料を用いた根管内（ポストコアスペース）を非破壊装置である microcomputed tomography（μCT）と optical coherence tomography（OCT）で観察した報告はない。本研究では、μCT と OCT を用いて歯根内にレジン築造処置を行った試料を観察し、その画像特性の違いを確認した。その結果、OCT イメージは界面のギャップ明示に、μCT イメージは試料の全体像や形態の把握に優れていることが明らかとなった。OCT はリアルタイム観察を可能とし、コアレジンへの光照射10～12秒後からセメントエナメルジャンクションより根尖側 6 mm の部位から根尖側に伸展するギャップが観察された（本論文ではその動画も掲載されている）。

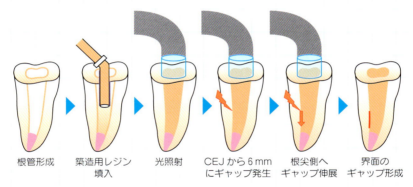

根管形成 ▶ 築造用レジン填入 ▶ 光照射 ▶ CEJ から 6 mm にギャップ発生 ▶ 根尖側へギャップ伸展 ▶ 界面のギャップ形成

解説者コメント：これまで、接着材の性能は接着試験（本書173ページ）および辺縁漏洩（本書174ページ）で評価されることが多かった。また、界面の形態観察が光学顕微鏡や電子顕微鏡を用いて行われてきたが、これらの手法はすべて試料を破壊したり、切り出したりする必要があり、接着界面の状態をありのままに立体的に評価することができなかった。しかし近年、観察機器の進歩によって非破壊的に歯質-レジン界面を観察することが可能となった。代表的な非破壊観察法としては、
- μCT：micro Computed Tomography
- MRI：Magnetic Resonance Imaging、磁気共鳴画像
- エコー：Ultrasonography、超音波イメージング
- OCT：Optical Coherence Tomography、光干渉断層計

が挙げられる。歯科材料の研究においては CT が用いられることが多い。得られる画像はエックス線撮影画像に慣れている歯科医師にとって分かりやすく、立体的に評価することができる。さらにエックス線吸収係数により、硬度を定量化することが可能である。電子顕微鏡による観察と異なり、観察のための試料調整に時間がかからないことから比較的短時間で撮影が完了するが、ライブ（撮影と同時のイメージング）で観察することはできない。

また、OCT については国立長寿医療研究センターと東京医科歯科大学の研究グループにより数多くの知見が得られている。OCT はライブで画像が確認できるため、光照射によるギャップの伸展を動画で捉えることができる（上記出典参照）。さらに OCT はエックス線ではなく人体に無害な近赤外光を用いるため、臨床におけるメリットが大きい。

接着歯学の研究においてはコンポジットレジンやレジンセメントと歯質との界面の欠損（空隙や気泡）を明らかにするためにこれら非破壊観察が行われているが、解像度がミクロン単位であるため接着材と歯質との界面の欠損をシンプルに明らかとすることは困難である。近年、CT に関してはナノ CT と称されるナノオーダーで観察できる装置が研究に応用されはじめている。

講演や雑誌でよく見る、あの分類および文献

Practice
31 テクニックセンシティビティ

出典
1. Frankenberger R, Kramer N, Petschelt A. Technique sensitivity of dentin bonding: effect of application mistakes on bond strength and marginal adaptation. Oper Dent 2000;25(4):324-330.
2. Buonocore memorial lecture. Adhesion to enamel and dentin: current status and future challenges. Oper Dent 2003;28(3):215-235.

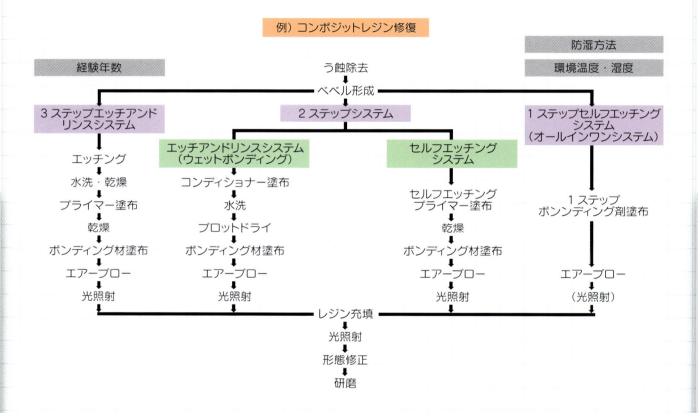

解説者コメント：テクニックセンシティブ（technique sensitive、名詞は technique sensitivity）とは、「臨床結果が術者の技術によって、あるいは技法そのものによって影響を受ける」ということである。臨床経過の良否が術者の技術や技法そのものによって大きく左右される場合、その技術や技法は非常にテクニックセンシティブである、と表現する。

上図に、う蝕に対するコンポジットレジン修復の各臨床ステップについて接着システムごとに示した。個々の臨床ステップごとに、テクニックセンシティブな要素が影響の大小はあるにせよ存在する。ただ一般に、システムでいえばエッチアンドリンスシステムよりもセルフエッチングシステムのほうが、またステップの多いシステムよりもステップの少ないシステムのほうがテクニックセンシティブな要素は少なくなるといえる。以下、個々のシステムごとにテクニックセンシティブな要素を解説する。

講演や雑誌でよく見る、あの分類および文献

①3ステップエッチアンドリンスシステム
a. エッチング：エッチング剤の種類、エッチング時間によって影響を受ける可能性がある。
b. 水洗・乾燥：水洗時間、乾燥時間、エアーの圧力によって影響を受ける可能性がある。
c. プライマー塗布：アプリケータの種類（エッチングされたエナメル質は壊れやすい）、塗布時間、塗布前、中、後の被着面汚染により影響を受ける可能性がある。
d. 乾燥：乾燥時間、エアーの圧力（弱圧か強圧か）、乾燥の程度によって影響を受ける可能性がある。
e. ボンディング材塗布：アプリケータの種類によって影響を受ける可能性がある。
f. エアーブロー：エアーの圧力（弱圧か強圧か）、ブローの持続時間によって影響を受ける可能性がある。ブローが短いとボンディング材層が厚くなり、接着強度や耐久性が劣化する。エアーブローしてもボンディング材表面が波立たなくなるまで続けるとよいとされる。
g. 光照射：光源、照射距離、照射方向、照射時間、照射器の性能、照射チップの汚れの有無など多くの要素によって重合度に差が生じる可能性がある。

②2ステップエッチアンドリンスシステム（ウェットボンディングシステム）
a. コンディショナー塗布：塗布時間、塗布方法によって影響を受ける可能性がある。
b. 水洗・ブロットドライ：水洗時間、ブロットドライの程度によって影響を受ける。ブロットドライは被着面に残留した水分を綿球を使って生乾きの状態まで吸い取る技法であるが、術者によってその程度に差が出やすく、非常にテクニックセンシティブなステップであるといえる。
c. ボンディング材塗布：コラーゲン線維層中に残留した水分をボンディング材塗布を繰り返すことによりレジン成分に置き換える必要があるが、ここも術者によって操作に差が出やすく非常にテクニックセンシティブなステップであるといえる。
d. エアーブロー・光照射：3ステップエッチアンドリンスシステムに同じ。

③2ステップセルフエッチングシステム・セルフエッチング
a. プライマー塗布・乾燥：接着の3ステップのうちの2ステップ（エッチング、プライミング）を兼ねた操作であり、被着面に水分や有機溶媒が残留しないよう確実に乾燥させることが必要であるが、エッチアンドリンスシステムと異なり、水洗を行わないため乾燥時間や乾燥方法による影響が出にくく、エッチアンドリンスシステムよりもテクニックセンシティビティは低いといえる。
b. ボンディング材塗布・エアーブロー・光照射：3ステップエッチアンドリンスシステムに同じ。

④1ステップセルフエッチングシステム（オールインワンシステム）
a. ボンディング材塗布：1回の操作で3つの接着ステップ（エッチング・プライミング・ボンディング）を同時に行うため、被着面に水分や有機溶媒が残留しやすく、他のシステムに比較して接着強さは劣るとする報告が多い。エアーブローまでの十分な待機時間が必要である。ボンディング材には1ボトルのシステムと2ボトルのシステムがあるが、1ボトルの製品は保存安定性が悪くなりやすく、保存条件が悪いと性能が劣化しやすいので注意が必要である。
b. エアーブロー・照射：3ステップエッチアンドリンスシステムに同じであるが、被着面に水分や有機溶媒が残留しないよう確実にエアーブローを行う必要がある。

⑤各システムに共通の臨床技術・技法
a. 術者の臨床経験年数の違い：経験年数の違いは臨床成績に影響するとする報告がみられ、経験年数の浅い術者はよりテクニックセンシティビティの低いシステムを選択すべきであるといえる。
b. う蝕除去：う蝕の取り残しは大きく予後を左右するため、非常にテクニックセンシティブなステップであるといえる。
c. ベベル形成：エナメル質のベベル形成が不十分であると重合収縮の影響により白線が出現することがあり、辺縁封鎖性や審美性が悪化しやすいステップであり、テクニックセンシティブである。
d. レジン充填：コンポジットレジンの種類（フロータイプかペーストタイプかなど）、充填の方法（バルクか積層かなど）の違いによって影響を受ける可能性がある。
e. 形態修正・研磨：形態修正や研磨に用いるバーやポイント、研磨を行う時期などの影響を受ける可能性がある。
f. 口腔内湿度・温度・防湿法：口腔内は高温・多湿であり、接着に悪影響が出やすい環境である。また、唾液や血液などにより被着面の汚染が起こりやすい環境でもある。したがって、適切な防湿を行うことでこれらの接着阻害因子の影響を極力防ぐことが大切である。術者によってその配慮の程度には差が出やすく、テクニックセンシティブなステップであるといえる。

講演や雑誌でよく見る、あの分類および文献

Practice 32 光照射器

出典
1. 田上順次, 奈良陽一郎, 山本一世, 斎藤隆史(監修). 第五版 保存修復学21. 京都：永末書店, 2017.
2. 中嶌裕, 西山典宏, 宮崎隆, 米山隆之(編集幹事). スタンダード歯科理工学 第6版－生体材料と歯科材料－. 東京：学建書院, 2016.

歯科用光照射器の性能

区分	ハロゲンランプ	キセノンランプ	発光ダイオード(LED)
光強度(mW/cm^2)	中(600)	大(1500)	小(300)～大(1600)
重合深度	中	深	浅～深
ランプ寿命	短	中	長
照射部位発熱	大	中	小

光重合材料の重合開始剤は波長470nm付近の可視光線に吸収のピークをもつカンファーキノンが主であり、光照射器はこの付近の特定波長領域を含む可視光線を照射する。光源は主にハロゲンランプ、キセノンランプ、発光ダイオード（light emitting diode：LED）の3種類に類別される。この中で現在の主流はLED照射器である。

Practice 33 重合収縮

出典
1. 千田彰, 寺下正道, 寺中敏夫, 宮崎真至(編). 保存修復学 第6版. 東京：医歯薬出版, 2013.
2. Chesterman J, Jowett A, Gallacher A, Nixon P. Bulk-fill resin-based composite restorative materials: a review. Br Dent J 2017;222(5):337-344.

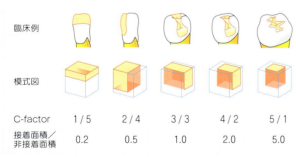

臨床例					
模式図					
C-factor	1/5	2/4	3/3	4/2	5/1
接着面積／非接着面積	0.2	0.5	1.0	2.0	5.0

C-factor (C-value) と窩洞形態との関係

コンポジットレジンは、重合時に収縮する性質を有している。重合収縮応力が接着力を上回ると、歯質とレジンとの間にコントラクションギャップとよばれる隙間を生じる。また、レジンの重合収縮応力に窩縁部のエナメル質が耐えられなくなった場合には、ホワイトマージンとよばれる窩縁に沿った白線が出現する。とくに光重合型コンポジットレジンでは、窩洞形態によってこの収縮応力が異なっており、C-factor (C-value)、すなわち接着面積／非接着面積への考慮が大切になる。C-factorの大きな窩洞を修復する場合には、レジンの分割積層充填法や低粘性レジンの併用によって、重合収縮応力の緩和に努める。また、修復当日は接着界面部に重合収縮による歪みが生じているため、接着界面部の経時的な重合収縮応力の開放やレジンの吸水膨張によって応力が緩和するまで、研磨は回避すべきである。すなわち、研磨は修復後24時間経過後に行うことが推奨されている。コンポジットレジンの重合深度は2～3mm程度といわれているが、近年、4～10mmの重合深度を有するバルクフィルコンポジットレジンとよばれる製品も登場している。

Practice 34 レジン修復に使用する材料

出典 1. 田上順次, 奈良陽一郎, 山本一世, 斎藤隆史(監修). 第五版 保存修復学21. 京都：永末書店, 2017.

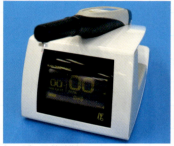

レーザーう蝕診断器
半導体によって発振する近赤外線レーザーを用いて、う蝕罹患による歯の蛍光変化を検知する。痛みや刺激などの侵襲をまったく与えないう蝕検査が可能である。

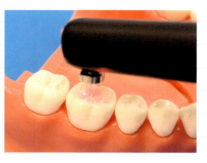

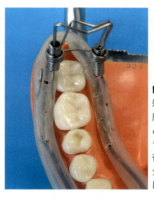

簡易防湿用器具
患歯を頬舌的に挟み込み、周囲の唾液を吸引することによって防湿を行う。ラテックスアレルギーを有する患者など、ラバーダム防湿が適さない場合にも有用である。

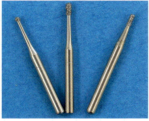

スリムシャンクのダイヤモンドポイント
頚部が細長く設計されている(左側2本、右は従来のポイント)。視野の妨げが少なく深部へのアクセスも容易になり、形成時に術者の助けとなる。

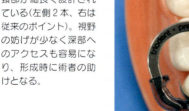

セクショナルマトリックスシステム
弾性に富んだ素材からなるリング状リテーナーと、隣接面の豊隆に合わせた三次元形状を有するマトリックスからなる。Ⅱ級修復時に歯間分離と隔壁法が両立可能で、有用性が高い。

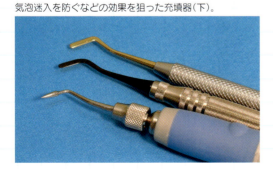

充填器
窒化チタンコーティング(上)やカーボンライクコーティング(中)など硬質の表面処理によって、先端部へのレジンの付着を抑えた充填器。電池内蔵で微細な振動を先端に生じさせることにより、レジンに振動を与えて伸びを良くし、気泡迷入を防ぐなどの効果を狙った充填器(下)。

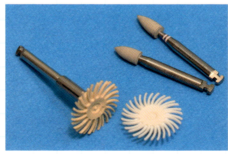

研磨システム
フィラー配合量が多いコンポジットレジンに対しても艶出し研磨が可能な、ダイヤモンド微粒子配合研磨ポイント(上2種)。
しなやかな糸様素材からなるホイール形状で、平滑面から咬合面まで幅広い形態に適合させることが可能な研磨ディスク(下2種)。

コンポジットレジン修復の成否が、症例の難易度や術者の技量などに負うところが多いことは古来より変わりはない。しかし、近年はそれを少しでも補完しようという器材が、多数開発され上市されている。症例に応じての各々の活用は、良好な予後獲得のための一助となる。

講演や雑誌でよく見る、あの分類および文献

Practice 35　接着性シーラー

出典　1. 興地隆史. 接着性根管シーラーの現状と臨床. 接着歯学 2013;31(2):58-62.

日本で使用可能なレジン系シーラー		
製品名	製造	重合様式
AH プラス	Dentsply DeTrey GmbH	化学重合
AH プラスジェット	Dentsply DeTrey GmbH	化学重合
エンドレズ	URTRADENT PRODUCTS	デュアルキュア

日本で使用可能な接着性シーラー		
製品名	製造	重合様式
スーパーボンド根充シーラー	サンメディカル	化学重合
メタシール Soft	サンメディカル	デュアルキュア

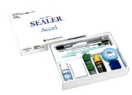

スーパーボンド根充シーラー
（サンメディカル）

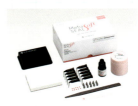

メタシール Soft
（サンメディカル）

　根管充填の目的は、可及的に感染源の除去を行った根管に対し、生体親和性を有した材料で緊密に封鎖を行い、再感染防止を図ることである。通常、ガッタパーチャなどの根管充填材と根管シーラーを併用した根管充填が行われている。この根管シーラーが歯質接着性を有している場合、接着性シーラー（接着性根管シーラー）と呼称されている。本稿では、日本で使用可能な製品について紹介する。
　現在、臨床で使用頻度が高い根管シーラーは、酸化亜鉛とユージノールまたは脂肪酸を主成分にしたセメント系シーラーであるが、欧米では以前からレジン系シーラー（エポキシレジン系、メタクリレートレジン系など）が使用されてきた（表）。それらレジン系シーラーの特徴は、低溶解性、嵌合効力を主体とした接着性と根管封鎖性を備えているが、積極的な接着性を目指した材料とはいえないとの意見が多い。
　一方、製品設計として歯質接着性を謳った接着性シーラーとして、サンメディカル社から従来の根管充填を密着封鎖と称し、対して歯質接着性を有していることから接着封鎖を特徴とした製品が 2 種類、市販されている（表）。
　「スーパーボンド根充シーラー」（図）は、接着性レジンセメントとして頻用されている 4-META を有するスーパーボンド（サンメディカル）をベースに開発され、根管象牙質とシーラーの接着界面に厚み 3μm 以上の樹脂含浸層形成が起こり、象牙細管には長いレジンタグの侵入が生じるとされている。また、根管象牙質からガッタパーチャまで接着することによってモノブロック構造になり、緊密な接着封鎖によって、再感染を防ぐとしている。
　「メタシール Soft」（図）は、4-META を含有するセルフアドヒーシブタイプの接着性シーラーで、緊密な接着封鎖によって、再感染を防ぐという「スーパーボンド根充シーラー」と同じコンセプトに加え、再根管治療時に手用ファイルで容易に除去できるという特色がある。
　興地は、レジン系シーラーの接着に影響を及ぼす因子として、
1）次亜塩素酸ナトリウム（NaClO）による根管洗浄
2）EDTA による根管洗浄
3）根管の湿潤状態
4）根管の形態と重合収縮応力
をあげており、レジン系シーラーの臨床応用において注意が必要である。
　接着性シーラーは、接着性や低溶解性という特徴から根管封鎖性の長期的な維持が期待できる。しかし、根管治療で使用される薬剤の影響、水分の影響、レジンの重合収縮の影響など、根管内への接着にとって不利な条件下であるといえる。接着性シーラーがさまざまなケースに影響されず、その性能を十分に発揮させるためには、メーカー指示を遵守し、確実な臨床操作を行う必要がある。

Practice 36 レジン支台築造

出典
1. 峯篤史."2013年における"歯根破折防止策の文献的考察. 日補綴会誌 2014; 6 : 26-35.
2. 坪田有史. 支台築造とファイバーポストコアの現状. 日補綴会誌 2017; 9 : 94-100.

鋳造支台築造とレジン支台築造の比較

	鋳造支台築造	レジン支台築造
健全歯質の保存	×	◎
確実性	○	△
機械的強度	◎	△
象牙質に対する弾性係数	×	○
過度な応力集中の発生	×	○
吸水性・溶解性	◎	×
審美性	×	◎
歯肉・歯質の着色	△	○
再根管治療の難易度	△	○
金属アレルギー	×	○
経済性	×	○
硬化時収縮	―	有
技工操作	有	無(直接法) / 有(間接法)
来院回数	2回	1回(直接法) / 2回(間接法)

髄腔保持型支台築造の利点

- ポスト孔形成による歯根部歯質の損失がない
- ポスト孔形成による穿孔のリスクがない
- 築造操作が容易になる
- コロナルリーケージのリスクが減る
- 再根管処置が容易になる
- 重篤な歯根破折のリスクが減る

ファイバーポストの特長

- 弾性係数が象牙質に近似しているため、応力集中が起こりにくい
- レジンセメントやレジンコア材料との接着性に優れている
- 白色または半透明であるため、ジャケットクラウンの審美性が向上する
- 腐食抵抗性が高く、歯質の変色が起こらない
- 支台歯形成時に起因するメタルタトゥーが生じない
- メタルフリーを獲得することが可能となる
- 金属ポストに比較して容易に削り取ることができるため、再根管治療時に歯質の喪失が少ない

レジン支台築造における直接法と間接法の比較

	直接法	間接法
利点	製作過程が単純である / その日のうちに築造が完了する / その日のうちに支台歯形成、印象採得が可能 / 窩洞にアンダーカットがあってもよい	適正な支台歯形態を付与できる / 重合収縮を小さくできる / 歯肉溝からの滲出液の影響を受けにくい / 1回のチェアタイムを短縮できる
欠点	1回のチェアタイムが長い / レジンの重合収縮が大きい / 操作(防湿、付形など)が難しい	製作過程が複雑である / 来院回数が1回増える / 大きなアンダーカットへの対応が必要である / 仮着材の影響や窩洞の汚染の可能性がある

通常、根管処置歯における支台築造法は、金属鋳造による支台築造(鋳造支台築造)、あるいはコンポジットレジンによる支台築造(レジン支台築造)が選択されている。

鋳造支台築造とレジン支台築造との比較を表に示す。両者はさまざまな長所と短所を有している。両者を比較した支台築造の過去の臨床研究では、長期間にわたる高いエビデンスをもつ研究が少ないこと、またケースによって、さまざまな支台歯の状態、状況などがあり、現状では一概にその良否を論ずることが困難である。

しかし、象牙質接着の高い信頼性、健全歯質の保存、審美性、あるいは経済性などの優位性からレジン支台築造が選択される頻度が高くなっている。また、歯冠部残存歯質が多いケースでは、ポスト孔形成を行わない髄腔保持型で支台築造が完了でき、その利点は多い(表)。一方、保持力を補完するためにポスト部を設置するケース(ポスト保持型)において、高い破折強度と剛性を目指した金属ポストは、弾性係数が象牙質の約10倍を示す製品もあり、その高い剛性が原因で過度な外力により、歯根に過度な応力集中が起こり、重篤な歯根破折が発生するリスクがある。他方、ファイバーポストは金属ポストに比較して弾性係数が象牙質と近似しており、歯根破折への対策として有効であることが第一の特長である(表)。

レジン支台築造の術式は、直接法と間接法があり、それぞれ利点、欠点(表)があり、ケースに応じて選択される。

なお、ファイバーポストは、公的医療保険下で使用できる特定保険医療材料として承認されているポストと、自費診療のみで使用可能なポストがある。

講演や雑誌でよく見る、あの分類および文献

Practice 37　エンドクラウン

出典
1. Sedrez-Porto JA, Rosa WL, da Silva AF, Münchow EA, Pereira-Cenci T. Endocrown restorations: A systematic review and meta-analysis. J Dent 2016;52: 8 -14.
2. Fages M, Bennasar B. The Endocrown: A Different Type of All-Ceramic Reconstruction for Molars. J Can Dent Assoc 2013;79:d140.

根管処置歯の間接法歯冠修復において、部分被覆タイプ、全部被覆タイプのクラウンがある。さらに支台築造を行わず、外側性形態に加え、保持力を歯髄腔に求めるアンレーおよびクラウンをエンドクラウンと称する。
エンドクラウンは、保持力に不安がある歯冠部残存歯質量が少ない臼歯部の支台歯に対して選択され、一般的にCAD/CAM技法で製作されるセラミックスやコンポジットレジンなどによる補綴装置に対しての呼称となった。

Practice 38　CAD/CAM冠

出典
1. 日本補綴歯科学会（編）．歯科補綴学専門用語集　第4版．東京：医歯薬出版，2015．
2. 日本歯科CAD/CAM学会，全国歯科技工士教育協議会（監修），末瀬一彦，宮崎隆（編）．CAD/CAMデンタルテクノロジー．東京：医歯薬出版，2015．

CAD/CAM冠は、コンピュータによる補綴装置の設計（Computer Aided Design：CAD）と加工（Computer Aided Manufacturing：CAM）により製作されたクラウンである。CAD/CAM冠の特徴は、ロストワックス法で製作した従来のクラウンにくらべて、①変形が少ない、②再製が容易である、③補綴装置のばらつきがない、④トレーサビリティーが確保できる、⑤セメントスペースを細かく微調整できる、⑥加工が難しいチタンやセラミックなどの新材料に対しても加工が容易になる、⑦ネットワークを利用して設計と加工を別の場所で行える、など、これまでのクラウンにない利点を数多く有している。平成26年4月の医療保険改正によって、小臼歯に対して「ハイブリッドレジンによるCAD/CAM冠」がはじめて保険収載され、その後、金属アレルギー患者であれば大臼歯にも適用可能になるなど、日常臨床に広く浸透している。また、保険適用ではないが、チタンやコバルトクロムなどのメタル素材やリューサイト、ニケイ酸リチウム、ジルコニアなどのセラミック素材で製作されたCAD/CAM冠もすでに臨床応用されており、各材料に対応した接着技術が臨床医に求められている。CAD/CAM冠の製作は、これまでセンター方式あるいはインハウス方式で行われているが、今後は、オーラルスキャナーの本格導入により省力化が進み、さらに大きくシェアを伸ばすことが予想される。

講演や雑誌でよく見る、あの分類および文献

Practice 39 接着ブリッジ／ジルコニア接着ブリッジ

出典
1. 矢谷博文，三浦宏之，細川隆司，小川匠（編）．クラウンブリッジ補綴学 第5版．東京：医歯薬出版，2014．
2. 日本歯科補綴学会 接着ブリッジのガイドライン作成委員会（編）．接着ブリッジのガイドライン．東京：日本歯科補綴学会，2007．

接着ブリッジの変遷

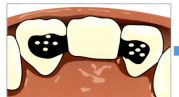
ロシェットブリッジ

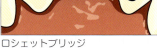
メリーランドブリッジ

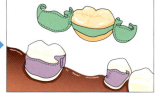

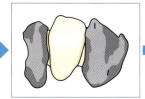
接着ブリッジ[メタル]

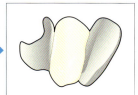
接着ブリッジ[セラミック]

接着ブリッジのデザインの変遷

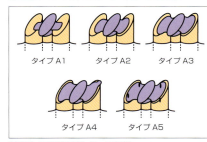
前歯支台装置デザインの変遷

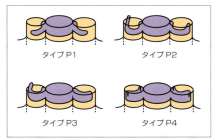
臼歯支台装置デザインの変遷

接着性ブリッジは、1973年にRochetteが下顎前歯部欠損に対して人工歯のポンティックに穴の空いた金合金のウィングを施した支台装置を考案し、MMA系レジンを用いて接着したロシェットブリッジがはじまりとされる。その後、1982年にLivaditisとThompsonがメリーランドブリッジとよばれるニッケルクロム合金の支台装置に電解エッチングにて微細な凹凸を付与し、コンポジットレジンに接着する方法を考案している。日本においては、増原らが歯質と金属に対して化学的に接着する新たな接着材（4-META/MMA-TBB）を開発したことから臨床応用が開始された。接着ブリッジは、原則的に1、2歯の少数歯欠損の症例に対して行われ、インプラント治療における外科的なリスク回避や固定性ブリッジと比較したエナメル質の保全度や治療回数の減少あるいは再装着が可能など臨床的に多くのアドバンテージを有している。しかしその反面、歯の動揺や咬合力による歪みによって歯質・金属の接着部分の剥離・脱離が生じやすいことから、支台装置のデザインや接着面の改良がなされてきた。また最近ではCAD/CAM技術の進歩により、メタルに代わりセラミック（ジルコニアフレーム）を応用した接着ブリッジも登場し、審美性の向上につながっている。MIの概念が進む日常臨床において、接着ブリッジは欠損補綴に欠かせない選択肢のひとつである。

講演や雑誌でよく見る、あの分類および文献

Practice 40 デジタルデンティストリーと接着

出典
1. Mörmann WH, Brandestini M, Lutz F. Das Cerec-system:computergestutzte herstelling direkter keramikinlays in einer sitzung. Quintessenz 1987;38:457-470.
2. 宮崎隆．Digital Prosthodontics の変遷と展望．日補綴歯会誌 2012;4(2):123-131.
3. 木本克彦，星憲幸，丸尾勝一郎，林幸男．補綴・デジタルデンティストリーのための重要10キーワード・ベスト200論文．東京：クインテッセンス出版，2016:50-59,132-138.

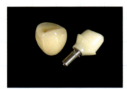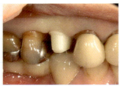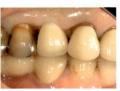

CAD／CAM によるインプラントアバットメントおよび上部構造体の製作

デジタルデンティストリーの歴史は、スイス・チューリッヒ大学における CAD/CAM(Computer aided designing / Computer aided manufacturing)によるセラミック修復法の開発まで遡ることになる。現在では CAD/CAM を用いたインレーからクラウン・ブリッジ、インプラント上部構造体に至るまで CAD/CAM が普及し、ロストワックス法により貴金属を鋳造して補綴装置を製作する従来の歯科技工の過程に代わろうとしている。とくに、CAD/CAM の普及によりジルコニアをはじめとする各種セラミックス、チタンなどの加工が簡便となった。しかしながら、歯冠修復材料を口腔内に装着する際には、接着技法が鍵となることには変わりない。使用する材料に対してどのような表面処理(被着面処理)が必要であるか、操作法、時間など厳守することはいうまでもない。

Practice 41 環境ホルモン／レジンアレルギー

出典
1. 荒川真一．歯科と医科のクロストーク 歯科医科連携が重要な疾患　金属・レジンアレルギー，掌蹠膿疱症，関節リウマチ．Progress in Medicine 2010;30(11):2819-2823.
2. 日本接着歯学会．ビスフェノール A と歯の詰め物に関する日本接着歯学会の見解．東京：日本接着歯学会，2008.
3. 平澤忠．環境ホルモンからみた歯科材料の生体適合性．鶴見歯学 2000;26(3):243-256.

BPA
MMA メタクリル酸メチル
Bis-GMA 2,2-ビス(4-(2-ヒドロキシ-3-メタクリロキシプロポキシ)フェニル)プロパン

環境ホルモンとは生体内に取り込まれるとホルモン様作用をし、生殖と発育に関する基本的条件に影響を及ぼす可能性がある化学物質(外因性内分泌攪乱化学物質)のことで、歯科の中ではビスフェノール A(BPA) が有名であり、この BPA をベースとした Bis-GMA はレジンのベースモノマーやポリカーボネイトやポリサルフォン樹脂として使用されている。しかし、医療環境問題検討委員会では歯科材料におけるBPA はヒトの健康に重大な影響を与える化学的知見は得られていないと報告しており、日本接着歯学会でも安全性を支持する見解を発表している。
レジンアレルギーは、主にレジンモノマーを原因として生じるといわれている。歯科用以外で、アクリルレジンによる血圧低下やショックなどの症状が報告されている。その他にも、プライマー、ボンディング剤も細胞毒性があることが報告されている。症状は、粘膜の浮腫、水泡発現、皮膚炎などがある。

講演や雑誌でよく見る、あの分類および文献

Practice
42 接着歯学の未来

出典
1. Frankenberger R, Van Meerbeek B. Adhesive dentistry - no future? We don't think so! J Adhes Dent 2017;19(1):3.
2. 梶本昇,宇山恵美,関根一光,浜田賢一.通電剥離型歯科用セメントの開発 その4:破壊様式の観察.第69回歯科理工学会学術講演会抄録集 2017.
3. 吉田靖弘.シンポジウム1 新しい接着領域への探求「接着歯学の基礎研究が生んだセラピューティック・イノベーション」.第34回日本接着歯学会学術大会抄録集 2016:94.

出典1においては以下のように述べられている。
「歯学におけるもっとも静かなレボリューションである接着歯学には、明るい将来がある。このことは間違いない。なぜならば、患者が大きく満足している今日の治療「歯を削るのではなく接着」、つまり「最小の侵襲治療」は接着歯学の成功をベースに供給されているのだから。」
本書では接着歯学の発展を支えた研究成果を紹介した。接着歯学のさらなる発展のために、以下の研究が注目されている。
① より高品質な接着材:接着阻害因子の影響を受けにくくする、長期耐久性を向上させる、バイオアクティブ効果を付与する、良質な重合を実現する等、さらに品質の向上した接着材の開発・研究。
② 外したいときに外れる接着・リアタッチャブルアドヒーシブ:適度な力で接着する材料、除去の際には容易に接着力を低下させることができる材料が臨床において求められており、興味深い研究が行われている(出典2参照)。また、文具の「付箋」のように着けたり剥がしたりできるテクノロジーの応用も期待される。
③ 接着材フリー:たとえばヤモリの手のように表面を調整することにより、接着材を介在せずに必要な力で固定することが可能かもしれない。
④ 界面制御、イノベーション創出:よりハイレベルな界面の科学へ発展し、硬組織が対象である接着歯学から軟組織も含めた界面のコントロールがターゲットとなり得る(出典3参照)。
出典2では、「何らかのトリガーによって接着力が大幅に低下する新規セメント」の開発を目指し、通電によって接着力が低下する新規セメントを独自に試作している。そして、この新規セメントが歯科用セメントにある種のイオン液体を適量添加することで実現することを報告している。さらに通電方向によって、界面破壊の剥離面をコントロールできる可能性も示している。
また出典3においては、「演者らはこれまで歯質接着のメカニズムを解明すべく分子レベルの解析を行い、その知見や技術を歯科用材料の高機能化に、また医学・工学との共同研究を通じてさまざまな医療材料の開発へと繋げてきた。(中略)歯科は実際に製品化や販売実績のある企業が国内に数多く存在し、しかも国内企業が海外企業に比べて有意な分野のひとつに数えられている。これらの強みを活かし、新しい医療産業を創出することに「接着歯学」の次なる展開を見出していくべきであろう。」と解説されている。

おわりに

　論文発表の際、（当然のことながら）投稿する雑誌を決定する必要がある。多くの研究者が該当分野における「よりインパクトファクター（IF）の高い雑誌」からチャレンジするのではなかろうか。その理由はもちろん「雑誌のIF値が掲載論文の質を担保している（といわれている）から」である。しかしながら、実は高いIF値の雑誌に掲載された論文でも発表後にまったく引用されない場合があるし、その逆として、比較的低いIF値の雑誌内にある論文が数多く引用される場合もある。この前者と後者、どちらの方が優れた論文と評価すべきなのだろうか？

　本書のシリーズはWeb of Scienceを駆使し、"引用回数"を基に論文を抽出している。これは新時代の文献検索プロセスであり、重要な論文を「より正確に」「より早く」見つけ出すことができる。今回、この手法で「接着歯学」を俯瞰するチャンスを得た。各キーワードに対してリストアップされた論文はどれも重要なものばかりであり、さらにその中に日本人の名前も少なくないことを我々は"誇り"に感じるべきである。

　また、本書は最近5年間に引用されている回数が多い、つまり"今"ホットな論文にフォーカスを当てた。不本意ながら、良質な論文がリストアップされていない可能性を否定することはできない。そう考えるとこれまで（論文執筆で燃え尽き）、論文投稿の際に軽視しがちであった論文の「キーワード」を、執筆論文の価値を上げる意味でも「大切な言葉」と捉えることができる。具体的には、タイトルやアブストラクトに含まれていない単語を「キーワード」に採月すべきであり、これにより苦労した研究成果が引用されるチャンスを確実に増強することができるであろう。

　本書の執筆は非常に大変な作業ではあったが、存外に楽しい作業でもあった。その大変さ・楽しさが読者の皆様に伝われば、この上ない幸せである。また本書の執筆に際してはクインテッセンス出版の若林茂樹氏に大変お世話になった。氏と数多くのやり取りをさせていただき、その回数が増えるにつき本書がより良いものとなることを実感できた。氏は執筆サイドの無理なお願いに、「不可能を可能にするプロフェッショナル」としてご対応くださった。著者ら全員が心から感謝している。

　さらに御礼申し上げたいのが、この「おわりに」まで目を通してくださっている同志に対してである。「接着歯学」が人々の歯を守る重要な学問であることを信じている同志がアクティブに活動すれば、歯科医療の未来が明るくなるはずである。本書を熟読して下さった同志の皆さまと直接お会いして、本書の内容とその意義についてじっくりお話させていただくことを強く希望して筆をおく。

2017年7月吉日
大阪大学大学院歯学研究科 クラウンブリッジ補綴学分野
峯 篤史

執筆協力者 (50音順)

大野晃教
神奈川歯科大学大学院歯学研究科口腔統合医療学講座講師

大橋 桂
神奈川歯科大学大学院歯学研究科口腔科学講座クリニカル・バイオマテリアル学分野助教
(診療科講師)

小川信太郎
日本歯科大学生命歯学部接着歯科学講座

河合貴俊
日本歯科大学附属病院総合診療科

前野雅彦
日本歯科大学生命歯学部接着歯科学講座

柵木寿男
日本歯科大学生命歯学部接着歯科学講座

世界の
インパクトファクターを決める
トムソン・ロイター社が
選出

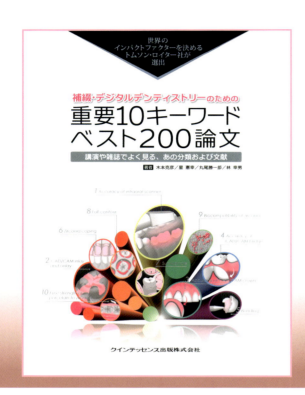

補綴・デジタルデンティストリーのための
重要10キーワード
ベスト200論文

木本克彦／星　憲幸／丸尾勝一郎／林　幸男　著

補綴をメインテーマに据えつつ、とくに進展著しいデジタルデンティストリーや、それによって製作されたジルコニアセラミックをはじめとする新材料の取り扱いに関する内容に特化。最近の日常臨床に対するヒントを提供することはもちろん、講演の聴講やその準備、そして論文の読解・執筆にも役立つ1冊。

A4判変型　144ページ　本体7,000円（税別）　モリタ商品コード：805699

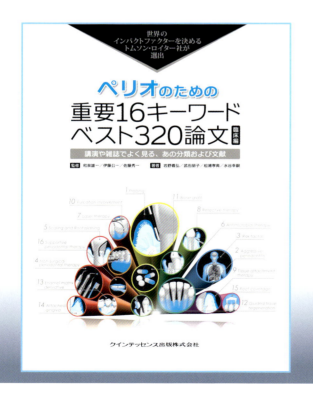

ペリオのための
重要16キーワード
ベスト320論文 臨床編

和泉雄一／伊藤公一／佐藤秀一　監修
岩野義弘／武田朋子／松浦孝典／水谷幸嗣　著

ペリオ臨床における16の重要分野ごとに被引用件数の多い上位20論文を選出。本書は選出された320論文を掲載するとともに、世界的に多くの講演や論文で引用され、ペリオ臨床に欠かすことのできない模式図やグラフや一覧表をビジュアル化して紹介。どこかの講演会で見た、あるいは以前に雑誌などで読んだことがあるが思い出せなかったことを再発見するのにも最適な書である。

A4判変型　208ページ　本体9,000円（税別）　モリタ商品コード：805678

クインテッセンス出版株式会社　　http://www.quint-j.co.jp/

クインテッセンス出版のトムソンロイターシリーズ
講演や雑誌でよく見る、あの分類および文献

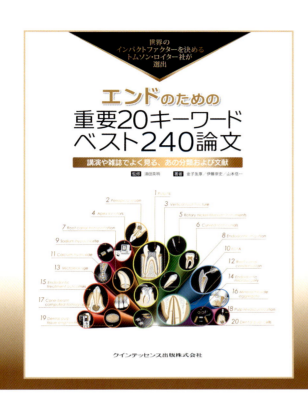

エンドのための
重要20キーワード ベスト240論文

須田英明　監修
金子友厚／伊藤崇史／山本信一　著

Ni-Ti製ロータリーファイルやMTAからマイクロスコープ、CBCT、そして今話題のPulp revascularizationまでが重要キーワードとして挙げられており、evidence basedな治療をめざす臨床家、専門医には必読の書。付録として、根管形態やイスムスの形態の分類も解説されている。

A4判変型　176ページ　本体8,000円（税別）　モリタ商品コード：805688

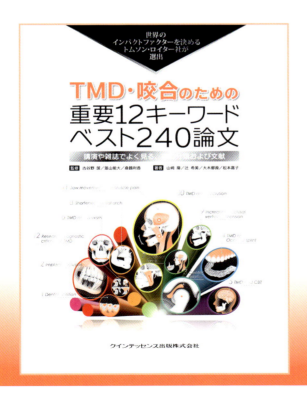

TMD・咬合のための
重要12キーワード ベスト240論文

古谷野潔／築山能大　監修
桑鶴利香／山﨑陽／辻希美／大木郷資／松本嘉子　著

本書では、TMD・咬合における12の重要分野ごとに被引用件数の多い上位20論文を選出。それら240論文を掲載するとともに、各分野に関連した、世界的に多くの講演や論文に引用される、TMD・咬合に欠かすことのできない表や図を紹介。どこかの講演会で見た、あるいは以前に雑誌などで読んだことがあるがどうしても思い出せなかったものを再発見するのにも最適な書である。

A4判変型　168ページ　本体8,000円（税別）　モリタ商品コード：805730

〒113-0033　東京都文京区本郷3丁目2番6号　クイントハウスビル　TEL. 03-5842-2272（営業）　FAX. 03-5800-7592　e-mail mb@quint-j.co.jp

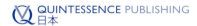

接着歯学のための重要13キーワード ベスト240論文
世界のインパクトファクターを決めるトムソン・ロイター社が選出

2017年8月10日　第1版第1刷発行

著　　　者　　矢谷博文 / 峯 篤史 / 奈良陽一郎 / 坪田有史 / 木本克彦 / 二瓶智太郎 / 星 憲幸

発 行 人　　北峯康充

発 行 所　　クインテッセンス出版株式会社
　　　　　　　東京都文京区本郷3丁目2番6号　〒113-0033
　　　　　　　クイントハウスビル　電話(03)5842-2270(代表)
　　　　　　　　　　　　　　　　　(03)5842-2272(営業部)
　　　　　　　　　　　　　　　　　(03)5842-2277(QDT編集部直通)
　　　　　　　web page address　http://www.quint-j.co.jp/

印刷・製本　　株式会社創英

©2017　クインテッセンス出版株式会社　　　　　禁無断転載・複写
Printed in Japan　　　　　　　　　　　　　　　落丁本・乱丁本はお取り替えします
ISBN978-4-7812-0572-4　C3047　　　　　　　　定価はカバーに表示してあります